本研究课题来源于国家社会科学基金重点项目：17AZD037

网络健康信息

资源聚合与精准信息服务研究

Research on Aggregation of Online Health Information Resources and
Precision Information Services

主编 ⊙ 罗爱静　谢文照

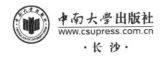

中南大学出版社
www.csupress.com.cn

·长沙·

图书在版编目(CIP)数据

网络健康信息资源聚合与精准信息服务研究／罗爱静，谢文照主编. —长沙：中南大学出版社，2024.10
ISBN 978-7-5487-5846-4

Ⅰ. ①网… Ⅱ. ①罗… ②谢… Ⅲ. ①互联网络－应用－健康状况－信息管理－研究－中国 Ⅳ. ①R199.2-39

中国国家版本馆 CIP 数据核字(2024)第 100781 号

网络健康信息资源聚合与精准信息服务研究

WANGLUO JIANKANG XINXI ZIYUAN JUHE YU JINGZHUN XINXI FUWU YANJIU

罗爱静　谢文照　主编

□出 版 人	林绵优		
□责任编辑	孙娟娟		
□责任印制	李月腾		
□出版发行	中南大学出版社		
	社址：长沙市麓山南路	邮编：410083	
	发行科电话：0731-88876770	传真：0731-88710482	
□印　　装	广东虎彩云印刷有限公司		
□开　　本	787 mm×1092 mm　1/16	□印张 16.75	□字数 438 千字
□版　　次	2024 年 10 月第 1 版	□印次 2024 年 10 月第 1 次印刷	
□书　　号	ISBN 978-7-5487-5846-4		
□定　　价	68.00 元		

编 委 会

序 言

　　随着互联网的发展和大数据时代的到来，网络信息海量增长和高速传播给健康信息筛选、利用和服务带来了巨大挑战。而目前我国网络健康信息及其服务存在信息质量不高、服务规范不足、服务层次水平低、评价和监管缺失等诸多问题，无法满足网络用户个性化、精准化的健康信息需求。随着新一代信息技术的飞速发展，网络健康精准信息服务开始成为一个新的研究领域，具有广阔的发展和应用空间。由于互联网上健康信息庞杂，人们在获取网络健康信息的同时，也面临着信息爆炸、信息孤岛、信息迷航等一系列问题。信息聚合作为信息组织与信息检索的新模式和新手段，在一定程度上缓解了健康信息需求增长与健康信息服务提供不够便捷、简洁和智能的矛盾。传统的健康信息服务模式以网络健康信息资源为中心，重在网络健康信息资源的聚合和组织，在某种程度上忽略了用户需求，难以达到精准服务的程度。在"互联网+医疗健康"背景下，构建平衡用户健康需求和健康资源供给的网络健康精准信息服务迫在眉睫。

　　过去，美国、英国、加拿大、日本、中国等国家都根据自身发展程度制定并实施了各自国家健康战略。而且，党的二十大报告明确提出要推进健康中国建设，把保障人民健康放在优先发展的战略位置。虽然网络健康信息服务已经得到了快速发展，逐渐成为一种重要的健康咨询方式，但目前的网络健康信息服务过于强调大众化健康信息服务，缺乏个性化服务，如何基于不同群体的用户需求和行为特点等开展个性化、精准化、智能化的健康信息服务是当前的研究重点和难点。因此，本研究应运而生，成为国内系统全面地介绍网络健康信息聚合和精准健康信息服务的专著。本研究系国家社会科学基金重点项目"网络健康信息资源聚合与精准信息服务研究"（17AZD037）的主要研究成果。历经数年的探索研究，我们在网络健康精准信息服务领域取得了一系列成果。随之，课题组精心研讨本研究的总体架构、内容提纲、文稿主线，逐章逐篇地集体审稿，逐事逐项地重点讨论，逐段逐句地反复推敲，终于将本研究撰写完毕。

全书主要从网络健康信息的概念内涵界定和相关理论梳理，网络健康信息资源质量评价与聚合，网络健康信息服务模式构建，网络健康信息用户研究，网络健康精准信息服务模型构建及实证等方面展开，重点突出了网络健康信息资源质量评价、网络健康精准信息服务模型、居民网络疑病症等方面的理论、方法和实证研究。

当前，人工智能时代已然到来，新一代信息技术，比如云计算、大数据、物联网、移动通信 5G 技术等飞速发展，给医疗健康服务开拓了更光明远大的前景，特别是对于数字智能化转型的需求日益明显。我们医学信息人应当牢牢把握数智健康信息化建设发展机遇，开拓创新，坚持不懈，为我国医疗卫生事业的高质量发展勇攀高峰！

罗爱静

2023 年 12 月 12 日于长沙

目　录

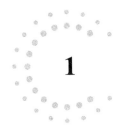

1

绪 论

1.1 背景与意义

1.1.1 研究背景

随着信息技术，特别是移动互联网的高速发展与广泛普及，以及国务院《关于促进"互联网+医疗健康"发展的意见》《"健康中国 2030"规划纲要》等国家政策文件的颁布，网络健康信息服务开始受到人们的高度重视和普遍关注。一方面，随着人们物质生活水平的提高和用户健康信息素养的不断提升，用户的网络健康信息需求快速增长，并表现出个性化和多样性特征，给网络健康信息服务带来了巨大的挑战和机遇。另一方面，与传统的健康信息服务方式和模式相比，网络健康信息资源数量丰富、类型多样，网络健康信息的传播、获取和利用十分方便快捷，网络健康信息服务的提供也开始体现出交互、体验、个性化、精准化、智能化等新特征和新趋势，网络健康精准信息服务开始成为一个新的研究领域，具有广阔的发展和应用空间。由于互联网上健康信息庞杂，人们在获取网络健康信息的同时，也面临着信息爆炸、信息孤岛、信息迷航等一系列问题。信息聚合作为信息组织与信息检索的新模式和新手段，在一定程度上缓解了健康信息需求增长与健康信息服务提供不够便捷、简洁和智能的矛盾。

用户的健康信息需求是用户信息搜寻行为以及在线健康咨询等健康信息活动实践的起点。已有研究表明，了解用户的健康信息搜寻行为的特点对了解他们的健康信息需求非常重要，可以促使健康信息服务提供者为用户提供更准确、更专业、更个性化的健康指导。评估用户健康信息需求和信息搜寻行为特征，并进行及时有效的干预，可以提高用户对疾病的自我管理效能。对于慢性病患者来说，健康信息需求的满足有助于提高慢性病二级预防的效果。用户健康信息需求程度和自我效能感、用户参与决策意愿、用户满意度等有正相关关系。用户的信息需求具有多元化和动态变化的特点。由于社会、经济因素的制约，加上受到疾病发生发展过程等客观条件和用户的意识、认知、表达等主观状态的约束，每个用户在其病情发生发展阶段对信息的需求不尽相同。随着用户参与健康管理意识的觉醒，以智能手机为代表的移动式设备技术的快速发展和普及，提升了用户获取健康信息的便捷性，也激发了用户主动表达他们的健康信息需求。

越来越多的用户利用在线医疗社区、各大医疗网站、社交媒体来获取他们需要的健康信息。而我国主流健康信息服务平台多为商业性平台。由于商业机构的营利性质，受利益驱动所发布的互联网健康信息缺乏权威性和可靠性，而政府和医疗机构作为主体介入较少，导致互联网健康信息质量良莠不齐。此外，用户对健康信息的甄别能力弱，健康信息谣言在社交媒体上迅速传播，给人们的健康、社会稳定造成了一定干扰。可见，用户需要在专业医护人员的指导下，获取权威健康信息内容，满足其多元化的健康信息需求。

在线健康社区问答文本中存在海量的用户数据。从这些数据中挖掘有价值的信息可以准确分析用户健康信息需求。如何在海量的用户需求文本数据中准确、高效地识别用户健康信息需求是当前研究的重点和难点。目前，信息需求的研究方法主要是调查问卷、半结构化访谈等，不适应互联网海量数据的分析需求。虽然以医学知识图谱构建、智能辅助诊疗系统为代表的智能医学研究开始在计算机和医学健康的交叉科学领域中发展起来，但是目前的智能医学研究主要以满足医学专业人员的需求为目标，利用人工智能技术研究用户信息需求的研究比较少见。

在健康信息服务中，用户很难从互联网上海量的健康信息资源中快速定位、获取与自己需求相匹配的健康知识。医生—患者之间存在着信息不对称，患者需要学习更多的知识和信息，而医护人员每天需要处理大量的临床工作，与患者及时有效地进行沟通的时间有限。目前，人工智能技术在信息服务方面的应用不够成熟，其个性化、智能化的服务模式需要进一步探讨。我们可以让计算机系统自动从文本数据中识别用户的个性化健康信息需求，并提供有关的健康知识，满足用户多层次、个性化的健康信息需求，提升医疗卫生机构的健康信息服务能力和水平，有效解决线下医疗资源紧缺的问题。

针对以上问题，本研究在网络健康信息资源调查、网络健康信息资源聚合现状调研、网络健康信息服务现状评估和用户对网络健康信息服务的需求分析的基础上，发现了网络健康信息服务存在的主要问题以及网络用户健康信息需求的特征和内容，从而构建面向用户需求和资源聚合的网络健康精准信息服务模式，以满足用户交互、体验、个性化、精准化、智能化的网络健康信息需求，解决网络健康信息服务与用户健康信息需求不匹配的矛盾。

1.1.2 研究意义

1.1.2.1 理论意义

1)拓展了知识元理论在用户健康信息服务场景中的应用

创新性引入知识元理论模型，对医学百科词条知识、患者-医生问答对案例知识和医学指南的知识数据进行了基于知识元的语义描述模型构建。本研究提出的多源健康知识网络可以与多层次用户健康信息需求特征相匹配，以面向高血压患者的自动问答和主动推荐服务功能为例，验证了多源健康知识表示的有效性，拓展了知识元理论在用户健康信息服务场景中的应用。

2）探究了自然语言理解技术在多层次用户健康信息需求特征挖掘中的适用性

探究了自然语言理解技术在多层次用户健康信息需求特征挖掘中的适用性，利用自然语言理解技术中的 RoBERTa+BiLSTM+CRF/Attention 深度学习组合模型，解决中文医学文本数据中的多维度用户健康信息需求特征的识别问题。创新性地提出了多层次用户健康信息需求特征的自动挖掘流程，在多维度需求特征识别基础上，分别针对显性用户健康信息需求特征、表达层用户健康信息需求特征、认识层用户健康信息需求特征和客观层用户健康信息需求特征进行表示。本研究所提出的基于用户提问文本数据进行多维度用户需求特征识别方法和多层次用户需求特征表示方法，拓展了用户健康信息需求的研究领域。

3）为面向用户的网络健康精准信息服务研究提供了新思路

创新性地构建了满足用户显/隐性健康信息需求的精准信息服务模型，进一步阐释了用户、医护人员、系统管理人员、健康信息内容、人工智能技术、互联网+医疗健康环境各模型要素之间的联系，解释了如何从用户提问文本中进行用户多层次健康信息需求特征自动挖掘、如何对多源健康知识进行细粒度表示，以及在需求–知识匹配计算基础上尽量满足用户的多层次健康信息需求，达到帮助用户解决健康问题的目标，积极拓展用户健康信息服务领域的研究范围，为面向用户的网络健康精准信息服务研究提供了新思路。

1.1.2.2　实践意义

1）为传统健康信息服务系统提供智能技术

本研究将人工智能技术应用于医疗健康信息服务领域中，研究用户多元化健康信息需求挖掘模型和基于知识元的多源健康信息资源模型的构建，以交互式、可视化的方式展现精准信息服务中的问答和信息推荐过程，开发面向用户的智能信息服务系统，改善人工智能技术在医疗健康信息服务场景中的可解释性和应用效果，这有助于适应互联网+医疗健康时代的发展，充分利用海量的网络健康信息资源。精准模型构建的技术可用来指导我国健康信息服务机构充分利用优质丰富的互联网资源，精准化满足用户多维度、多层次的健康信息需求特征，提升现有的健康信息服务能力和水平，缓解我国医疗资源的不平衡问题。

2）为挖掘和满足多层次用户健康信息需求提供思路指导

本研究以用户健康信息需求为切入点，设计了一个多层次用户健康信息需求特征表示模型。该模型指导计算机系统从单个用户提问文本中挖掘多层次用户健康信息需求特征，并将单个用户的健康信息需求特征划分为"显性需求、表达层隐性需求、认识层隐性需求、客观层隐性需求"的多层次需求特征。研究详细阐述了利用由"问句+背景"构成的多维度需求特征对各个层次的用户需求特征进行表示的思路和过程。结合多源健康知识网络和需求—知识匹配模型，研究进一步提出可建立一个满足用户多层次健康信息需求的精准信息服务模型。一方面，有助于满足用户多元化的健康信息需求，增强用户对自身健康状况的认知，提升健康素养，增强用户的自我管理效能；另一方面，有助于帮助相关健康信息服务机构更精准地识别用户健康信息需求，提升健康信息服务质量。

3）缩小医护人员与患者之间的"信息差"，维护社会稳定

本研究构建的精准信息服务模型可以让计算机系统自动为患者提供更多具有实用性、

针对性、高质量的健康信息内容，加快优质健康信息的传播；能辅助医护人员为患者提供更多优质且易读的健康信息，促进健康教育的效果提升，提高患者的健康管理能力和健康素养水平；通过缩小医生与患者之间的"信息差"，节约医护人员与患者沟通的时间成本，提高临床实践工作效率，积极改善医患关系，营造更稳定的社会环境。

1.2　国内外研究现状

1.2.1　信息聚合

1.2.1.1　信息聚合的内涵

信息聚合是指结合用户的个性化信息需求，对分散的多类型网络信息资源进行聚集和整合的信息组织与检索方式。我国的信息聚合研究侧重信息组织，而国外则侧重信息检索，且提出了聚合搜索的概念。信息聚合的发展经历了"内容聚合→信息聚合"和"资源整合→信息聚合"两条主线，两者之间并非独立进行，所涉及的对象、内容和侧重点有很大交叉，属于不同发展时期的用语，且常通用和混用。但它们在对象、内容和侧重点等方面又存在显著差异。内容聚合的对象是网络新闻、博客、视频等资源，一般基于 RSS/ATOM 或相关客户端进行；资源整合的对象是图书馆数字资源，通常基于 OPAC、图书馆主页导航、一站式资源获取平台等进行；信息聚合的对象是所有网络信息资源，包括微博、论坛、数字资源等，知识聚合是其高级层次，在内容聚合和信息整合的基础上更加关注信息资源之间多维关联的揭示和展现。

1.2.1.2　信息聚合模式

按照聚合依据及侧重点不同，信息聚合模式分为面向资源和面向用户两大类型。面向资源的信息聚合模式朝着深度关联挖掘和知识聚合的方向发展，重点关注网络数字资源和社交媒体信息聚合，一般分为三类：一是以信息资源组织方式为基础，包括基于分类法和基于主题法的信息聚合模式；二是以信息聚合技术为基础，包括元数据、关联数据和本体等；三是以聚合对象之间的关系为基础，包括引用关系、共现关系、耦合关系、语义关系等。而面向用户的信息聚合模式以用户和用户需求为中心，典型的有基于 RSS 的聚合模式、基于用户兴趣的聚合模式、基于内容推荐的聚合模式和情境聚合模式等。虽然信息聚合的最终目的是满足用户的信息需求，但面向用户的信息聚合模式的研究仍较少。胡潜等针对行业信息资源构建了面向用户的信息聚合模式，但仅限于宝宝树 App 用户的信息需求。曹树金等基于资源和用户提出了基于情景、关系、对象粒度的深度聚合模式，是一种综合信息聚合模式，但仍偏向信息资源组织与整理，并未充分考虑用户信息需求。

1.2.2　用户健康信息需求

目前，国内外关于用户健康信息需求的研究主要包括理论研究、信息需求内容及程度研究、影响因素、方法学四个方面。

近年来，用户健康信息学领域研究发展迅速，用户健康信息需求相关的研究受到关注。学者 Ferguson 在 1995 年首次提出用户健康信息学（consumer health informatics）是研究将计算机和无线通信技术应用于用户医疗卫生保健的一门学科。Maibach 等人的研究认为，用户健康信息学中的用户包括普通公众、患者及其家属。张馨遥等人从知识、消息和数据、事实与资料等角度探讨健康信息需求内容。目前学术界还没有对用户健康信息需求形成统一认知。已有研究表明，用户健康信息需求主要包含健康信息内容需求、获取健康信息工具和信息服务方面的需求。

1.2.2.1 用户健康信息需求理论

国内外研究对于信息需求的理论研究所产生的成果较为丰富。经典的理论基础有马斯洛需求层次理论、Taylor 的信息需求四层模型，它包括内在的需求、有意识的需求、可表达的需求和折中的需求。还有认知导向信息需求研究的异常知识状态假说和信息需求情境依赖假说。从信息需求的状态来看，Koxhen 提出用户信息需求可分为客观状态、认识状态和表达状态。邓胜利提出了更细化的分类，并用集合的理论深入研究用户健康信息需求层次变化机理。Choo 提出认知、情感和情境三种维度的信息需求。用户模型是网络用户信息需求理论的深入应用。其中，研究者以用户偏好模型为中心，通过描述不同用户的偏好选择来实现对用户信息需求的挖掘和预测。Rafa 等人提出了针对信息检索用户基于语义本体构建用户画像，推断隐藏在查询背后的用户信息需求，提高个性化信息检索的搜索效率。Miwa 等人研究了信息行为语法模型，且认为信息行为语法模型有助于表征用户信息需求的变化。宋媛媛等人提出了基于本体的方法表达用户需求。黄希全等人提出可以将用户的长期偏好与短期偏好相结合构建用户偏好的动态模型。万辉等人提出用户潜在需求，着重分析潜在需求的动机，激发潜在需求的措施，并实现其向现实需求的转化。他还指出，显性的信息需求转化能扩大信息服务机构的服务对象和服务范围，拓展信息服务社会功能，提高信息服务水平。

1.2.2.2 用户健康信息需求的内容及程度

国内外大多数学者常常基于某一特定疾病患病人群进行健康信息需求的内容研究。Stonbraker 等人采用文献调研方法研究了艾滋病患者的健康信息需求内容，研究认为艾滋病患者关心的需求内容是 HIV 感染传播途径、抗逆转录病毒药物、其他性传播疾病和有效应对机制的信息。Weymann 等人的研究表明糖尿病患者对糖尿病后遗症、血糖控制和糖尿病基本信息等内容更为需要。黄雪薇等人针对癌症患者研制设计了癌症患者信息选择问卷（IPQCP），从癌症患者、患者亲属、医护人员三方评测癌症患者的信息需求，了解患者在被确诊为癌症时希望获知的诊断、治疗、预后、其他四个维度的信息内容和程度。郭晓莉等人对 ICU 患者采用危重患者家属需求量表中信息需求内容部分进行需求程度的调查，其信息内容包括患者治疗方案、医患沟通、咨询对象选择、做事原因、医护人员信息、患者情况查询、医护人员诊疗活动，结果表明二级医院 ICU 患者家属获取信息需求的程度较高，但满足程度并不理想，建议医护人员与患者家属交流关于病情、治疗用药情况、护理要点、可能的并发症等相关信息。张玉海等人改进国外疾病信息需求问卷，制定了针对我国肝炎患者的信息需求问卷，信息需求内容包括疾病的严重程度和进展、疾病治愈的可能性、治疗过程和时间、治疗方案的选择与比较、目前的治疗方案效果、最新治疗方法、治疗的副作用、治疗是否影响正常社会生活、治疗后康复保健措施、治疗费用、治疗后身体状况、疾病能否遗传或传染、疾病病因、疾病对患者亲属的影响。甄宏楠等人选取宫颈癌患者为调查对象，以信息需求相关内容设计问卷调查，结果表明宫颈癌患者的关注点集中在病因、症状、危险因素、治疗方案选择、不良反应和预后等方面。肖静等人为冠心病患者设计了心脏康复信息需求自评量表，结果显示其关注的信息内容主要集中在药物知识、诊断与治疗、心脏基础知识、营养知识等。孙晶等人为身患癌症的老年人群设计了健康信息需求量表。在身体症状、知识信息、医疗就诊的维度之上，还包含了心理支持、实际支持、社会支持、护理、物理设施设备在内的其他维度。该研究调查结果显示，老年癌症患者主要关注就医诊疗相关需求，患者渴望与固定的医学专业人员进行咨询、愿意积极参与疾病的治疗决策过程。孙秋子等人针对慢性病患者将其健康信息需求分为可靠医生、合适的治疗手段、疾病预防、症状了解、合适医疗机构、疾病康复机会、药物信息、对疾病控制方法的认识、对疾病发展的认识、对疾病所处阶段的认识、治疗费用、对治疗不良反应的认识。刘颖等人将首诊为乳腺癌的患者的健康信息需求的内容主要分为心理社会支持、确诊阶段、治疗方案选择阶段、手术实施阶段及术后不良反应、化疗阶段及化疗相关不良反应、康复阶段及居家自我看护、健康管理的相关信息及获取信息途径。司惠芳等人对脑卒中患者出院指导信息内容进行 11 个维度的划分，包括结账须知、生活方式及饮食注意事项、肢体运动及语言康复指导、对家属的康复治疗技术宣教、疾病复发诱因及先兆、血黏度增高的信号、病情加重的表现、出院后定期检查的项目、随访需要、就诊时机选择、出院后继续治疗的方法和目的。

部分学者研究了公众的信息需求内容。学者 Qian、YX 等人从老年健康社区中的相关帖子中利用词频分析法挖掘老年人的健康信息需求内容，研究发现老年人的健康信息需求内容有应对衰老、饮食营养、体育锻炼和心理健康四个方面内容。学者 Mansour 等人采用定性研究分析埃及孕妇的健康信息需求，了解监测胎儿健康、营养、体重、生长和运动的需求。Knijnenburg 等人采用问卷调查法调查了儿童癌症幸存者及其父母的健康信息需求。学者徐一方仅从健康信息内容出发，借鉴 PubMed 对常见疾病的分类体系，提出了一个通用的用户健康信息需求内容模型中的十类维度，包括病因、症状、检测、治疗、预后、康复、并发症、预防、费用、社会心理。Jack 等人编制了 Autonomy Preference Index（API）量表，其中 8 项题目跟患者信息需求程度相关，又根据 Birgitta Wallberg 等人的研究确定了患者健康信息需求内容问卷，将患者健康信息需求内容分为诊疗阶段和疾病发展程度、疾病治愈可能、治疗方法对正常社交活动的影响、如何处理疾病对亲属造成的生理心理影响、如何在家疗养、如何处理疾病对日常生活的影响、不同治疗方案选择与比较、家人是否有可能感染这种疾病、治疗可能带来的副作用这 10 个维度，研究认为住院病人的健康信息需求内容和就诊前患者内容差别不大。

1.2.2.3　用户健康信息需求的影响因素

国内外学者主要从用户社会人口学特征、自身健康状况、医疗费用支付方式、人格特质、自我效能感、运动习惯和吸烟情况等维度对健康信息需求内容的影响进行了研究。

Theis 等人研究了老年人的健康信息需求与电子健康技术使用、年龄、受教育程度、慢性病和性别之间的关系，结果表明对老年人健康信息需求的影响最大的是受教育程度。学者赵华对住院时初诊为白血病的患者的健康信息需求的影响因素进行分析，结果发现文化程度、年龄、医疗费用、性别、职业对其有影响，研究还发现文化程度高的患者对于治疗及预后相关的信息需求高于诊断信息，自费支付患者及女性患者对预后的信息需求程度更高。黄雪薇等人认为癌症患者年龄、学历、职业和疾病分期影响着癌症患者的健康信息需求程度，不同文化程度和职业的患者对健康信息需求的内容有差异，且某一类人格特质的患者想要知道更多的健康信息。甄宏楠等人认为癌症患者受年龄因素的影响对其疾病诊断方面的信息需求程度不同。郑利仙等人研究了癌症患者信息需求与患者自我效能感的相关关系，认为癌症患者自我效能感与信息需求呈正相关。肖静等人的研究结果表明冠心病患者的年龄、体重指数、心功能分级等因素影响着他们对心脏康复相关信息需求的程度和类型，不同群体的心脏康复信息需求有显著差异。司惠芳等人研究结果表明出院脑卒中患者文化程度越高、家庭关系越和睦，对信息需求的程度越高。

1.2.2.4 用户健康信息需求的研究方法

目前，对于健康信息需求的研究方法主要为问卷调查法(纸质和网络问卷)、专家咨询、对比研究、半结构化访谈、实验观察法、统计学方法和文本挖掘等。国内外研究学者都将实证研究作为主流研究方法，将定量研究作为主要分析手段。李桂玲等人使用问卷调查法，研究慢性病患者潜意识阶段、意识阶段、行动阶段、准备阶段不同变化阶段的信息需求程度的差异性。甄宏楠等人以宫颈癌患者为调查对象，以医学科普信息的需求度为内容进行问卷调查。朱艳侠等人从妊娠期糖尿病患者专业性需求、健康教育内容需求、服务平台功能需求等角度进行了问卷调查。李敏丽等人选定乳腺癌患者，针对化疗问题的产生专注、不确定感、开始绝经、保持平衡4个反应过程和患者临床表现拟定访谈提纲并进行深度访谈分析，再利用 Colaizzi 现象学资料7步分析法提炼需求主题。陈丹丹等人采用半结构访谈和专家咨询等方法研制我国辅助生殖技术助孕患者健康信息需求评价问卷量表，并验证量表的信效度。

在需求量表研制与汉化研究方面，韩国学者 Shim 等人设计了癌症患者综合需求评估量表，赵新爽等人将该量表进行汉化并应用。从症状体征需求、临床护理需求、医院设施需求、医疗就诊需求、健康知识需求、实际支持需求、心理情感需求、社会精神支持需求维度评估癌症患者的需求程度，患者的需求程度与得分呈正相关。陈丹丹等人研制辅助生殖技术助孕患者健康信息需求评价量表，基于马斯洛需要层次理论，该量表形成社会心理、治疗指导、治疗进展、躯体功能、疾病就诊、医护支持6个维度、29个条目，对患者的信息需求进行综合评估。癌症患者信息选择问卷(IPQCP)共19个条目，包括诊断、治疗、预后和其他4个维度，可以从癌症患者、患者亲属、医护人员三方评测癌症患者的信息需求。

随着大数据时代的到来和国家政策的鼓励，互联网+医疗健康服务平台涌现，比如互联网医院、网络健康社区。一些学者尝试应用新方法、新技术研究健康信息需求相关问题。国内外已有部分研究采用文本挖掘技术对用户生成内容数据，如用户评论数据、用户咨询数据，并进行需求分析。目前，线上是用户获取医疗健康信息的重要途径。已有研究显示文本挖掘技术,在组织网络信息、优化用户体验、提供优质服务等方面效果更佳。宋媛媛等人基于本体的用户模型,提出利用概念之间的关系组织知识表达用户需求。搜索引擎是用户进行网络信息搜寻时最常使用的工具之一。大量用户在搜寻健康信息时所产生的信息查询内容可以反映用户群体的健康信息需求主题。张洪武等人利用百度指数关键词反映用户关注的健康信息需求主题内容及其时间变化趋势。王若佳等人基于内容分析法对搜狗搜索引擎内的海量查询日志进行健康主题研究,基于健康信息检索高频词从查询行为和点击行为两个角度探讨网络用户需求内容。网络用户关注的健康需求主题有疾病、保健、母婴、医疗机构、美容整形、其他等。

目前,信息需求研究大多倾向采用国外数据源,如国外 Yahoo 问答论坛。少数研究使用来自网络健康社区问答板块的问答数据。中文需求文本挖掘的一般过程,首先是需要对中文的需求文本数据进行分词处理和停用词处理,然后利用统计学特征的计算公式按值的大小筛选出文本中有关键意义的词或短语作为文本特征,最后通过聚类方法对文本特征进行聚类,从而从文本数据中提炼出主题,主题所代表的意义就体现了海量文本数据的价值。常见的主题特征抽取方法,如 LDA 主题识别。但是应用传统的文本挖掘技术在医疗健康领域中会存在一定的技术缺陷。第一,在医疗健康领域存在着大量的专业术语,但是缺乏公开的、较全面的医学中文术语字典;第二,用户所生成的文本内容具有口语化特点,且存在错字、漏字等问题,用户所用词汇与医学专业用语存在差异。

1.2.3 精准信息服务

1.2.3.1 精准信息服务的概念

"精准"源于 20 世纪 80 年代,用于计量领域,表示测度仪器的精准度。20 世纪 90 年代末,"精准"一词被广泛用于农业领域,产生了"精准农业"的概念,之后相继被引入其他领域。到 2015 年,奥巴马提出了精准医学的理念,自此,"精准"的概念被引入医学领域。截至目前,精准信息服务尚无明确的定义,与精准信息服务密切相关的是智能信息服务、智慧信息服务、个性化信息服务。2000 年,个性化信息服务被引入我国,主要包括个性化定制服务、个性化信息搜索服务、个性化信息推荐服务、个性化信息提醒服务和个性化信息代理服务等,其核心内容是以用户为中心,充分考虑到用户知识结构、需求心理和行为方式的个体差异性,主动向用户提供个性化的信息服务。有的学者也将个性化信息服务称之为智能信息服务。

大数据、物联网、移动互联网、智能客户端、云计算、人工智能等技术的快速发展,增强了信息服务活动中信息采集、组织、传递和交流的能力,使信息服务朝着智能化、精准化发展,智能信息服务由此衍生。张安珍等人针对用户信息需求动态变化性,定义智能信息服务为采取智能断定、获取、精练、开发创新、提供网络信息与评估效益的系统。吴丹等人认为智慧信息服务有别于普通的人工信息服务之处在于智慧信息服务可以通过大数据存储、大数据分析等技术,实现机器智能与人工智能结合,为用户提供知识服务。徐大勇等人认为利用云计算、大数据环境数据资源,智能信息服务将零散的、无序的数据转换为信息,并进一步组织为知识,自动识别用户的显性和隐形需求,为用户提供最优化的信息服务。学者李永界定了个性化信息服务概念，定义了以用户需求为中心的个性化信息服务特点，并采用了机器学习、智能代理、推理、反馈等技术，跟踪学习用户的兴趣特征、选择偏好特征并建模。在此基础上，向用户提供个性化、定制化服务，推荐其可能感兴趣的信息。沈丽宁等人认为个性化信息服务既要挖掘并满足用户个性化的信息需求，同时还要充分考虑不同用户的知识结构、心理倾向、信息搜寻行为方式的不同特点，有针对性地激发用户信息需求，提高信息服务的利用效率并进行知识创新。

因此，精准信息服务是指以计算机系统为信息服务的提供方，利用网络平台，运用人工智能信息技术，智能化分析用户信息需求、智能化组织加工信息资源，以多种服务方式将信息内容主动地、及时地、准确地提供给用户的服务性活动。

1.2.3.2　精准信息服务的模型构建

目前已有研究主要从某一特殊人群或特定领域出发，运用智能分析技术从多源信息采集整理、用户建模来抽象描述人机交互的、个性化信息推荐的精准信息服务过程。Okunlaya 等人开发了（AI-LSICF）人工智能图书馆服务创新概念框架，该框架由人工智能应用和功能、数字化转型框架和服务创新框架组成。该研究将人工智能应用程序和功能集成到数字转换框架元素中，并使用服务创新框架增值创新图书馆服务。Qu 提出了大数据模式的移动学习智能服务框架体系，分三个层次：基础设施层、数据资源层和服务应用层。该服务在移动学习环境下可根据每个学生的学习能力提供个性化知识教育服务。Tang 等人发现微博用户在内容、兴趣方面存在的差异性特征，通过用户建模后进行相关内容主题推荐。该研究提出的个性化用户建模系统包括两个主要部分：兴趣提取器和个性化模型生成器。在个性化模型生成阶段，通过对主题分布规律的分析，提出了长期和短期兴趣指标。采用两种不同的更新机制，满足用户对长期和短期利益更新质量的需求。Liu 在智能农业系统架构中引入了边缘计算，并设计了物理感知层、信息服务层和智能应用层三层的分层结构。NI 研究提出了一种新的推荐模型 RM-DRL，基于深度神经网络来了解用户对商品的偏好，并作出最终的推荐。该模型主要包括两个模块：信息预处理和特征表示。Tang 构建了一种多技术融合的图书馆用户个性化主动推荐信息服务模型。该模型以数字图书馆用户作为服务对象、信息资源作为服务客体，并包含个性化服务、主动推荐服务等多种信息技术。Cong 构建了一个面向教育资源的智能信息服务模型。该模型由信息服务、教育资源和智能管理组成。

沈丽宁等人构建电子政务中的智能 Web 信息服务模型。该研究基于用户访问网站时的大量 Web 日志数据分析多用户信息利用行为的差异性特征，应用数据挖掘方法将用户分为信息强势群体和信息弱势群体。通过对这两类群体进行差异性信息资源提供，实现个性化智能政务信息服务。何晓林设计了基于用户兴趣学习的个性化信息服务模型，主要包含用户接口模块、用户兴趣建模、Web 信息处理、个性化信息服务和信息反馈模块。其中，用户兴趣建模是基于向量空间模型的方法对用户兴趣特征进行表示，然后基于多个用户的兴趣特征进行挖掘学习形成多个兴趣群组；Web 信息处理模型基于空间向量相似度计算构建用户兴趣模型和信息内容关联模型。该个性化信息服务模块设计了一种个性化信息推荐算法，通过计算文档集合和用户兴趣集合之间的相关度，设定推送阈值。当相关度超过某一阈值的文档时，对应的文档就会推送给用户。

在图书馆研究领域，徐险峰提出了图书馆个性化信息服务模型，该模型由个性化定制模块、服务模块和用户模块组成。其中，个性化信息定制实现基于信息聚合技术构建用户感兴趣的网络资源集合；用户模块实现从用户注册初始兴趣、用户使用后指定兴趣，以及基于借阅记录、Web 日志等信息中利用行为挖掘用户兴趣。马婷等人构建了面向弱势群体的公共图书馆智慧信息服务模式，该模式包括资源层、技术层、服务层及管理层，具体包括数据采集系统、数据处理系统、智能控制系统、智能服务系统和智能管理系统。该研究应用物联网、云计算、数据挖掘等技术对传统馆藏资源和数字资源进行整合并挖掘特殊群体特征，构建弱势群体所需的特殊信息和信息资源体系，基于智慧信息服务的技术平台智能采集和监测各类特殊读者自身数据库和特殊读者基本信息库，为弱势群体提供个性化服务、咨询服务、推送服务及其他延伸服务。

在面向用户的健康信息服务研究领域，学者们从系统架构、服务模式研究了精准信息服务模型。黄予静基于 Apache 服务器、MySQL 数据库和 PHP 语言开发设计个性化健康信息系统。该系统包括数据爬取模块、推荐模块和用户交互系统模块。该数据爬取模块中基于 Python 语言编写的 Scrapy 爬虫框架对丁香园、春雨医生网站中的健康常识、健康新闻进行爬取和智能筛选。该推荐模块利用研究设计的 SNUS-HyRA 算法，输入健康资讯项目、分类标签、用户信息等数据获得信息推荐结果。唐晖岚等人总结分析了我国的网络健康信息服务存在三种服务模式，提出了一个网络健康精准信息服务模式框架。该框架由健康信息资源库、用户健康信息需求库、基于平台实现资源-需求库的信息匹配模型及网络健康信息个性推送模型组成。该框架产生了个性化定制、信息推送服务模式、个性化互动服务这三种网络健康精准信息服务方式。向菲等人提出共享虚拟健康信息空间这一概念并阐述了虚拟健康空间的组成部分和服务内容。从用户需求出发，用户在虚拟健康信息空间中获取所需的健康信息资源。学者黄百川设计了一个由信息资源池、外部数据接口、服务实现层、服务展现层构成的医学图书馆健康信息服务框架。

1.2.3.3 精准信息服务的方法研究

国内外研究智能信息服务技术的研究热点有智能信息处理、个性化推荐技术和智能信息服务平台研究。研究者们多围绕某个特定主题开发或使用网络爬虫工具采集主题相关网站页面结果。基于聚合搜索的互联网采集技术能够综合多个信息搜索引擎检索结果，并对各搜索引擎的搜索页面文档进行拆分和信息整合后再提交给当前用户。随着自然语言处理研究快速发展，信息抽取技术在 Web 文本中取得一定的研究进展。本研究针对医疗健康信息服务领域，对国内外精准信息服务技术研究进行系统梳理。

1) 智能信息处理技术

部分研究应用自然语言处理、主题建模等技术方法从互联网健康信息文本数据中研究互联网健康信息需求特征。Mao 等人提出了一种新的集成学习方法 MeSH Now：通过学习排名，在 PubMed 规模上自动建立 MeSH 索引。包康基于互联网爬虫在互联网中动态获得脑卒中相关信息，借助于分词工具建立关键词倒排索引，存入知识图谱中。Chen 采用 K-means 方法对 3 个在线健康社区的问答文本进行聚类分析，结果显示不同社区热点主题存在共性和差异性。共性主题由患者经验、治疗、药物和身体管理等组成。吕英杰对 Medhelp 网站的帖文基于 EM 聚类方法，围绕着主题、成员角色和情感进行分析，明确了包含患者主要关注的有关个人信息、症状、检查、用药、治疗、并发症和情感支持这 7 个热点主题。Patrick 等人利用公开的数据集预测提问者的意图，在癌症和精神疾病患者数据中抽取了患者的观点、情感、对策建议和社会支持主题。Roberts 等人研究认为由于医学语言的专业性和复杂性，互联网上用户的描述存在不规范性，如错写、口语化用词等，直接处理用户生成内容(UGC)是有难度的，所依赖的机器学习算法模型仍需要在经过人工标注过的语料库中进行训练和验证。金碧漪等人在 Yahoo! Answers 平台上采集了糖尿病相关的问答记录，对每一条记录用一两个词编码来标记提问问题的主旨，同时在 Diabetic Connect 论坛中采集社会化标签来表征用户所发帖子的内容，然后利用自然语言处理技术处理文档、社会化标签中的停用词去除、词性还原、词频统计、同义词对齐等操作，最终实现主题词编码表征文本内容。张泰瑞等人利用 LDA 模型进行文本分析对用户健康信息行为研究成果进行文本挖掘，揭示其潜在的主要影响因素。

2) 个性化推荐技术研究

个性化推荐需要对用户兴趣偏好进行特征划分，其个性化推荐算法直接决定个性化推荐结果好坏。目前，个性化推荐服务的研究热点主要集中在用户兴趣偏好特征、用户信息行为等用户建模研究方面。基于用户在信息系统中产生浏览、查询等信息行为特征，利用基于访问内容的过滤技术、基于协作方式的过滤技术以及基于混合方式的过滤技术来描述用户的兴趣偏好。在个性化过程中，采用分类和聚类技术构建用户群体的不同需求特征。包康采用医学知识相似度计算和用户空间向量模型相结合的个性化推荐算法实现为脑卒中患者提供个性化知识推荐服务。

3) 智能信息服务平台研究

程志舫提出构建以医药信息为主导的健康信息平台的设想，从建设主导、信息共享、信息审核、资金来源、信息内容及运行保障等方面提供工作建议。何胜辉借鉴大众点评、淘宝等成熟的电商平台的运营模式，构建"互联网+"权威大众健康养生信息服务平台，建立起一套具有公信力的健康养生信息评价机制，并且认为需要用户和专业人士联动参与养生信息的评价。李建魁等人提出以居民全生命周期的健康档案数据为核心的信息平台，该平台架构分为接入层、平台层和应用层。于挺等人提出在大数据背景下，健康信息服务平台数据聚合、挖掘、利用已成为决定平台效能发挥的核心，并且从平台架构、数据存储、数据挖掘、数据隐私保护等技术应用层面探讨面向健康的研究关注点，并已认识到平台在引入大数据后在疾病预防、精准医疗、新药研发、医保费用等领域可能产生的潜在价值。张泰瑞等人研究结果表明移动健康信息服务要通过提升用户的相对感知价值来提高用户的相对忠诚度，最终影响用户向移动服务中转移，平台方还需要帮助用户学习使用移动信息服务平台中的服务功能。

1.2.3.4 精准信息服务的应用研究

目前精准信息服务在电子政务、图书馆服务、医疗健康服务等领域中处于探索阶段。在电子政务研究领域，各国政府在积极公开政务数据，探讨构建以公众为中心构建服务型政务信息平台。我国政务平台服务存在如下不足：政府部门缺乏对公共信息资源进行处理的技术，缺少用户的参与互动，电子政务平台生命周期短，信息资源处于闲置和浪费状态。政府需要和企业建立伙伴关系，使政务信息服务向着定制化和精细化方向发展。沈丽宁等人提出了个性化的智能政务信息服务模型需要挖掘用户个性化信息需求，提供形式多样、内容丰富的电子政务公共信息。孙久舒基于用户点击政务信息等信息行为数据，利用智能分析技术获取用户信息需求特征，将信息推荐列表送达给用户。在图书馆服务领域中，本地资源数字化搜索访问和用户需求数据的深度语义融合是数字图书馆智能信息服务的研究热点。Wang 等人从释放原始数据和数据进行清理、识别和提取两个方面，建议数据资源化，以满足可读性。

1.2.4　用户健康信息服务

在健康信息服务领域，国内外开展了相关的应用研究。美国国立医学图书馆（NLM）作为一个国家级健康图书馆，担负着美国健康教育和健康促进的主要任务。从 20 世纪 90 年代末开始，NLM 实现面向大众的健康信息服务的转型，向医疗专业人员和普通市民提供健康信息服务。该馆于 1998 年创建了 MedlinePlus 网站以便专门面向大众提供健康信息，此举措在提升居民健康素养方面效果显著，是医学图书馆从面向医疗专业人士服务向面向公众服务转型的标志。在健康信息服务从传统实体机构服务向互联网化的发展过程中，服务模式也发生了变化。健康网站信息服务模式具有从"信息中心"模式、"产品中心"模式到"用户中心"模式的演变与发展过程，研究认为未来的互联网健康网站信息服务模式将是基于用户的健康信息活动、满足用户的健康信息需求、以解决问题为目标的服务模式。

国外在用户健康信息服务研究中已取得了不少实践成果。Brennan 等人建立了一个社区医疗信息服务系统，支持专家总结医学知识、疾病特点，记录信息行为，为居民提供专业化的知识、个性化的服务。Jain 等人在患者房间安装环境智能传感器，采集和监控患者的出入状态信息，生成对患者身体状态的准确预估，并起到预防疾病的作用。Perez SL 等人研究发现人们在 Internet 上查找与健康相关的信息所使用信息检索策略的个人特征有2 类模式，建议将决策辅助工具整合到健康信息网站中来提高互联网健康信息搜索的质量。Haase 等人研究发现与癌症有关的互联网信息在人们如何控制疾病和控制患者体验方面起着至关重要的作用，建议网站根据患者需求来促进和鼓励个性化的癌症相关网络信息利用。Chamberlain 等人采用问卷调查法研究英国医学图书馆如何使用移动技术改善健康信息服务和健康信息传递，结果发现 70% 的调查对象建议医学图书馆积极利用移动应用程序等移动技术进行信息服务，实现互联网健康信息推送功能。该研究建议图书馆与具有较多馆藏资源的其他图书馆保持良好的馆际合作关系，可以委托第三方来进行手机应用程序及系统的研究开发以更快捷的方式实现健康信息资源的共享与传递。Peter 的研究结果表明年轻人利用移动健康管理工具可以帮助他们获得更好的身体健康状态。多数年轻人通过在移动社交平台上获取健康信息来帮助解决健康问题。Raban 等人评估了澳大利亚四个健康信息网站中用药信息服务情况，研究发现没有一个以用户友好的方式为消费者提供处方药和非处方药的全面药物信息。Huang Z 等人发现在非药物治疗的 2 型糖尿病患者中，智能手机应用程序干预是有效的，可以提高对药物依从性的认识，并减少自我报告的药物依从性障碍，但是并不能改善临床结局。Chowdhury 等人的研究表明英国部分医院网站能为公众提供疾病相关的健康知识内容，比如心肺功能康复信息。Kincaid 等人的研究表明美国医院网站普遍能为公众提供介绍经导管主动脉瓣置换术（TAVR）优势的健康信息。Holtkamp 等人研究荷兰的某家医院设计利用医院网站为公众提供囊性纤维化疾病基因筛查的申请。Perçin 等人研究了土耳其的某家医院网站，该网站为公众提供个性化的信息服务。

互联网促进了医疗健康信息服务模式的转变，成为公众获取健康信息的重要渠道。特别是"5G"通信技术下的互联网环境，为用户提供了包括搜索引擎、在线健康社区、在线问答社区、移动医疗 App、微信公众号等类型的网络健康信息服务产品。比如"好大夫在线"网站，为用户提供网上预约挂号、在线开药、线上买药、线上复诊、网络问诊等服务。"丁香医生"微信公众号为用户提供大量医疗健康科普文章阅读和健康百科知识查询服务。截至 2022 年 3 月 9 日，根据清博指数排行榜数据显示，该公众号在全部微信公众号排行榜上位列第六，医疗健康领域排名第一，当日文章总阅读量超 86 万次。互联网为用户在日常生活和工作中获取各类健康信息和知识提供了便利。用户获取健康信息服务的方式可以从线下问诊咨询到网络问诊服务，从单向被动地接受信息到主动获取、分享和传播健康信息转变。

目前，我国各类型医疗健康服务机构纷纷开始建设互联网健康信息服务平台，但还缺乏官方的、权威的健康信息服务平台。虽然我国各级各类医疗健康相关机构建设了官方网站，但是网站的开发、运作和功能实现与国外相比仍有很大的差距，面向公众的健康信息没有得到系统性组织。健康信息服务平台可包括线上预约挂号、支付结算、跨机构的就诊记录共享访问、健康知识浏览、远程门诊、专家咨询、检验检查结果查询、排队叫号提醒、健康档案信息查询、诊疗费用查询、出院后随时交流回访等服务功能。Xie X 等人调研评估了中国的 43 家已建立的互联网医院，发现互联网医院虽然提供便捷的门诊服务，但是许多互联网医院尚未成熟，并面临着各种问题，例如，在线医生匮乏和健康保险覆盖率不足。我国的互联网医院正在朝着改善医疗服务提供的正确方向前进，但是在用户满意度上还有较大上升空间。张睿等人的研究认为，虽然我国医院提供的信息质量更高，但是服务方便程度和可用性不如商业公司运营网站。我国医院的健康信息服务形式主要以目录浏览为主，缺少与用户的个性化交互功能。而国外医院已能将健康教育、远程医疗等功能在其网站上实现，满足多样化的公众健康信息需求。王靖的研究提到，国内的基于电子病历资源应用的医院信息管理系统主要用作医疗机构内部的临床管理工作以及为公共卫生机构提供数据支持、信息共享，如医生查询、病情检索等基础性共享服务。对于 EMR 档案资源的有效地开发与利用并向患者或其家属提供信息服务则远未能够开展和实践。郭敏等人的研究表明北京市三级甲等医院利用微信公众平台向公众提供的信息服务功能涉及医院信息、就医服务、健康咨询和个人管理这四个方面，而个人管理内容建设还不够完善，有待进一步开发。可见，我国还存在着面向用户的互联网健康信息内容组织不够精细，并且缺少与用户交互、有针对性的智能信息服务等挑战。

多项研究表明互联网健康信息服务仍然存在着信息内容可读性、有用性、权威性、及时性、准确性等信息质量不高的问题，存在着如网站导航菜单缺乏逻辑性、提供服务形式单一、内容整合推送、不注重用户的反馈、与用户交互少、没有个性化健康信息推送等服务质量问题。信息弱势群体是指在信息获取和信息服务领域中处于弱势的群体，比如农民、残疾人、老年人等。与之相对的是信息强势群体。处于信息强势群体的用户一般具有相对高的信息素养水平，更容易通过互联网主动获取相关知识，达到加强自我健康管理的目的。而处于信息弱势群体的用户，由于信息素养水平偏低，不太会使用网络作为健康信息搜寻工具，不容易从互联网上获取健康信息。由于网络信息量爆炸式增长，"信息过载"和"信息迷航"问题干扰着用户获取对其有价值的健康信息，加重用户的认知负担。网络环境下的健康信息质量良莠不齐，对自媒体发布的健康信息缺少内容监管。有的用户甚至盲目采纳虚假失真的健康信息内容，给身体带来损害。

李彤等人基于德尔菲法构建了医疗类 App 的信息服务质量评价体系，对三家商业公司的 App 进行实证研究，建议综合类医疗健康 App 重视信息内容的有用性、权威性、及时性、准确性，而在信息呈现上注重用户交互性。杜薇薇等人对 6 家国内外知名健康网站从导航方式、服务内容、移动端建设 3 个维度进行对比分析后认为，和 MedlinePlus 与 NIH 网站相比，调查的我国的健康信息服务网站导航菜单简单罗列，缺乏逻辑性；大部分网站服务内容不够完善；提供的服务形式单一，健康信息没有和健康新闻内容整合推送；不注重用户的反馈。但是，选定的网站均提供移动端信息服务支持。张睿等人认为基于微信公众平台的信息服务仍然存在提供信息不系统、与用户交互少、没有根据用户个人的需求进行个性化健康信息推送，而且微信公众号还需要对公众进行大力宣传。

用户获取健康信息的来源主要包括搜索引擎、专业健康网站、社交平台、在线问答社区、医生、护士、其他患者、家庭成员、朋友同事、医疗机构、电视、医学书籍、报纸、宣传册、图书管理员等。有实证研究结果显示，以老年人居多的慢性病患者获取健康信息的来源依次是医生、护士、电视、其他患者、家庭成员和互联网等。然而，又有研究表明，随着信息通信技术快速发展，老年人逐渐接受利用互联网获取健康信息这种方式。大多数用户会通过搜索引擎输入关键词或者浏览医疗健康网站以及在线问答社区中发布问题或浏览问答等形式获取健康信息。近年来，在医学健康领域，深度学习模型在自然语言处理研究领域中的命名实体识别（named entity recognition，NER）和用户意图识别（query intention classification，QIC）任务中表现出色。然而，从多层次的用户健康信息需求特征维度出发，应用深度学习技术进行用户需求特征表示的实证研究不多。目前，基于字和词的不同粒度划分，中文的自然语言处理有基于字的向量表示、基于词的向量表示和字词结合的向量表示 3 种方案。鲁棒优化的 BERT 预训练方法（a robustly optimized bert pre-training approach，RoBERTa）采用的是基于字词结合的预训练方案，在 NER 和 QIC 任务中表现突出，但是该模型在用户健康信息服务领域的应用研究比较少见。

1.2.5　相关研究述评

通过文献调研可以发现国内外对信息聚合、用户健康信息需求、精准信息服务和用户健康信息服务的研究已取得一定的研究成果。但是仍存在以下不足之处：

第一，现有的信息聚合模式各有其优缺点，可以取长补短，相互融合，将面向资源和面向用户的信息聚合模式有机结合起来，构建更好的网络健康信息聚合模式是未来信息组织、信息聚合和信息服务发展的方向。

第二，传统用户健康信息需求研究的健康信息需求特征以群体特征为主，个性化健康信息需求特征挖掘不足。传统需求分析方法严重依赖于人工，已经不能满足现在网络大数据呈指数级增长的发展态势。目前，关于用户健康信息需求的概念、特征、内涵等缺乏系统研究和讨论，虽然已有一些研究利用关键词聚类、本体构建、文本挖掘等方式对用户需求进行建模，但是研究缺乏对用户个性化、多层次信息需求特征的系统揭示，用户信息需求特征表示研究不足。国内外少见运用人工智能技术方法研究用户健康信息需求的多元化、个性化和层次化的特征。

第三，目前国内外关于精准信息服务的相关研究仍处于探索阶段。针对医疗健康服务领域的精准信息服务模型及应用研究不足，国内外研究缺乏对精准信息服务的概念内涵、特征的系统研究。精准信息服务技术如何满足用户健康信息需求，实现为用户提供高效、精准的智能信息服务的过程不明。

第四，国内现有健康信息服务平台所提供的互联网健康信息内容没有充分考虑用户的健康信息需求并按照不同用户的需求特点进行信息组织，鲜有研究针对用户多层次健康信息需求特征提供健康信息服务。海量的互联网健康信息资源的细粒度开发和利用研究缺乏。针对用户信息需求多元化、个性化、多层次特征的智能识别和根据需求动态化、自动组织健康信息资源的研究思路不清晰，研究方法不足。

1.3　研究方法

1.3.1　文献调研法

通过查阅国内外知名文献数据库的文献及权威发布的统计数据资料，调研本项目的研究背景、研究意义以及相关研究的国内外研究现状和研究前沿趋势，在已有研究基础上分析用户健康信息需求的多层次特征和自动挖掘思路，为多源健康知识表示提供理论指导，分析用户获取健康信息服务现状，总结影响健康信息服务质量的原因，提出网络健康精准信息服务模型，为本研究拟解决的关键问题提供参考。

1.3.2　问卷调查法

问卷调查法就是研究者用这种控制式的测量对所研究的问题进行度量，从而搜集到可靠的资料的一种方法。本研究运用问卷调查法对实际的移动社交媒体健康信息数据实施调查，对我国移动社交媒体健康信息质量现状以及相关因素的影响进行深入研究；对网络健康信息用户展开问卷调查，以了解用户对当前网络健康信息服务的满意度和对网络健康信息服务的需求和期望；对网络疑病症现状及影响因素开展问卷调查，采用横断面调查方式，以随机和分层抽样的方法抽取社区，通过联系社区、微信发送问卷链接的线上和线下结合方式，完成数据收集。

1.3.3 内容分析法

内容分析法是用来揭示文本内容所包含的事实和趋势的方法。本研究运用内容分析法对用户提问文本数据和多源健康知识数据的文本特征进行分类和描述。其中，利用内容分析法对用户提问文本内容进行多维度需求维度划分，对需求特征词进行词频统计和主题分析，揭示用户健康信息需求的特征。利用内容分析法对多源健康知识进行主题分类和主题之间关系的分类，揭示多源健康知识的特征。

1.3.4 专家咨询法

专家咨询法是评价活动中最常使用的一种方法，能够有效利用领域专家的知识、经验和分析判断能力，是一种简单易行、应用方便、成本可控的方法。本研究共邀请了具有医学背景、信息学背景以及新闻传播背景的 20 名专家，通过专家咨询法了解专家对各项评价指标的意见和观点，指导移动社交媒体健康信息质量评价指标框架的调整。

1.3.5 组合赋权法

组合赋权法的提出是为解决主观赋权和客观赋权各自存在的问题而出现的，通过组合赋权法，可使两者赋权方法发挥各自的优势，并相互互补，弥补缺点。有许多学者都在评价学领域开展了相关研究，其中，李刚等人对主客观权重的组合方式及其合理性进行了系统研究，从其研究结果来看，采用客观修正主观的组合赋权法最大的优势就是保证评价体系的权重分配具有较好的可解释性和区分度，研究结果也验证了方法的可行性和有效性。因此，采用组合赋权法来计算移动社交媒体健康信息质量评价指标的合成权重，其评价结果应该更具准确性、科学性。首先采用因子分析法基于用户指标重要性评价问卷调查数据初步确定各指标的主观权重，体现了用户意愿；然后采用熵值法基于微信健康信息质量评价的实证数据进行客观权重的计算，使得组合权重能够体现指标的数据信息；最后采用基于熵值修正 G1 法的组合赋权法，确定各指标的合成权重值。组合后的权重既能体现实证数据信息，又能融合用户主观意愿，其组合模式既可以兼顾用户指标重要性主观感受，又可以结合客观数据实现客观权重在区分度上的优势。

1.3.6 实证研究法

实证研究法是为人们提供真实、有用、确定和准确的知识的研究方法。旨在认识客观现象，有效揭示客观现象的内在成分和普遍关系，总结现象的本质和运行规律。本研究选取以微信公众号为代表的移动社交媒体，采用实证研究方法通过抽样对微信公众号的健康信息质量进行评价，基于构建移动社交媒体健康信息质量评价体系，对我国移动社交媒体健康信息质量进行评估和分析。

1.3.7 自然语言理解

自然语言理解(natural language understanding, NLU)是所有支持机器理解文本内容的方法模型或任务的总称。NLU 在文本信息处理系统中扮演着非常重要的角色，是推荐、问答、搜索等系统的必备模块。自然语言理解对文本数据的基本处理流程，如图 1-1 所示。首先，文本数据的采集与预处理；其次，基于行业领域知识是实现文本特征提取；最后，根据不同任务类型设计深度学习模型，并基于特征对深度学习模型进行训练。为了保证模型训练效果，也会使用降维技术对提取的文本特征进行处理，降低模型训练成本，最后利用合适的模型评价知识对已训练的深度学习模型进行评价。在本研究挖掘多维度用户健康信息需求特征中，需要从用户提问文本数据中运用预训练语言模型、神经网络模型、注意力机制等自然语言理解技术对用户需求相关文本进行特征自动抽取训练和分类训练。

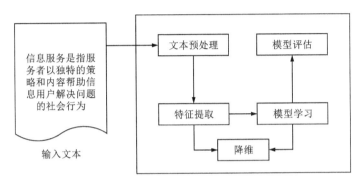

图 1-1　自然语言理解基本流程

1.3.8　软件工程法

本研究利用 Python 编程语言和 Django Web 应用开发框架对研究构建的精准信息服务模型进行系统开发，以自动问答和主动推荐的信息服务形式使精准信息服务系统与用户进行人机交互。

1.3.9　神经网络算法

神经网络模型是基于数据驱动，利用神经网络的非线性特性去逼近一个数据序列或者一个数据序列的变形，通过训练数据的不断训练，修正神经网络的相关参数，使误差降低。它是一种应用较为广泛的数据预测模型。

1.3.10　统计分析方法

运用 SPSS 27.0 进行统计学分析。采用统计描述、方差分析/独立样本 t 检验、多元线性回归等方法对网络健康信息服务现状及用户需求开展调查分析。

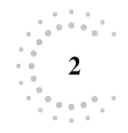

2

核心概念及理论基础

精准信息服务在飞速发展的大数据时代背景下随着人工智能技术、信息技术的发展应运而生。精准信息服务与垂直细分领域、行业的结合使得信息服务模式中的各个要素更加地集成化、高效化,提高了信息服务的质量和效率,让海量的信息资源在社会中起到更大的作用。在本项目开展研究之前,需要明确用户健康信息需求与精准信息服务的本质,本章在借鉴国内外相关概念研究的基础之上对用户健康信息需求的内涵和特征、精准信息服务的内涵与关键技术进行系统阐述,并对相关理论进行解析,为后续研究提供理论指导。

2.1 网络健康信息聚合与服务相关概念

2.1.1 健康信息

早期对健康信息的定义局限于与人相关的疾病诊断和诊疗,涉及治疗方案、病例、自我护理、医院医生信息、医疗保险信息等相关信息。从医学信息学的角度看,代涛指出健康信息包含了医学专业知识,如临床指南、卫生信息、电子病历数据和生物信息等类型信息。刘妍等人提出健康信息是指包含医疗管理、疾病诊断、医药科研等方面的信息。在用户健康信息学领域中,健康信息的内涵和定义不断扩大。ManFao 等人认为健康信息是指和公众的健康、疾病、养生、饮食等相关的信息。闫慧等人认为健康信息是指满足公民在健康和医疗等方面的信息需求的信息,用以解决生活中相关的问题。综合以上研究观点,本研究将健康信息界定为与公众健康相关的信息,包括疾病诊断、治疗、养生、医学资讯等相关健康信息。

2.1.2 健康信息质量

健康信息质量的研究因界定和衡量信息质量的角度不同而有些复杂。过去对网上消费者健康信息质量的系统评价承认这一概念的复杂性,因为存在大量不同的标准和分类方法。同时也有文献表明,对于什么是健康信息质量、主要属性是什么,在概念上缺乏明确的共识。在从医疗保健消费者角度探讨信息质量的研究中，很少有研究广泛定义和具体说明质量维度和基本属性，导致普通用户对信息质量的认识不够清晰。在这方面，需要开发构造，以便从那些可能将技术用于与健康保健相关目的的人的角度来分解和更好地理解健康信息质量构造。

健康信息质量的概念在医疗保健消费者的眼中也是复杂的，远远超出了信息准确性的评估。虽然健康专家的参与会提高健康信息的准确性，但依赖健康专家的观点可能会出现问题，在定义健康信息质量的不同维度和相关属性时，医疗保健消费者寻求和评估信息的方式与专家不同。此外，医疗保健消费者对健康信息质量的看法会影响健康信息系统感知的有用性和易用性，进而影响他们对系统的使用和持续使用。

2.1.3　信息服务

信息服务是指通过各种服务方式为用户提供其所需要的信息的一种活动。信息服务通常以提供信息或信息产品为内容，向需要信息服务的用户提供所需信息。信息服务的主要目标是充分发挥和利用信息的作用、有效地开展用户信息活动。

2.1.4　信息聚合

随着社会的发展，信息聚合的内涵在不断变化。信息聚合是指将多来源的信息进行聚类、融合、重组，通过同一平台提供给用户的过程。信息聚合是网络信息组织、存储、管理、检索和服务的基础。网络信息资源分为政府信息类、文化信息类、学术资源类和健康信息类等类型。美国医学图书馆联盟指出：健康信息泛指与大众、病患及其家属有关的健康和医学信息，包括医疗、预防、保健、康复、生殖健康、健康教育等。国内外学者对网络健康信息这一领域较为关注，在网络健康信息服务、网络健康信息需求、用户网络健康信息行为及其影响因素、网络健康信息服务评价、网站健康信息质量评价等方面进行了一定程度的研究，但对网络健康信息聚合关注较少。

2.1.5　网络健康信息服务

网络健康信息服务是指在互联网环境下医疗服务行业用信息技术进行有关健康信息的采集、处理、存储和传递，并将所生成的健康信息通过各种方式供用户使用的活动。健康信息服务面对的用户不只是患病人群，健康人群和亚健康人群也会有健康信息需求。健康和患病是一对相关概念。当用户患有疾病时，用户对健康信息的需求最为迫切。而亚健康人群虽然没有明显的疾病症状或体征，但其在其他方面如活动能力、适应能力等方面有减退的现象，健康信息可以指导亚健康人群调整生活方式。无论是从临床还是从预防医学的角度来看，健康信息可以帮助用户认识自己的健康状况，提高对异常现象的警觉，并指导用户整个健康管理过程。健康信息在改善患者与医生的沟通和理解医学专业术语方面有重要意义。网络健康信息服务是通过传播健康信息，实现健康信息本身价值的服务。

2.2　网络健康信息服务构成要素

　　网络健康信息服务在数字技术、互联网技术、移动通信技术迅猛发展的大环境下，已经成为了一个重要研究对象。网络健康信息在生产、传播、交流等过程中的内在机理也发生了深刻的改变，网络健康信息服务也发生了相应的变化。在开展研究之前，需要明确网络健康信息服务的本质。在借鉴相关概念的基础上对网络健康信息服务的构成要素和特征进行解析。网络健康信息服务主要涉及网络健康信息服务主体、服务对象、服务内容、服务策略四个要素(图2-1)。

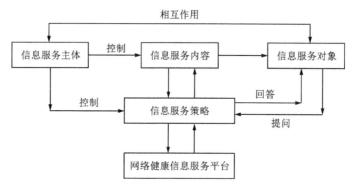

图 2-1　网络健康信息服务要素

2.2.1　网络健康信息服务对象

　　网络健康信息服务对象是指通过互联网获取健康信息，使用网络健康信息服务的人群。所有通过互联网获取健康信息资源的个人或组织，均属于网络健康信息用户。用户主要分为患病人群、健康人群、亚健康人群。患者是最需要健康信息的人群，但网络健康信息的用户已不再仅限于患者，无论是患者还是健康人群都需要健康信息。Slev V N 等人研究发现电子健康技术可以改善癌症患者搜寻健康信息的能力和提高健康知识水平。随着现代生活的节奏加快，人们处于巨大的工作生活压力下，很多人处于亚健康状态，针对这类人群的网络健康信息服务也在不断发展。各类移动医疗工具帮助人们进行有效的自我健康管理，如防止高压力人群的精神疾病、预防儿童肥胖等。健康信息还能够提升普通用户对健康管理行为的理解。

2.2.2　网络健康信息服务主体

　　网络健康信息服务主体是指从事与健康信息服务有关工作的组织或机构。健康信息服务主体是网络健康信息服务过程中的主体。其承担了健康信息的组织传播和优化，向用户提供精准信息服务等关键任务。有多项研究显示健康信息服务提供商直接推送健康信息，可以降低健康人群的感染风险。当新型冠状病毒感染疫情暴发时，百度等网站直接在首页开设专栏，传播新型冠状病毒感染的相关健康信息，提供疫情实时大数据报告。丁香园网站开设专栏，教导用户如何初步判断是否感染新型冠状病毒。这些网络健康信息服务平台可以减少不必要的恐慌并促使疑似患者就诊，在抗击疫情期间发挥了重要作用。网络健康信息服务主体在健康信息传播中起重要作用，其涉及到网络健康信息的需求调查分析、健康信息资源的建设过程和维护管理等。

2.2.3 网络健康信息服务内容

网络健康信息服务内容是指提供给用户的健康信息和相关的信息服务，包含信息、信息产品和其他服务。这些信息资源借助数字化技术，以多种媒体形式进行表达，并通过互联网进行传播。而健康信息服务内容由于服务提供者的水平不一而存在较大的差异性。

2.2.4 网络健康信息服务策略

网络健康信息服务策略是指信息服务主体根据服务对象所选择的服务方式。服务策略主要考虑使用健康信息服务的用户，根据用户的需求对服务方式、方法的组合。结合用户的实际情况，选择不同的服务策略。服务策略决定了用户获取健康信息的方式，对用户在获取健康信息过程中的体验有着重大影响。常见的信息服务策略有定制服务、信息推送服务等。

2.3 健康信息需求的内涵和特征

2.3.1 信息需求的内涵

信息需求起源于不确定性状态的出现，而不确定的根源是问题。因此，信息需求本质上是信息使用者为解决现实问题而产生的。马斯洛需求层次理论将人类的基本需求分为五个层次。对于任一层次需求，人们都必须采取一定的实际措施才能解决问题，从而产生了信息需求。因此，可以认为信息需求是人们在实现各项需求的社会实践过程中，为解决问题形成的对信息的不满足感和需要。由于现实问题的复杂性和变化性，信息需求状态是一个动态过程。直到用户利用这些信息解决了实际问题，才能从根本上消除这种不满足感和需要，满足其信息需求。

Taylor 系统阐述了用户与信息系统的相互影响和交互过程，提出了需求阶段理论，将信息需求分为信息需求以有意识的或者无意识的方式存在、信息需求可以被有意识地描述出来、信息需求被专业人员组织为合理描述、信息需求以系统可理解的形式存在。Kochen 认为用户信息需求存在三种状态，分别为客观状态、认识状态和表达状态。Palmer 根据信息内容将信息需求划分为强信息（strong information）需求和弱信息（weak information）需求两类。在图书情报领域，信息需求是信息搜寻行为产生的动机和起点，引导着用户对特定信息产生信息检索行为。由于认知不足，个人产生一种差异和不确定的感觉，并且渴望去采取一些行动试图消除这种感觉。信息需求是针对个人来说，以解决问题为目标，所产生的对于信息或获取信息工具的需求。人们的社会生产实践活动在不断向前，其信息需求一直处于动态变化的过程中，具有多样性、复杂性的特点。信息需求可以从不同的角度进行划分。根据马斯洛需求层次理论，有学者将农民工人群划分为三种人群类型，每一种类型对应更占主导地位的需求层次，对应不同的信息需求内容。胡昌平认为信息有获取、分布、交流和咨询几种存在形式，因此可将信息需求按照这几种形式进行划分。不同存在形式的信息需求彼此关联形成完整的信息需求。在影响信息需求的众多因素中，用户活动性质非常重要。知识结构以及所扮演的社会角色的不同，会促使用户产生不同的信息需求。个性化用户信息需求表现在个人对信息需求认识不同、个人表达信息需求能力不同、个人的信息理解能力不同以及个人的信息利用效率不同等方面。有研究表明，信息素质越高的用户，对信息的需求量越大。有研究表明癌症患者的年龄与信息需求量呈负相关。年纪较大的癌症患者更容易发生信息回避现象。处在不同的社会环境下的用户也会产生不同的信息需求。

信息社会改变了人们传统的生产实践活动方式，信息需求的特点也发生了相应变化。霍国庆认为用户信息需求除了内容全面，其变化过程具有节律性。有研究认为网络用户的信息需求比传统信息需求要求更高效率和专业性。研究认为大数据时代背景下智能化信息服务成为了高校科研用户的新信息需求内容，比如：一站式科研信息服务、科研数据管理中的知识挖掘与知识发现。

2.3.2 用户健康信息需求的内涵

在医疗领域，健康信息需求的研究也得到了学者们的关注。信息需求在医学健康领域被具象为健康信息需求。学术界目前为止对健康信息、健康信息需求的概念并没有统一。国外学者将健康信息的范围定义为与健康知识、疾病诊疗服务、诊疗相关硬件设施、医学资料及医疗保健有关的各种信息集合。张馨遥认为广义的健康信息包括了与医疗过程、生殖教育、健康教育有关的健康知识内容。李月琳认为健康信息与人们身心健康、疾病、营养、养生等信息有关。可见，健康信息除了涵盖诊疗相关知识，同时还囊括了健康教育、心理支持等内容。学者张馨遥提出了健康信息需求概念的定义，认为健康信息需求是患者在遇到健康问题时主动寻求相关健康信息，以此来确定病症，缓解忧虑。

专业医疗人员获取健康信息的渠道比较专业且权威，其获取的健康信息内容更具有科学性和专业性。但是对于患者或者普通公众来说，该健康信息内容的可读性不佳。相对于普通公众，患者的健康信息需求内容更具有针对性。患者主要从互联网或者就诊医生处获取健康信息，相比从就诊医生处获取健康信息，患者更多地利用互联网搜寻健康信息来满足自己的健康信息需求。互联网为患者提供了线上专家咨询、科普文章、视频等网络健康信息服务。当患者居家进行自我健康管理时，可以与专业医生进行线上咨询，其健康信息需求也得到了满足，医患关系朝着和谐稳定的方向发展，实现医疗资源合理有效的配置。因此，本研究研究利用智能技术挖掘用户健康信息需求特征，对健康信息需求进行研究的同时具有理论价值和现实应用价值。

综上所述，本研究将用户健康信息需求定义为：用户为解决遇到的健康问题而对健康信息产生了需要，并主动产生寻求相关健康信息的信息行为，以消除对身体健康状况产生的不确定性和排除忧虑。在此定义下，用户健康信息需求研究的内容聚焦于健康信息内容本身，旨在挖掘用户在健康管理过程中因遇到健康问题所希望获取的健康信息类型。用户健康信息需求的具体内容有诊断、检验检查、临床表现、治疗、疾病管理、流行病学、生活方式、就诊相关内容。本研究提出的用户健康信息需求特征自动挖掘研究，为用户健康信息需求研究提供理论指导和应用参考。

2.3.3 用户健康信息需求的特征

2.3.3.1 多维度

用户在进行健康管理过程中的健康信息需求呈现多元化、动态化的特点。疾病是处于动态变化过程中。因此，用户对于疾病的认识水平和健康管理的能力也是动态变化，逐渐积累的过程。用户的健康信息需求会被多种因素影响，如年龄、教育程度、性别、健康素养水平、焦虑、健康信念、所患疾病种类、患病时长、病情所处的发展阶段等。精准信息服务模型是借助人工智能技术围绕用户健康信息需求开展的信息服务活动。疾病的类型繁杂和发展过程不相同，不同用户所处的病情发展阶段也呈现差异性特征，因此，用户的健康信息需求具有多维度特征。而且，在用户主动寻求与接受健康信息服务过程中，因年龄、性别、职业、健康素养水平和个人兴趣的不同，其用户期望、任务目标对健康信息需求产生影响，也呈现多维度特性。

2.3.3.2 多层次

由于健康信息具有专业性和知识性的特点，用户的健康信息需求呈现出从模糊到具体的层次性特征。在用户进行健康管理的过程中，随着用户对身体健康的重视程度、所掌握的健康知识、健康管理经验越来越丰富，其对疾病的认知水平越来越高；知识储备越丰富，其表达的健康信息需求就越具体。本研究将显性用户健康信息需求定义为用户可以用词汇表达的信息需求，如用户提出的问题和信息检索式等。隐性信息需求的存在是相对于显性信息需求而言的。本研究将隐性用户健康信息需求定义为用户未直接表达的健康信息需求，即用户全部真实的健康信息需求转换为显性健康信息需求中所流失的信息需求内容，如相似用户表达的健康信息需求。

2.4 精准信息服务的内涵和特征

2.4.1 信息服务的内涵

关于信息服务的研究一直是图书情报、信息管理等领域的研究重点。国内情报学专家胡昌平教授认为信息服务是一项社会服务，凸显社会性。信息服务的目标是利用信息联系用户、有效组织用户信息活动。在用户信息需求的指导下，充分发挥信息在信息运动各环节中的社会作用。岳建波提出广义的信息服务概念泛指信息服务产业范围内的所有活动，向用户提供信息服务产品和传播信息的各种信息劳动；狭义的信息服务概念更强调满足信息用户的信息需求，有针对性地为其开发加工信息产品，再由专职信息服务机构及时地以用户方便的形式准确传递给特定用户的活动。张燕飞等人认为狭义的信息服务是知识信息系统信息搜集、加工、整理、报道、服务、反馈中的一个环节。

在此基础上，本研究对信息服务的内涵界定为以用户信息需求为出发点和落脚点，通过对信息资源的加工组织，以多种服务方式将信息内容及时地提供给用户的服务性活动。

2.4.2　精准信息服务的内涵

精准信息服务的说法并没有统一，比如：智能信息服务、智慧信息服务、个性化服务等。精准信息服务的发展离不开智能技术、大数据的支持。本研究在理解信息服务内涵的基础上，以满足用户健康信息需求为出发点和落脚点，充分体现以用户为中心的服务理念。面向用户健康信息需求的精准信息服务是指以计算机系统为信息服务的提供方，利用网络平台开展的信息服务活动，是以各类型用户为主要服务对象，以满足用户健康信息需求为服务目标，通过对健康知识的搜集整理、加工分析，让计算机模拟人类，从提问文本中理解用户的需求，主动地将具体的服务内容提供给用户，实现健康知识的学习、传播的服务型活动。

2.4.3　精准信息服务的特征

计算机系统作为精准信息服务的动力源，在服务过程中为用户提供高效便捷、丰富多样、优质权威且易读性较好的健康信息服务内容，促进用户多元化和多层次的健康信息需求得到满足，具体呈现以下特征。

2.4.3.1　智能化

提供精准信息服务的计算机系统是一个智能化信息服务产品。它依靠编程语言自动化完成原始数据的采集和加工、从标注文本数据中获得理解用户自然语言表达需求语义的能力，对多种来源的健康知识进行细粒度的知识网络表示并且实现基于语义的信息查询，最后从海量用户需求数据中学习基于语义的相似用户分类。精准信息服务的服务形式是实现人机交互学习，它可以替代人类完成复杂信息的收集、过滤、聚类及融合等任务。

2.4.3.2　个性化

为了满足用户的多元化、多层次的健康信息需求，精准信息服务还需要具备服务个性化的特点。精准信息服务需要由计算机实现针对当前提问用户的信息需求，在对用户自然语言进行充分理解之后，能根据每个用户的需求表达，智能化抽取需求相关特征实现个性化标记。计算机还要智能化匹配和该用户需求最相似的其他用户咨询记录，并将知识库中的相关诊疗知识推荐给当前用户。无论是智能化抽取还是智能化匹配都是针对当前用户个人的特征，从而更好地为当前用户主动推荐信息或知识。

2.4.3.3　专业化

健康知识和用户健康信息需求联系密切。众所周知，优质的健康知识内容具有专业性和权威性。用户对优质健康知识的掌握程度与用户具备的健康素养和健康管理能力有积极正向作用。由此可见，精准信息服务对用户的健康管理至关重要，所提供的信息服务产品权威且科学、专业，优质健康知识的专业化程度不断提高，因此更需要重视精准信息服务的专业性。

2.5 网络疑病症

2.5.1 概念起源与发展

2001 年，英国《独立报》发表了一篇"你是网络疑病症患者（cyberchondria）吗？"的文章，写道"新的障碍，网络疑病症，席卷互联网"，指出人们痴迷于在线研究自己的病症的现象，首次提出了"网络疑病症"（cyberchondria）。"cyberchondria"（网络疑病症）这个词源于"cyber"（网络）和"hypochondriasis"（疑病症），当时该词还未收录牛津英语词典。随着互联网的发展，信息媒介的负面影响逐渐被人们所关注，网络疑病症也开始逐渐进入大众视野。2003 年，Stone J 等人在概述精神病学和神经精神病学相关的互联网资源时谈及"cyberchondria"指其被用来形容"上网搜寻健康信息成瘾导致的健康焦虑"。2009 年，学者 White 和 Horvitz 等人开展了一项健康相关搜索经历的研究，提出网络疑病症是"由于在线健康信息搜索，对常见症状的无根据的担忧升级"，认为人们在上网浏览常见的、可能无害的症状时，倾向升级为寻找与常见症状相关的更严重、更罕见的症状，并认为这种升级与用户所浏览的医疗内容的排序、术语以及用户倾向于更严重的疾病解释有关。有学者提出上述类似的观点，认为网络疑病症是"通过在线健康搜索产生的过度健康焦虑"的一种现象，并认为网络疑病症可能很难停止，随着时间的推移其可能会成为一种习惯性反应。

2013 年，Starcevic 等人把网络疑病症进一步定义为"以减轻健康相关的痛苦或者焦虑为驱动，过度或重复在线搜索与健康相关的信息，结果反而恶化"，认为其是一种寻求安慰的行为。但与寻求人际安慰相比，互联网的安慰寻求并不总是能提供准确、可靠、非冲突性的信息，因此在网上获得的信息很可能会增加个体对健康的不确定性认知。同时还强调了网络疑病症有关强迫的特点，包括对身体问题的过度专注、反复耗时的强迫性搜索。此外还提到网络疑病症与消极情绪状态有关，通常表现为搜索后的高度焦虑或持续痛苦。

也有不少学者认为网络疑病症就是疑病症/健康焦虑的一部分，根据心身研究诊断标准（DCPR）的修订版，健康焦虑被定义为"对疾病的一般性担忧"，但网络疑病症却还包含一个特定的在线健康信息搜寻行为，到底是预先存在的焦虑导致的反复在线健康搜索，还是在线健康搜索引起焦虑的出现，因果关系不明，故此观点暂未得到共识。而网络疑病症在《精神障碍诊断与统计手册第五版（DSM-5）》中暂没有专门提到，但在对"疾病焦虑障碍"诊断特征的描述中被间接提及，提到"患者过度研究他们怀疑的疾病（例如，在互联网上）"。同样地，在拟议的国际疾病分类第十一次修订本（ICD-11）中，网络疑病症也没有被专门提及，但在对新的"疑病症"定义中，对"与严重疾病的关注或恐惧有关的信息寻求"被列为核心诊断特征之一。有学者对网络疑病症文献进行网络分析发现，网络疑病症是相对特定的，不同属于某种相关概念。因此，网络疑病症到底是一种独立的、新兴的精神紊乱诊断实体的"新疾病"，还是已确立的精神疾病中的一种表现，尚有待研究。目前比较公认的一种定义是"网络疑病症是指过度在线健康相关搜索的焦虑放大效应",认为其是一种跨诊断的情绪和行为模式;另一种定义是将网络疑病症认为是一种多维结构的综合征,包括重复和耗时的网络健康信息搜索,与健康信息搜索相关的负面情绪状态,伴随其他日常活动的中断,以及由于焦虑增加而咨询医生等特征。

2.5.2　内涵与辨析

2.5.2.1　网络疑病症的内涵

疑病症的内涵和范畴,有些学者认为其与某些概念存在重叠或"混淆",因此目前关于网络疑病症的定义暂未完全达成共识。一项系统综述报告称,在各种出版物中,网络强迫症的定义中最常提到的是"焦虑增加"(89.8%的文章),其次是"强迫性或重复性行为"(66.1%)。而所有的定义中共有的一种因素是在线健康信息搜索行为,无论其进一步的行为特征是如何(例如,过度、耗时、有问题、重复或强迫性);另一种因素则是这种在线健康信息搜索与一种消极情绪状态有关,如痛苦、焦虑或健康焦虑。

因此较为公认的第一种定义认为,网络疑病症是一种与健康焦虑相关的行为模式,它是一种与健康焦虑水平增加相关的重复和(或)过度的在线健康信息搜索。该定义强调了网络疑病症与健康焦虑的联系,并将其定义为一种过度和(或)重复的在线健康搜索的行为模式,这种行为模式又与健康焦虑或痛苦增加的情感模式有关。但该定义并未说明健康焦虑与在线健康信息搜索的因果关系方向,而实际上二者的因果关系的方向可能因人而异。有学者提出两个重要的关注点:①无论健康焦虑和在线健康信息搜索谁发生在前,网络疑病症中的在线健康相关搜索特定行为会导致比搜索之前更高的健康焦虑水平;②几乎所有网络疑病症患者均存在在线搜索时间过度的问题,且这种搜索是主动的,而不是被动地接触在线健康内容。

目前更多的学者更倾向将网络疑病症概念化为一种综合征。McElroy E 等人提出网络疑病症是一个"多维结构",以下几个部分:包括重复和耗时的网络健康信息搜索、与健康信息搜索相关的负面情绪状态和相应生理反应、伴随其他日常活动的中断,以及由于是否相信自己的医生、在线搜索结果的内心冲突、焦虑增加等,经历不需要的搜索和为了寻求安慰而咨询医生等特征,这个综合征结构也是网络疑病症严重度量表(the cyberchondria severity scale, CSS)的基础。目前大多数关于网络疑病症的研究都使用了这个量表,实际上是间接支持了网络疑病症是一种综合征的提法。Vismara M 等人认为网络疑病症包括以下几个组成部分:①过度在线健康搜索模式;②在线健康搜索模式是强迫性的、难以抗拒的和以寻求安慰为目的的;③在线健康信息搜索仅带来短暂的缓解,因为"焦虑或苦恼通常会恶化并在之后持续下去";④优先考虑在线健康相关搜索而使其他活动受到干扰,尽管有负面后果,该搜索仍会继续或升级;但尚不清楚以上所有成分是否都是必备条件,或者哪些成分可选,哪些成分更重要。这一定义实际上含蓄地提示网络疑病症是类似于障碍疾病或类似于诊断的状态。而另一项研究使用网络分析方法计算群集的中心性指数也支持网络疑病症作为综合征的概念,认为网络疑病症虽然与健康焦虑、疑病症、强迫症、网络成瘾症等关系密切,但却是一种相对特异的综合征样概念,由强迫冲动、痛苦抑郁、过度反复和安慰寻求四部分组成，且这四个部分对于网络疑病症的构成具有近似同等的重要性。因此，网络疑病症不应该等同于上述类似疾病，而应是相对独立的综合征实体。

过度反复：网络强迫症是一项耗时的活动，全神贯注地在网上搜索与健康相关的信息，很难减少搜索，甚至会失去对搜索的控制。而这种控制的受损，导致这种行为优先于其他兴趣和日常活动，且达到不顾负面后果继续或升级在线健康搜索的程度。而这种搜索，可能源于对是否患有严重疾病的怀疑和不确定驱动，以及安慰寻求的不满足。这与病理性网络使用（problematic internet use，PIU）类似，可能导致忽视承诺、与他人发生冲突、与医疗保健提供者的沟通和关系受损等。但他们的不同在于是否存在健康焦虑。另外，从某种意义上来说，网络疑病症存在消费性质，但目前对于在线健康相关搜索的频率或持续时间没有标准。

焦虑痛苦：网络疑病症与一种负面情绪状态有关，如痛苦、焦虑或健康焦虑。这种负面情绪可能在搜索前就存在，搜索的动机可能就是高度的焦虑状态，类似于一种焦虑障碍，如广泛性焦虑障碍或恐慌障碍。搜索健康信息可能会增加人们对自己的恐惧状况的痛苦和不确定性，难以过滤和获取明确的信息是与网络疑病症相关的一个关键焦虑放大因素。寻求健康保障感的人可能会花很多时间试图确定健康相关信息的有效性，而这一过程导致了反复在线搜索增加痛苦和焦虑的循环。也有研究指出，即使是健康焦虑水平较低的人，在网上搜索时也可能会感到焦虑增加。因此，这种负面情绪如健康焦虑与在线健康相关搜索的因果关系暂不明确。但无论健康焦虑和在线健康信息搜索谁发生在前，网络疑病症中的在线健康相关搜索特定行为会导致比搜索之前更高的健康焦虑水平。

强迫冲动：网络疑病症所含的在线健康相关搜索的部分动机是强迫性的，这种强迫性被定义为进行在线健康搜索的驱动力，可能会干扰和中断其他兴趣和日常活动，并导致与身体症状相关的焦虑，或者表现为行为成瘾，失去对在线搜索行为的控制，导致耗时过度的搜索。尽管有痛苦或健康焦虑的加剧和其他负面影响，在线健康信息寻求和寻求安慰行为却仍在继续。研究发现，网络疑病症的确与强迫症（obsessive-complusive disorder，OCD）症状之间存在中度相关，这种强迫性可能是由于害怕如果停止搜索就无法找到所需或重要的健康信息，以及由此产生的与健康有关的不确定性，寻求安慰得不到满足，对不确定性的无法忍受，同时信息超载、网络信息可信存疑等也可能发挥了作用。

安慰寻求：有学者认为在线健康相关搜索本质上就是一种寻求安慰的行为。人们由于对健康的焦虑以及对疾病的恐惧，不停地在线搜索相关健康信息，希望获得对疾病和症状的合理解释。然而，在浏览互联网寻找常见的或可能无害的症状时，却很有可能倾向于升级为搜索更严重和罕见的症状，导致搜索后焦虑增加，安慰寻求无法满足，从而引起更频繁和更长时间的，且可能不必要的搜索。有学者认为这种升级可能与信息呈现的方式有关，如排名、术语和用户对更严重的疾病解释的偏好有关。同时，在线健康信息往往是大体量、模棱两可的、不一致的，这可能导致人们搜索后的不确定性，内心感到迷茫与冲突，从而咨询医生的表现也随之增加，但有可能导致对医生咨询的满意度降低、医疗保健利用率增加。

当然，上述的定义与内涵均是依赖于对相关行为和现象的描述，未探讨潜在的精神病理变量和机制，仅从这些就判定网络疑病症是一种可诊断的疾病还为时过早，但网络疑病症有其自身特有的特征，不同属于其他疾病和诊断，因此目前将网络疑病症视为一种综合征样结构，独立于其他健康相关问题来研究是最合适的。

2.5.2.2　网络疑病症的辨析

网络疑病症是近年来伴随数据时代的新兴概念，目前在国际疾病分类第十一次修订本（ICD-11）、心身研究诊断标准（DCPR）、《精神障碍诊断与统计手册第五版（DSM-5）》中暂未专门提及网络疑病症。网络疑病症的表现确实与某些精神障碍的表现类似，因此它的含义也与某些疾病也存在混淆。网络疑病症的特点是重复的、强迫性的、耗时的，类似于强迫性障碍；同时还伴随健康焦虑的升级，类似焦虑障碍；而对是否患有严重疾病的怀疑，类似患有疑病症等。本研究对网络疑病症相关概念，如健康焦虑、强迫症、疑病症进行辨析，以更深层次地剖析相互关系。

1）健康焦虑与网络疑病症

健康焦虑（health anxiety）指的是由感知到的健康威胁引起的过度的、没有理由的恐惧。学者认为，健康焦虑是普遍存在的，类似一个连续体形式，健康焦虑谱的左端与健康促进行为和适当求医相关的轻度焦虑，右端是与不良健康行为、功能受损和持续痛苦不安相关的病理性焦虑。健康焦虑不是一个诊断类别，但它与诊断实体密切相关，如疑病症和疾病焦虑障碍。当对健康的关注、对生活质量和功能的负面影响满足特定的诊断标准时，就可以诊断为疑病症或疾病焦虑障碍。从某种意义上来说，网络疑病症所含的对疾病的担忧、焦虑和恐慌程度处于健康焦虑谱的右端，其会干扰到其他兴趣和日常活动，其引发、更强调来自于在线健康相关搜索，且导致焦虑升级并难以缓解。

2）疑病症与网络疑病症

在2000年版的《精神障碍诊断与统计手册（DSM-IV-TR）》中，疑病症被定义为"由于对无害和良性的身体症状的误解而对自己是否患有严重疾病产生恐惧或认为自己患有严重疾病的想法"，尽管有恰当的医学检查确定并无疾病，这种症状却仍然存在。过度的健康焦虑是疑病症的一个中心特征，该焦虑程度与病情的严重程度明显不相称，且这种困扰会导致明显的社会或工作等领域的功能损伤。而在2013年版的《精神障碍诊断与统计手册第五版（DSM-5）》里，疑病症不再单独列出，而是并入了疾病焦虑障碍和躯体症状障碍，在诊断标准里还提及这类障碍可能会导致与健康相关的异常行为，如反复检查自己的身体、不断就医或完全回避就医，且在诊断描述里间接提及"患者过度研究他们怀疑的疾病（例如，在互联网上）"。这样看来，网络疑病症与疑病症确实构念上有重要重叠，包括负面情绪状态、过度异常行为以及对功能的干扰，但并非所有具有网络疑病症行为表现的人都必然患有疑病症，反之亦然，因此不能等同。网络疑病症更强调与在线健康相关搜索的关系，侧重过度在线健康相关搜索和健康焦虑升级不断循环，由于与寻求人际安慰不同，互联网的安慰寻求并不总是能提供准确、可靠、非冲突性的信息，因此在网上获得的信息很可能会增加个体对健康的不确定性认知甚至担忧，这是网络疑病症独特的热证。

3）强迫症与网络疑病症

强迫是一种反复出现的、持续不断的想法、冲动，被体验感是侵入性的、不需要的，它是一种重复的行为或心理行为，一个人觉得自己被驱使着做出反应，或必须执行严格的规则来执行。在拟议的国际疾病分类第十一次修订本(ICD-11)分类中,疑病症被保留为官方诊断类别,被包括在强迫性障碍或相关疾病大类中。可以看出,强迫症与疑病症可能确实有许多重叠之处,包括对疾病的强迫性想法和强迫性行为,比如不断检查身体和寻求安慰,这些也是与网络疑病症的重叠之处:过度耗时的在线健康搜索、对疾病的不断担忧升级,尽管试图抑制这种冲动,但仍然继续搜索和担忧。在强迫症的构念下,重复在线搜索健康相关信息可能是一种安慰行为,旨在减少焦虑或不满足。然而,患有疑病症或网络疑病症的人倾向于把他们的症状视为真正的感知威胁,他们对疾病的想法和随之而来的寻求安慰的冲动基本上是合理的,而患有强迫症的人,他们的想法和冲动往往是毫无根据和意义的,是不合理的,表现也多种多样,如拔毛癖、囤积症障碍等。但有学者认为,网络疑病症与强迫症中的身体畸形障碍(body dysmorphic disorder, BSD)相似,并指出网络疑病症会进一步促进强迫症各种症状的发展和维持。

4) 网络成瘾与网络疑病症

网络成瘾被认为是一种上网强迫症,不同于正常的网络使用者,网络成瘾者会对网络形成强烈的依赖,最终导致个体心理及社会功能的受损。其作为一种"非物质成瘾",特征是无法控制互联网使用,表现为个体严重依赖网络并难以自拔的精神行为障碍,目前在拟议的国际疾病分类第十一次修订本(ICD-11)中有关于"成瘾行为所致障碍"的分类,但对于网络成瘾来说,目前针对赌博障碍(线上为主)、游戏障碍(线上为主)进行了具体定义。而网络疑病症因其含有强迫上网健康相关搜索的特征而与网络成瘾类似,但其主要是关注健康问题。虽然也有学者认为,网络疑病症的人过度使用互联网有其他目的。网络疑病症和网络成瘾确实存在相关性,但前者强调更多的还是对疾病的担忧,且由于网络的使用,这种担忧因过度担心健康问题而不断升级。

综上所述,我们可以看出网络疑病症的概念内涵虽然与健康焦虑、疑病症、强迫症、网络成瘾有重叠,但它却具有自身特有的特质和侧重点。学者认为,网络疑病症可能是一个跨诊断综合征,它与其他类似概念既有重叠也有差异,提出网络疑病症更合适被认为是一种独立的综合实体。

2.6 理论基础

2.6.1 信息需求层次理论

泰勒(Taylor)认为信息需求存在由低到高变化的四个层次。首先最低层次的信息需求虽然真实存在,但是没有被意识到,难以用语言表达出来,需求表现最为模糊。然后在较低层次,信息需求反映在用户头脑中,可以被用户意识到。尽管这种层次的信息需求在表达上可能会出现模糊不清、杂乱无章的情况,但可以被用户用语言描述出来。信息服务工作人员在与该用户进行交谈过程中,可以观察到用户对信息问题关注的重点。随着信息需求层次的升高,在正式的信息需求层次,用户可以有效合理地陈述其信息问题。在这种情况下,具体的术语将会被询问者用来描述他们的问题。最后一个层次是用户提交给信息系统的妥协的信息需求。用户可以调整提交给信息系统的问题以便从信息系统中获取与需求相匹配的答案信息。学者科亨(Kochen)根据认识性状态将用户信息需求进行了信息需求的客观状态、认识状态和表达状态三个层次的划分,该理论被许多学者引用。信息需求的客观状态由多种客观因素决定,如用户的职业、所处的社会环境和用户具备的知识结构等,这些客观状态的信息需求不以用户的主观意志为转移。信息需求的认识状态则是指由于认识主体受主客观条件限制,用户可能并不能对信息需求有全面的认识,可能只认识其中的一部分或者全然没有意识到。信息需求的表达状态指用户的需求通过其信息活动,特别是与信息服务系统的交往和互动得以表达。在此基础上,学者李枫林阐述了各层次下隐性信息需求的显性化转换过程,如图2-2所示。处于客观状态层次的信息需求以潜在信息需求的形式客观存在,尚未被用户意识到。在认识状态层次上,用户有意识地对头脑中的信息需求进行描述,但只有部分需求表达出来,转化为表达层次上的需求,而未转化的信息需求以潜在信息需求的形式存在。这主要是因为用户没有表达途径或难以表达。

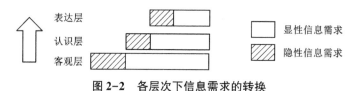

图2-2　各层次下信息需求的转换

2.6.2　信息服务模式理论

信息服务是指以用户的信息需求为导向、以信息服务提供者为纽带、以信息服务内容为基础、以信息服务策略为保障的信息活动。信息服务有广义和狭义两种定义。狭义上主要指信息服务者提供服务,即信息服务主体根据用户的特定需求,利用计算机、互联网等先进技术,向信息用户提供经过加工的信息产品的活动。广义上主要指包括信息产生、收集、传输、转换、组织、利用等信息活动的整个流程。

信息服务的基本模式是指对服务中的四个组成要素的描述和要素之间关系的描述。其组成要素包括用户、服务者、服务内容和服务策略,这些要素在不同的活动中,它们之间的相互作用的关系有所不同。不同信息服务模式之间的区别主要在于要素之间的关系。当前研究中较为基本的信息服务模式有以下三种。

2.6.2.1　传递模式

传递模式是最简单的一种服务模式,该模式开始于信息服务内容,整个服务过程围绕信息服务产品(图2-3)。信息服务提供者将文献等资源进行加工,形成信息服务产品,并将该产品通过某种服务策略的形式提供给用户使用。在这种模式中,信息服务者使得原有的信息得到增值,信息服务过程中占据主导地位的是信息服务产品。传递模式有三种典型类型,根据信息交流发展而来的"米哈依洛夫模式"、根据信息加工传递发展而来的"兰卡斯特模式"和根据知识状态变化发展而来的"维克利模式"等。

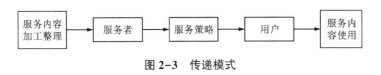

图 2-3　传递模式

2.6.2.2　使用模式

使用模式源于信息用户的信息需求，在信息服务过程中以用户使用信息为中心（图 2-4）。信息服务提供者获取用户的信息需求，以某种服务策略给用户提供信息服务产品，以达到满足用户信息需求的目的。这一过程源于用户对信息的需求，终于用户满足信息需求。这一模式中，用户对信息的需求占主导地位，整个信息服务的出发点和归宿都是用户的信息需求，是用户的信息使用满足信息需求的重要保障。

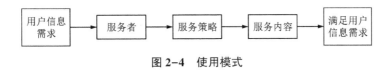

图 2-4　使用模式

2.6.2.3　问题解决模式

问题解决模式源于信息用户当前需要解决的问题，在信息服务过程中以用户解决问题为中心（图 2-5）。该模式假设前提是信息用户当前正面临待解决的实际问题，向服务者寻求信息。模型以用户待解决的问题为中心，服务者针对信息用户的问题对信息和信息产品进行有针对性的加工生产，然后通过适当的服务策略将服务内容作为信息服务产品提供给信息用户，帮助用户解决问题。这一模式坚持以用户为导向，以问题为中心。

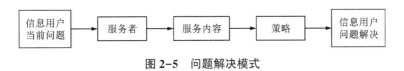

图 2-5　问题解决模式

在实际的信息服务过程中，这三种基本信息服务模式会因具体环境不同而产生不同的关系。如果假设四种信息服务要素中的某一种要素无须考虑，只分析其他三种要素，则可以形成四种信息服务模式。"交互-增值"模式、"平台-自助"模式、"用户-吸引"模式、"内容-承包"模式。随着互联网的不断普及，各类技术不断融入网络健康信息服务活动中，健康信息服务更加专注于用户个性化服务、交互式服务等服务能力。

随着网络健康信息资源规模的急剧增长和人们对网络健康信息的需求日益复杂，网络健康信息的组织方式也日益复杂，传统的健康信息服务模式不能完全适应当前的互联网环境。由于网络健康信息服务的及时性、高可用性，用户可获得健康信息越来越多，多层次的健康信息需求不断被挖掘，用户对健康信息需求的复杂性促使网络健康信息服务模式变得愈加复杂。各类新兴技术也是促进健康信息服务不断改革创新的重要因素。传统的健康信息服务模式也需要优化创新，以更好地为网络健康信息服务提供指导。

2.6.3　知识元理论

知识元的概念来自于知识管理研究领域。知识元是一个能够完备表达知识、支持检索和利用的最小知识单元，它能够准确地表达一个完整的事实、原理、方法、技巧等内容，突破了知识型文档层面的限制，对知识型文档内的知识进行更细粒度的揭示。各类型知识元之间可能存在多种语义关系，通过语义连接，形成庞大的知识网络，增加知识的价值甚至创造新知识 ADDIN。知识元能对复杂且动态变化的知识进行细粒度可视化的完整揭示，而基于本体的知识描述仅适用于概念间关系固定且结构不复杂的知识。

知识元的特性主要有：①知识元是显性知识的最小知识管理单位。显性知识通常以文字、数字形式表达，容易共享和交流，再经编辑整理为知识。显性知识需要记录在一定的载体上。目前，人们对知识的管理主要在文献层次，文献中包含的知识元没有被得到有效的揭示。②知识元能逻辑完整地表达事实或者常识。即一个知识元能够表达完整事实，在逻辑上是完整的。③知识元是有一定结构的。它可以由多种知识表达方式进行表达。④知识元的种类、数量比较多，可以通过语义连接在一起，使知识增加价值，甚至创造新的知识。知识元的目的在于通过各类型知识元节点的相关联系和链接预测，来解释各种可能的知识元之间的关联，从而创造新的知识。⑤可以通过数据库技术、机器学习方法对知识元进行存储和利用。

目前研究如何应用数据挖掘、人工智能等技术实现文档中的知识元抽取、知识元关联问题是知识管理研究领域的热点问题。语义描述模型是对知识元内部知识描述和外部知识描述的抽象表示。考虑到知识类型不同，其描述粗细程度亦不相同，因此存在不同的语义描述模型可用来描述知识元。目前主流的知识元语义描述模型有基于词袋的知识元描述模型、基于句袋的知识元描述模型、属性槽描述模型和三元组模型这 4 种。

词袋模型将文本内容看成一个词袋，词袋内部是由多个用来描述该文本内容的特征词组成。基于词袋模型的知识元描述是将知识元转化为由特征词所组成的词语集合。这些特征词抽象表达了知识元内容的不同维度、知识结构的多面性。

句袋模型则是由多个句子构成的集合表示文本内容。基于句袋模型的知识元描述模型将以句子为单位描述知识元内容，知识元通过聚合句子实现对知识内容的完整揭示。

属性槽模型将知识元的内容表示成一种由若干个属性组成的结构化语义单元。一般属性可由知识元的类型决定。

三元组模型主要采用"主语 S–谓语 P–宾语 O"形式的三元组 SPO 模型来表示知识元内容。该模型将知识元视为 N 个（$N \geqslant 1$，N 为正整数）存在一定逻辑关系的语义三元组的组合。

2.6.4　公众健康信息查询的场景层次模型

在信息搜寻过程中，同样的信息内容对于不同的用户或者同一用户在不同时间搜寻可能产生的服务效果不相同。用户的健康信息需求具有多维度的特征。为了让信息服务系统满足不同用户的健康信息需求，学者 Zhang 基于社交问答网站上发布的健康问题数据提出了一个公众健康信息搜索的背景层次模型。该模型由5层组成：人口统计、认知、情感、情境、社会与环境，如图2-6所示。人口统计层包含关注人的社会人口统计因素，如年龄、性别等；认知层主要由用户当前的搜索任务(感兴趣的主题和目标信息)和用户表达其需求的认知能力等相关因素组成；情感层包含用户搜索信息背后的情感动机；情境层包含用户目前的健康状况及用户所处的病情发展阶段；社会环境层包含用户的社会角色、社会规范和各种信息获取渠道。

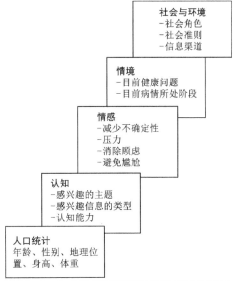

图 2-6　公众健康信息查询的场景层次模型

2.6.5　BERT 预训练语言模型

　　基于深度学习的文本表示已经成为自然语言理解研究领域的主流方式。特别是以 BERT 为代表的大型预训练模型。它将特征提取和模型训练合二为一。双向编码表示转换器(bidirectional encoder representations from transformers，BERT)模型作为预训练语言模型，能够有效地从上下文中捕获当前字符号的表示。基于 BERT 模型得到的词向量表示可以继续进行下游任务的训练。BERT 模型(图2-7)也是自然语言理解研究领域中的一种预训练模型。预训练模型得到的词向量表示继续在下游任务如文本分类、情感分析中进行训练和学习，经过模型微调，提升下游任务等的表现性能。

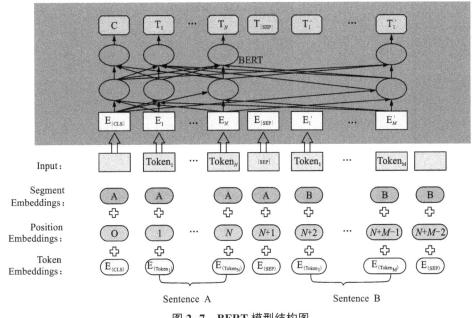

图 2-7　BERT 模型结构图

BERT 模型的结构如图 2-7 所示。模型中的句子 A 和句子 B 作为模型的输入数据，以字为单位进行字表示。该模型将原始文本数据表示为由词嵌入、位置信息和句子分块表示信息构成的模型输入向量。模型内部可由 12 层或者 24 层的双向 Transformer 模型结构组成。模型经过大量无标签数据训练之后可以输出字级别或者句子级别的向量表示高级语义信息，再以微调模型训练方式将 BERT 模型接入新的下游训练任务。BERT 模型采用遮蔽语言模型（mask language model，MLM）和下一句预测模型（next sentence prediction，NSP）任务对模型进行预训练。其中 MLM 是指以完形填空的方式让模型预测被掩盖的字。下一句预测模型任务是通过判定两个句子是否具有依赖关系达到模型理解两个句子语义特征的目的。已有研究表明，BERT 能够很好地提升下游任务的学习性能。

2.6.6 精细加工可能性模型

精细加工可能性模型（elaboration likelihood model，ELM）是一种说服理论，又称双路径理论，是用户信息处理中最有影响的理论模型，最早是在心理学领域开发的。该理论假设读者倾向于根据文本的论据或通过外部线索（例如，出版物的类型）来判断文本的可信度。细化是一个人批判性地检查一条消息中所包含的论点的程度。换句话说是对论点进行批判性评估的可能性。当个人有动力和能力对所检查的信息进行批判性思考时，"精心设计的可能性"就会增加。

在说服方面，有两条路径：一条中心路径和一条外围路径。中心路径用于通过评估通信中内容的声明来确定信息的可信度，从而从逻辑上评估信息。这是仔细考虑为支持索赔而提供的信息实质的结果。读者应做出实质性的认知努力，以评估信息中的论点。关于外围路径，人们依靠认知线索来确定信息源的可信度。外围路径是依靠简单提示或启发式方法（例如，信息源的吸引力）而不是通过全面审查所提供信息的实质的结果（见图 2-8）。

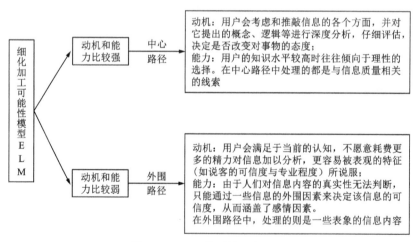

图 2-8　ELM 模型的信息处理

当与说服情况相关的因素增加了阐述的可能性时，就会出现第一种类型的说服，即中心路径；当与说服情况相关的因素使阐述的可能性减弱时，第二种说服方法即外围路径就出现了。批判性思维主要取决于两个主要因素：动机和能力。如果我们有很高的动力或能力，我们将使用中心路径；如果我们缺乏动力或能力，我们将使用外围路径。只有那些具有很高动力或能力的人才能验证内容，因为这需要大量的精力。在评估在线信息时，外围路径成为评估可信度的默认路径。两条不同路径所产生的说服力对我们的生活产生不同的影响。在一些累积的文学作品中，第一种说服力（中心路径）似乎持续时间更长，并且可能比第二种说服力（外围路径）对我们的行为产生更大的影响（见图 2-9）。

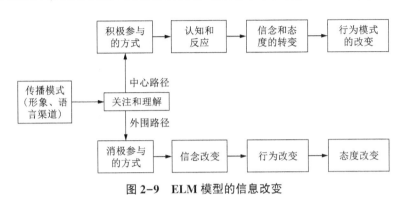

图 2-9　ELM 模型的信息改变

ELM 理论在在线健康信息质量评价领域同样适用。与专家的评价相比，用户对在线健康信息的评价很大程度上依赖于外围线索，并受到各种情境因素（如个人信仰和信息需求）的影响。目前，主要基于专家看法的质量评估清单已经无法有效地满足用户需求，在设计旨在促进在线搜索质量评估的干预措施时，需要考虑用户行为。

2.6.7　用户感知理论

用户感知理论最早起源于营销学领域。用户感知是指用户通过感官和思想等感知服务行业服务的过程，在服务情境中经营者与用户面对面互动接触的过程，即用户与服务提供系统间的交互，用户感知的效果会影响用户满意度和用户对服务质量的评价。本研究把用户感知与移动社交媒体健康信息质量相结合，将其定义为用户对移动社交媒体中健康信息质量最直接、最真实的期望和衡量判断，以此来反映移动社交媒体健康信息质量应该达到的标准和应采取的评价指标。

目前用户感知理论在网络健康信息质量评价领域得到了较为广泛的应用，越来越多的研究者开始重视用户感知质量的评价，在信息质量评价过程中明确了信息用户的主体地位。奚道佳从用户视角调查用户对指标的重要性感知数据，构建移动社交媒体健康信息质量评价体系。邓胜利等人也从用户视角探索了网络健康信息质量评价指标和评价标准框架。在《网络环境中基于用户视角的信息质量评价研究》一书中，国内学者刘冰从逐步满足用户需求和期望的过程，以及用户在这个过程中对信息价值的认知和判断的加深，对信息质量的概念进行了定义和解读，并指出，信息质量的决定因素包括信息产品与信息系统的客观属性、用户交互期望与主观体验感知。毕强肯定了刘冰的这一研究思路，认为其突破了过去研究中以数据和产品为中心的局限，凸显了用户视角的重要性和用户在信息质量评价中的主体地位，信息使用价值和社会价值的结合，是信息质量研究视角的重要转折与突破。

通过上述文献研究表明，用户感知理论在网络健康信息质量研究中具有较好的指导意义，由于医疗信息、疾病诊治信息的质量更加敏感、更须谨慎，基于用户感知理论从用户视角出发进行用户感受和看法的调查研究更具必要性。

2.6.8　科学评价理论

评价活动产生于人类社会发展过程中，是人类自身原始本能的判断与选择。随着科学技术的快速发展，最终形成了较为系统的、独立的、科学的评价活动。从广义上讲，科学评价是指用科学的方法对所有对象进行评价，是支持科学管理和决策的重要而有效的工具和方法。评价形式随着研究的发展逐步从定性评价向定量评价转变，最终转变为定性评价与定量评价相结合的综合评价。

综合评价(comprehen sive evaluation，CE)又称之为多指标综合评价或系统综合评价，是指对多属性架构所描述的对象系统进行全局的、整体的评价，即根据给定条件，采用一定的方法为每个评价对象合理分配一个评价值，然后选择最佳或进行相应的排名。由于影响评价有效性的相关因素很多，而且综合评价的对象系统也常常是社会、经济、科技、教育、环境和管理等领域的一些复杂系统，因此，S. L Riedel 指出，综合评价是一件极为复杂的事情。综合评价的主要目的是系统地揭示被评价对象系统的状态和发展规律，为科学民主决策提供信息。其结果直接影响决策的正确性。

综合评价有其规定的基本步骤以保证评价结果的科学性，在完成一次综合评价的过程中，需要围绕确定评价指标体系、确定评价尺度、评价指标的处理、确定各评价指标的权重系数和评价方法的选择五个方面的基本问题来展开，如图 2-10 所示。目前确定权重系数的方法主要有两种：主观加权法和客观加权法。主观加权法，如专家打分法，在应用过程中难免夹杂个人主观因素的影响；客观加权法以评价样本实证调研数据为基础，但往往

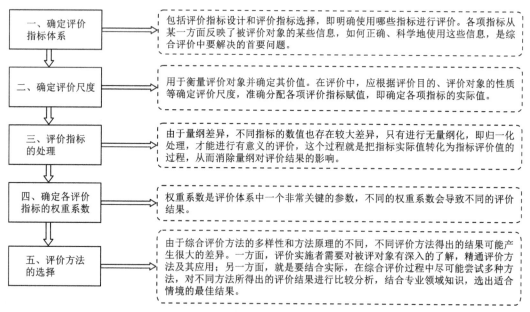

图 2-10　综合评价的基本步骤

忽略了指标的重要性，且实证对象发生变化时指标权重值会随着时间的推移而发生变化，不具有稳定性和普适性。因此，将两种方法有机地结合起来，即进行组合加权，是当前有关专家学者提出的一种可互为补充和互为优势的有效赋权方法，可更加客观、真实地反映各指标相对于被评价对象的相对重要性。关于评价方法的选择，重点强调评价实施者需要深入了解被评对象，且对各种评价方法及其应用非常精通熟练；同时，须结合实际，尽可能尝试多种方法，对所得出的评价结果进行比较分析，结合专业领域知识，选出适合情境的最佳结果。

2.7 精准信息服务理论框架

本研究借鉴信息服务问题解决模式理论和信息需求层次理论，提出精准信息服务理论框架，如图 2-11 所示。

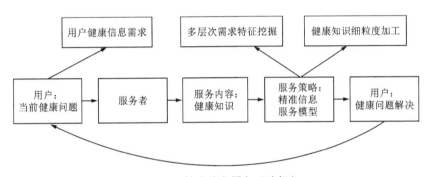

图 2-11 精准信息服务理论框架

该理论框架描述了以问题解决为中心的精准信息服务过程，即用户当前有待解决的健康问题并且以自然语言的方式表达，计算机系统能理解自然语言，准确识别该问题并向用户提供相关知识服务。模型假设用户当前有待解决的健康问题。为了解决健康问题，用户产生了健康信息需求。健康知识服务者围绕着健康问题对健康知识内容进行生产和加工，精准信息服务模型将用户的健康信息需求进行多层次特征挖掘，并且对健康知识内容进行细粒度加工，实现不同层次特征与不同粒度知识内容的匹配并呈现给当前用户，帮助用户解决健康问题。

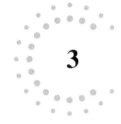

3

我国网络健康信息资源质量研究

随着社会的发展和经济的繁荣，我国公民健康问题备受关注，健康信息需求急剧增长。近年来，互联网技术的飞速发展，我国已经形成了世界上规模最大、最具活力的数字化互联社会。互联网成为人们搜寻健康信息、了解健康问题的常用工具。据第 49 次《中国互联网络发展状况统计报告》，截至 2021 年年底，我国网民规模达 10.32 亿人，较去年同期增加 4296 万人，互联网普及率高达 73.0%，超过 10 亿用户接入互联网。但互联网开放、自由、多元、快速、高效、互动、用户众多、信息量大、难于监管等特点，导致网络健康信息良莠不齐、庞杂无序，网络健康信息服务生态乱象丛生。然而健康信息不同于其他信息，其专业性极强，且与人们健康、生命息息相关。目前，我国的主流健康信息服务网站多为商业性网站，政府和医疗机构介入较少，导致网络健康信息发布缺乏权威性，信息服务不精准、监管不到位。同时，健康信息服务网站信息评估机制尚不健全，网络立法尚不完善，难以满足规范网络发展、打击网络犯罪的现实需求。魏则西事件、蒲田系事件等网络健康信息乱象表明，我国网络健康信息服务问题突出，网络健康信息服务生态环境亟待治理。

因此，本章采用文献调研法从多个维度对网络健康信息质量开展研究，探讨了不同群体网络健康信息质量评价差异、网络健康信息质量评估影响因素、网络健康信息质量的维度、不同疾病的网络健康信息质量评估、网络健康信息质量评估标准与指标、网络健康信息质量评估工具等内容。继而，本章结合用户和专家双视角构建移动社交媒体信息质量评价指标体系，运用主观和客观相结合的方法为评价指标体系赋权。然后，采用构建的健康信息质量评价体系，以健康类微信公众号为例，开展了移动社交媒体健康信息质量评价实证研究，并基于实证研究发现的问题，提出了相对应的策略。

3.1 网络健康信息质量国内外研究现状

3.1.1 网络健康信息质量研究

不同群体网络健康信息质量评价差异研究。具有评估健康信息质量的关键能力是个人健康素养的重要组成部分，根据低质量的健康信息（例如，不准确、不完整或有偏见的信息）做出决策可能会导致有害后果，例如，延误治疗或极度焦虑，从而增加消费者的脆弱性。尽管如此，评估信息质量对于在线医疗用户来说仍然是一项重大挑战。例如，一些用户不确定他们所遇到的信息的准确性、完整性和有效性。有些人无法区分科学事实、经验因素和个人观点；其他人则遭受信息超载的困扰，因此缺乏评估信息的信心和能力。研究发现，与医疗保健提供者或信息专业人员相比，普通用户倾向于对来自传统健康网站和社交媒体网站的健康信息给予更高的质量评级。

网络健康信息质量评估影响因素研究。相关研究和综述表明，用户的质量评估受与来源和内容相关的因素的影响。与来源相关的因素是网站设计（例如，布局、视觉设计和交互功能）、加载速度以及所有者或赞助者的权限。与内容相关的因素包括作者的权限、内容的可读性、内容的组织、证据和引文的使用及广告的外观。此外，许多个人的特征作为影响因素，包括人口统计资料（例如，年龄、性别和受教育程度）、感知的健康状况、有关内容的知识、健康信念，以及健康素养水平对网络健康信息质量评估均有影响。

网络健康信息质量的维度。在现有文献中，质量的定义和评估常常不同。Gryna F 将质量定义为"使用适合性"，Rieh 将质量评估为用户认为信息有用、良好、最新和准确的程度。Bates 等人根据其可信赖性、真实性、可读性和完整性来衡量健康信息的质量。Benotsch 等人从五个方面对健康网站的质量进行了评估：准确性、详细程度、可信赖性、相关性和有用性。Eastin 从三个方面对健康信息的可信度进行了评估：准确性、可信度和真实性。以上研究表明，在线健康信息质量的测量缺乏一致性，这也表明用户对在线健康信息质量意味着多少缺乏清晰的概念性理解。

不同疾病的网络健康信息质量评估。厉锦巧等人对在百度、360、搜狗三大搜索引擎检索含冠心病健康信息的网站，用 DISCERN 工具评估纳入网站的冠心病信息的质量，用患者教育材料评估工具评估信息的可理解性和可实施性，发现冠心病相关网站健康信息质量等级为中等水平，但信息的可理解性和可实施性较低。钟乐等人针对注意缺陷多动障碍的中文网站健康信息，用健康信息评估工具 DISCERN 和参照我国《儿童注意缺陷多动障碍防治指南》对信息内容的完整性和准确性进行评估，发现互联网上关于注意缺陷多动障碍的中文健康信息质量不佳，非营利性组织的网站信息质量最好，教育机构和医疗机构网站信息质量最差。

3.1.2　网络健康信息质量评估标准与指标研究

Yalin Sun 等人对在线健康信息质量评估的相关标准和指标进行了系统综述研究，全面总结分析了自 2002 年以来用户用来评估在线健康信息质量的标准（反映价值和价值观念的规则）以及他们所使用的指标（应用标准所依据的信息对象的属性）用于支持评估，以便更好地了解信息质量评估过程；同时深入探讨了评估标准和指标之间的区别和关系，从而为用户健康信息系统的设计者提供明确的指导原则。从分析结果分析来看，在被纳入的 37 篇实证研究中共有 25 条标准，超过 50% 被采用的标准依次是可信赖性（31 篇）、专业知识（31 篇）和客观性（30 篇）、透明度（21 篇）、受欢迎程度（19 篇）和可理解性（18 篇）。

用户评估在线健康信息质量的指标主要涉及来源、内容和设计三个方面。与在线健康信息来源相关频率最高的指标是网站所有者/赞助商,有信誉良好的组织、教育和学术机构及医学专家和卫生机构网站被认为更值得信赖,并提供更高水平的专业知识。第二个最常报道的指标是披露,披露其动机的网站受到高度评价,而缺乏明确的目的和动机声明会损害信任。报道次数最多的第三项指标是其他系统或用户的建议。搜索引擎中的高排名和大量访客或追随者被视为网站受欢迎程度高和质量高的指标。此外,由受信任的网站或受信任的其他人(例如,医疗保健提供者、家人和朋友)所链接或推荐的站点被认为是值得信任的。

与在线健康信息内容相关的频率最高的指标是关于来源之间的共识,用户信任出现在多种资源中的内容,这些资源包括在线资源、其他媒体资源(例如,报纸、电视、书籍和学术期刊)或医疗保健专业人员。与写作和语言相关的因素是第二频繁报道的内容指标,用户希望高质量的信息在拼写和语法上没有错误,使用简单的语言并且布局清晰。报道次数第三频繁的指标是广告。用户期望优质的网站既不依赖广告,也不寻求获利。因此,带有广告的网站被认为不太客观,无论是通过商业链接、广告标语、弹出式窗口,或其他格式。

与在线健康信息设计相关的频率最高的指标与界面设计有关,主要是视觉因素,包括网站的整体外观,其中包含的图形和字体大小。交互设计功能[包括链接、交互功能和其他交互功能(例如,加载时间和登录要求)]是第二个高频的质量指标。具有强大搜索功能(例如,易于查找和多样化的搜索入口)、提供有用的工具(例如,自我管理工具)及呈现流畅的用户系统互动(例如,提供指向其他相关资源的链接且没有弹出式窗口)的网站被认为是高质量。与导航有关的指标,例如,导航辅助工具和站点地图,是第三经常提到的质量指标。

3.1.3 网络健康信息质量评估工具研究

国外学者开发了一些医学领域通用的成熟网络健康信息质量评估工具。

对于内容质量,网络健康信息的相关性、及时性和可信度三个指标使用率最高的四种评价工具为 DISCERN、HONcode、JAMA 和 LIDA。DISCERN 用来评估网络健康信息的可靠性,是由 16 个问题组成的问卷,更侧重于对疾病相关内容的完整性和全面性进行测量。HONCode 是适用于医学和健康网站的行为准则,旨在解决网络上健康护理信息的可靠性和可信度。JAMA 是纸质和网络健康信息的评价工具,主要由作者、属性、信息披露、及时性等核心准则组成。LIDA 有 41 个问题,包括易获得性、易用性和易读性等指标。以上四种评价工具的测量指标有许多重叠之处,且大多集中于对网站内容的评价。

对于易读性,最常用的三种评价工具是 FRES、FKGL 和 SMOG。FRES (Flesch Reading Ease Score)由 Flesch 提出,通过公式计算对文本的可理解水平进行测量。FKGL (Flesch-Kincaid Grade Level) 是 Kincaid 等人 1975 年提出的,主要测量字符长度和句子长度,与FRES 算法类似,但对各指标赋予了不同的权重。SMOG (Simple Measure of Gobbledygook)由 Hedman 提出,通过测量理解一段文本所需要的时间来对易读性进行评价。学者们还利用其他工具作为质量评价的补充。如 Alexa 和 Google Page Rank 是网页排名查询工具,Grohol 等人使用 ADWCC (Adapted Depression Website Content Checklist)用来测量网络上抑郁症信息的质量,又如 ELF、MIDAS 和 CIRF scales 用来测量药物的详细信息。对于健康网站设计质量的评价,广泛使用的工具除了 HONcode 中对数据和隐私保护的测量和 LIDA 中对易用性的测量，DISCERN 和 JAMA 并未涉及网站设计方面的指标。Spencer 和 Sheridan 还利用 SORT（Strength of Recommendation Taxonomy）对易用性进行测量。

国内也有部分学者进行了网络健康信息质量评价体系研究。吕亚兰等人运用文献分析和专家咨询法建立了以用户为评价主体的公众网络健康信息可信度评价指标体系，主要涉及合理性、公开性、时效性、信息来源、可理解性等指标；魏萌萌构建了糖尿病网站健康信息质量评估指标体系，包括导航、页面设计、点击量、编辑权威性、准确性、全面性等具体指标。尽管研究者使用了多种工具对网络健康信息质量进行评价，但有研究表明，只有少数评价工具被用于多个研究中，同时发现很多评价工具是基于专家建立起来的，跟信息用户需求不完全匹配，运用评价工具进行评价产生的结果与现实存在差异，评价工具的有效性值得商榷。

3.2 网络健康信息质量实证调查分析——以健康类微信公众号为例

本章以微信公众号为例，基于前文构建的移动社交媒体健康信息质量评价体系，通过微信公众号健康信息完整案例的数据采集对实际的移动社交媒体健康信息数据实施评价，通过抽样评价微信公众号健康信息质量，对我国移动社交媒体健康信息质量现状及相关因素的影响进行深入研究，为推动和促进我国移动社交媒体健康信息质量良性发展提供理论和方法支持。微信公众号健康信息质量评分表见附录 E。

纳入实证研究的样本包含 498 个微信公众号和其包含的共 996 篇推文，抽样的微信公众号分为"养生""医院""心理""医疗"四个健康子主题，可归属于个体、企业、事业单位、政府机关四种主体类型。

3.2.1 微信公众号健康信息质量现状分析

评价体系的 19 个二级指标中，一级指标 Interactivity 互动性包含 3 个二级指标，相对于评价目标的权重为 0.182；一级指标 Reliability 账号主体可靠性包含 4 个二级指标，相对于评价目标的权重为 0.228；一级指标 Content credibility 内容可信度包含 4 个二级指标，相对于评价目标的权重为 0.206；一级指标 Content Value 内容价值包含 8 个二级指标，相对于评价目标的权重为 0.383。

将归一化至[0，1]的二级指标观测值乘以二级指标对一级指标的组合权重作为一级指标的得分，再计算一级指标加权和，得到微信公众号健康信息质量总体得分，所有最终得分都归一化至百分制以供直观显示得分情况。

3.2.1.1 账号主体的交互性

在微信公众号健康信息质量互动性评价中：

针对指标 I1：为用户提供咨询或留言功能，有 32.5%（162 个）的公众号平台没有相关功能，有 67.5%（336 个）的公众号平台提供了相关服务。

针对指标 I2：账号主体与用户互动频繁，积极提供回复，观测值为同一个公众号中抽样两篇推文的评分之和。有 64%（319 个）的公众号主体未与用户进行任何互动，互动最为频繁的公众号主体仅占9%(45个)。

针对指标I3：平台有个性化推荐信息服务，有52.0%(259个)的公众号平台未提供个性化推荐信息服务，有此功能的公众号平台占48%(239个)。

各二级指标评分均值、标准差、最小值及最大值见表3-1。

表3-1 微信公众号健康信息质量交互性评分的基本情况

二级指标	评分为0的样本数及占比/(个/%)	均值	标准差	最小值	最大值
I1 为用户提供咨询或留言功能	162(32.5)	25.17	17.49	0	37.3
I2 账号主体与用户互动频繁，积极提供回复	319(64)	7.85	12.29	0	37.3
I3 平台有个性化推荐信息服务	259(52.0)	12.19	12.7	0	25.4

3.2.1.2 账号主体的可靠性

在微信公众号健康信息质量可靠性评价中：

针对指标R1：账号主体是否经过第三方认证，有31.9%(159个)的账号未经过第三方认证，经过认证的账号占68.1%(339个)。

针对指标R2：账号主体基本资料透明(法人信息、所属机构、联系方式)，其中，无信息的账号主体占16.6%(83个)，公开一项信息的账号主体占42.36%(211个)，公开两项信息的账号主体占25.3%(126个)，公开三项及以上的占15.66(78个)。

针对指标R3：账号主体所属机构是否从事医疗健康相关行业，其中，不相关的账号主体占27.3%(136个)，比较相关的账号主体占27.71%(138个)，非常相关的账号主体占44.98%(224个)。

针对指标R4：账号主体是否宣称其目标与健康促进相关，其中，不相关的账号主体占15.46%(77个)，比较相关的账号主体占38.35%(191个)，非常相关的账号主体占46.18%(230个)。

各二级指标评分均值、标准差、最小值及最大值见表3-2。

表3-2 微信公众号健康信息质量可靠性评分的基本情况

二级指标	评分为0的样本数及占比/(个/%)	均值	标准差	最小值	最大值
R1 账号主体是否经过第三方认证	159(31.9)	23.44	16.07	0	34.44
R2 账号主体基本资料透明(法人信息、所属机构、联系方式)	83(16.6)	11.71	7.89	0	25.11
R3 账号主体所属机构是否从事医疗健康相关行业	136(27.3)	14.77	10.45	0	25.11
R4 账号主体是否宣称其目标与健康促进相关	77(15.46)	10.01	5.54	0	15.33

3.2.1.3　健康信息内容可信度

在微信公众号健康信息质量内容可信度评价中：

针对指标C1：信息内容描述是否具有客观性，观测值为同一个公众号中抽样两篇推文的评分之和。其中，信息内容描述不客观的健康信息内容占1%（5个），信息内容描述全部符合客观性的健康信息内容占37.1%（185个）。

针对指标C2：作者信息透明度，公开作者名字、所属单位、资历（职称或工作年限），观测值为同一个公众号中抽样两篇推文的评分之和。其中，未公开作者信息的移动社交媒体占60.64%（302个），公开了作者全部信息的移动社交媒体占3.21%（16个）。

针对指标C3：编辑和审核者公开，观测值为同一个公众号中抽样两篇推文的评分之和。其中，未公开编辑和审核者的移动社交媒体占69.28%（345个），公开了编辑和审核者两项的移动社交媒体占9.84%（49个）。

针对指标C4：参考来源公开，参考来源权威且合法，观测值为同一个公众号中抽样两篇推文的评分之和。其中，未公开参考来源的移动社交媒体占55.02%（274个），公开了参考来源、来源权威且合法的移动社交媒体占12.05%（60个）。

各二级指标评分均值、标准差、最小值及最大值见表3-3。

表3-3　微信公众号健康信息质量内容可信度评分的基本情况

二级指标	评分为0的样本数及占比/（个/%）	均值	标准差	最小值	最大值
C1 客观性：信息内容描述是客观的吗？	5(1)	9.04	2.96	0	12.38
C2 作者信息透明度：公开作者名字、所属单位、资历（职称或工作年限）	302(60.64)	4.69	6.67	0	24.76
C3 编辑和审核者公开	345(69.28)	6.22	10.54	0	31.43
C4 参考来源公开，参考来源权威且合法	274(55.02)	8.38	10.95	0	31.43

3.2.1.4　健康信息内容价值

在微信公众号健康信息质量内容价值评价中：

针对指标V1：是否描述每种健康方案的效果，观测值为同一个公众号中抽样两篇推文的评分之和。其中，有13.0%（65个）的账号健康信息没有描述每种健康方案的效果。

针对指标V2：是否描述每种健康方案的益处，观测值为同一个公众号中抽样两篇推文的评分之和。其中，有11.8%（59个）的账号健康信息没有描述每种健康方案的益处。

针对指标V3：是否描述每种健康方案的风险，观测值为同一个公众号中抽样两篇推文的评分之和。其中，有36.1%（180个）的账号健康信息没有描述每种健康方案的风险。

针对指标V4：描述如果对于健康问题不予治疗会产生什么后果，观测值为同一个公众号中抽样两篇推文的评分之和。其中，有18.2%（91个）的账号健康信息没有描述如果对于健康问题不予治疗会产生什么后果。

针对指标 V5：描述健康方案的选择对生命质量的影响，观测值为同一个公众号中抽样两篇推文的评分之和。其中，有 21.4%（107 个）的账号健康信息没有描述健康方案的选择对生命质量的影响。

针对指标 V6：是否明确表示不仅只有一种健康方案可供选择，观测值为同一个公众号中抽样两篇推文的评分之和。其中，有 22.6%（113 个）的账号健康信息没有明确表示不仅只有一种健康方案可供选择。

针对指标 V7：健康方案是否可以与别人分享，观测值为同一个公众号中抽样两篇推文的评分之和。其中，有 9.0%（45 个）的账号健康方案不可以与别人分享。

针对指标 V8：多媒体丰富度（文字、图片、音频、视频多种形式相结合），其中，有 6.2%（31 个）的账号健康信息内容单一，仅一种形式来展示，两种以上形式相结合的账号健康信息占 85.94%（428 个）。

各二级指标评分均值、标准差、最小值及最大值见表 3-4。

表 3-4　微信公众号健康信息质量内容价值评分的基本情况

二级指标	评分为 0 的样本数及占比/(个/%)	均值	标准差	最小值	最大值
V1 描述每种健康方案的效果	65(13.0)	5.29	2.77	0	8.16
V2 描述每种健康方案的益处	59(11.8)	5.34	2.69	0	8.16
V3 描述每种健康方案的风险	180(36.1)	6.28	6.06	0	16.31
V4 描述如果对于健康问题不予治疗会产生什么后果	91(18.2)	9.13	5.90	0	16.31
V5 描述健康方案的选择对生命质量的影响	107(21.4)	9.38	6.85	0	19.61
V6 明确表示不仅只有一种健康方案可供选择	113(22.6)	10.8	7.44	0	19.61
V7 健康方案可以与别人分享	45(9.0)	4.21	2.0	0	6.48
V8 多媒体丰富度	31(6.2)	3.12	1.44	0	5.36

3.2.1.5　微信公众号健康信息质量总体水平

综合微信公众号健康信息质量 4 个维度的得分情况，可以对微信公众号健康信息质量现状给出一个量化评价结果，见表 3-5。

本次实证调研的微信公众号健康信息质量总平均分为 48.24 分，其中，微信公众号主体互动性维度得分为 45.20 分，微信公众号可靠性维度得分为 59.95 分，内容可信度维度得分为 28.32 分，内容价值维度得分为 53.55 分。综上可知，微信公众号健康信息质量总体来说偏低，尤其是内容可信度得分最低，未来微信公众号健康信息质量的提高要从内容可信度方面着手推进。

表 3-5 微信公众号健康信息质量评价结果

移动社交媒体健康信息质量	一级指标			二级指标			条目权重	观测值
	指标名称	权重	评分结果(分)	指标符合	权重	评分结果		
48.24(分)	I 移动社交媒体的交互性	0.182	45.20	I1	0.373	4.58	0.0679	25.17
				I2	0.373	1.43	0.0679	7.85
				I3	0.254	2.22	0.0462	12.19
	R 移动社交媒体的可靠性	0.228	59.95	R1	0.3444	5.34	0.0785	23.44
				R2	0.2511	2.67	0.0573	11.71
				R3	0.2511	3.37	0.0573	14.77
				R4	0.1533	2.29	0.0350	10.01
	C 健康信息内容可信度	0.206	28.32	C1	0.1238	1.86	0.0255	9.04
				C2	0.2476	0.97	0.0510	4.69
				C3	0.3143	1.28	0.0647	6.22
				C4	0.3143	1.72	0.0647	8.38
	V 健康信息内容价值	0.383	53.55	V1	0.0816	2.02	0.0312	5.29
				V2	0.0816	2.04	0.0312	5.34
				V3	0.1631	2.41	0.0625	6.28
				V4	0.1631	3.50	0.0625	9.13
				V5	0.1961	3.59	0.0751	9.38
				V6	0.1961	4.141	0.0751	10.8
				V7	0.0648	1.61	0.0248	4.21
				V8	0.0536	1.19	0.0205	3.12

3.2.2 微信公众号健康信息质量差异分析

3.2.2.1 差异性检验

由于健康主题和主体类型两个变量的分类赋值都为 4 组，具体分类及赋值如表 3-6 所示，因此，本章采用多样本均数比较的方差分析。在进行方差分析前，对微信公众号健康信息质量总分及各维度得分进行正态性检验(表 3-7)，通过偏度系数、峰度系数计算及正态分布检验 K-S 单样本检验，发现各样本资料不符合正态分布，因此本章后续差异性分析采用 Levene 检验法对多样本的总体方差进行齐性检验。本章统计分析软件采用 SPSS 23.0。

表 3-6　不同变量分类赋值

变量及分类		赋值
健康主题	医疗	1
	医院	2
	养生	3
	心理	4
主体类型	个体	1
	企业	2
	事业单位	3
	政府机关	4

表 3-7　质量总分及各维度得分的正态性检验结果

		质量总分	I 互动性得分	R 可靠性得分	C 内容可信度得分	V 信息价值得分
样本量		498	498	498	498	498
正态参数 a, b	均值	0.482	0.452	0.599	0.283	0.535
	标准差	0.183	0.293	0.277	0.231	0.257
最极端差别	绝对值	0.056	0.121	0.133	0.149	0.066
	正	0.056	0.112	0.113	0.149	0.062
	负	−0.056	−0.121	−0.133	−0.147	−0.066
检验统计量		0.056	0.121	0.133	0.149	0.066
渐近显著性（双侧）		0.001	<0.001	<0.001	<0.001	<0.001

3.2.2.2　不同健康主题的微信公众号健康信息质量差异分析

采用 SPSS23.0 软件，以健康主题为自变量，质量总分、互动性得分、可靠性得分、内容可信度得分、信息价值得分为应因量，进行单因素方差分析，采用 Levene 检验法对数据资料进行方差齐性检验，如果方差相等，则使用单向方差分析（ANOVA）；如果方差不相等，则使用 Welch 检验。Welch 检验采用 Welch 分布的统计量进行统计检验，Welch 分布近似于 F 分布，不要求数据资料满足方差齐性，所以，当因变量的分布不满足方差齐性的要求时，Welch 检验结果比方差分析更可靠。

不同健康主题分组的微信健康信息质量和各维度(交互性、可靠性、内容可信度、信息价值)指标统计量如表 3-8 所示。

表 3-8 不同健康主题微信公众号健康信息质量指标统计量

健康主题		样本量	均值	标准差	标准误	均值的95%可信区间	
						下限	上限
质量总分	1	228	0.5437	0.1612	0.0107	0.5227	0.5647
	2	103	0.5855	0.1593	0.0157	0.5543	0.6166
	3	89	0.3497	0.1263	0.0134	0.3231	0.3763
	4	78	0.3182	0.1180	0.0134	0.2916	0.3448
	总计	498	0.4824	0.1827	0.0082	0.4663	0.4984
移动社交媒体的交互性（interactivity）	1	228	0.5336	0.3044	0.0202	0.4939	0.5734
	2	103	0.5175	0.2249	0.0222	0.4735	0.5614
	3	89	0.1723	0.2242	0.0238	0.1251	0.2196
	4	78	0.4462	0.1967	0.0223	0.4018	0.4905
	总计	498	0.4520	0.2925	0.0131	0.4263	0.4778
移动社交媒体的可靠性（reliability）	1	228	0.6601	0.2351	0.0156	0.6294	0.6908
	2	103	0.7770	0.1822	0.0180	0.7414	0.8126
	3	89	0.3816	0.2796	0.0296	0.3227	0.4405
	4	78	0.4368	0.2512	0.0284	0.3801	0.4934
	总计	498	0.5995	0.2767	0.0124	0.5752	0.6239
健康信息内容可信度（content credibility）	1	228	0.3085	0.2452	0.0162	0.2765	0.3405
	2	103	0.4333	0.2319	0.0228	0.3880	0.4786
	3	89	0.1595	0.1110	0.0118	0.1361	0.1829
	4	78	0.1519	0.1199	0.0136	0.1249	0.1789
	总计	498	0.2832	0.2309	0.0103	0.2628	0.3035
健康信息内容价值（content value）	1	228	0.6072	0.2365	0.0157	0.5764	0.6381
	2	103	0.5872	0.2497	0.0246	0.5384	0.6360
	3	89	0.5183	0.1538	0.0163	0.4859	0.5507
	4	78	0.2771	0.2546	0.0288	0.2197	0.3345
	总计	498	0.5355	0.2569	0.0115	0.5129	0.5581

注：质量总分和各维度得分为标准得分，未进行百分制，若需要百分制则需要乘以100%。

采用 Levene 检验法进行方差齐性检验的结果如表 3-9 所示，$P<0.10$，微信健康信息质量总分、互动性得分、可靠性得分、内容可信度得分、内容价值得分均值各总体方差分布都不全相等，须采用 Welch 检验，结果如表 3-10 所示，$P<0.05$，不同健康主题的质量总分均值和各维度得分均值都存在显著性差异。

表 3-9　变量的方差齐性检验结果

	Levene 检验统计量	df_1	df_2	P
质量总分	3.240	3	494	0.022
交互性得分	11.304	3	494	<0.001
可靠性得分	16.455	3	494	<0.001
内容可信度得分	29.034	3	494	<0.001
内容价值得分	7.353	3	494	<0.001

表 3-10　Welch's ANOVA 检验结果

	Welch 检验统计量	df_1	df_2	P
质量总分	100.958	3	218.582	<0.001
交互性得分	53.055	3	225.110	<0.001
可靠性得分	61.850	3	203.143	<0.001
内容可信度得分	55.769	3	235.161	<0.001
内容价值得分	35.389	3	210.974	<0.001

为了进一步了解哪两个总体均数不等，我们接着进行事后校验，对多个样本均数间的多重比较，为了结果的可信性，我们采用 Bonferroni 法，实际上是 Bonferroni 校正在 LSD 法上的应用，用 t 检验完成各组均值间的配对比较，对多重比较误差率进行校正，Bonferroni 法是比较保守的比较方法，可保证比较结果的可靠性，校正后的多重比较检验结果如表 3-11 所示。

表 3-11　不同健康主题的多重比较结果

独立变量	(I)健康主题	(J)健康主题	Mean Difference (I-J)	Std. Error	P
质量总分	1	2	-0.0418	0.0177	0.1120
		3	0.1940 *	0.0186	<0.001
		4	0.2255 *	0.0195	<0.001
	2	1	0.0418	0.0177	0.1120
		3	0.2357 *	0.0216	<0.001
		4	0.2672 *	0.0224	<0.001
	3	1	-0.1939 *	0.0186	<0.001
		2	-0.2357 *	0.0216	<0.001
		4	0.0315	0.0231	1
	4	1	-0.2255 *	0.0195	<0.001
		2	-0.2672 *	0.0224	<0.001
		3	-0.0315	0.0231	1

续表3-11

独立变量	(I)健康主题	(J)健康主题	Mean Difference (I-J)	Std. Error	P
I 交互性得分	1	2	0.0162	0.0310	1
		3	0.3613*	0.0326	<0.001
		4	0.0875	0.0342	0.0650
	2	1	-0.0162	0.0310	1
		3	0.3451*	0.0377	<0.001
		4	0.0713	0.0391	0.4150
	3	1	-0.3613*	0.0326	<0.001
		2	-0.3451*	0.0377	<0.001
		4	-0.2738*	0.0404	<0.001
	4	1	-0.0875	0.0342	0.0650
		2	-0.0713	0.0391	0.4150
		3	0.2738*	0.0404	<0.001
R 可靠性得分	1	2	-0.1168*	0.0281	<0.001
		3	0.2784*	0.0296	<0.001
		4	0.2233*	0.0310	<0.001
	2	1	0.1168*	0.0281	<0.001
		3	0.3953*	0.0343	<0.001
		4	0.3401*	0.0355	<0.001
	3	1	-0.2784*	0.0296	<0.001
		2	-0.3953*	0.0343	<0.001
		4	-0.0551	0.0367	0.8020
	4	1	-0.2233*	0.0310	<0.001
		2	-0.3401*	0.0355	<0.001
		3	0.0551	0.0367	0.8020
C 内容可信度得分	1	2	-0.1248*	0.0247	<0.001
		3	0.1489*	0.0260	<0.001
		4	0.1565*	0.0273	<0.001
	2	1	0.1248*	0.0247	<0.001
		3	0.2738*	0.0301	<0.001
		4	0.2814*	0.0312	<0.001
	3	1	-0.1489*	0.0260	<0.001
		2	-0.2738*	0.0301	<0.001
		4	0.0076	0.0322	1
	4	1	-0.1565*	0.0273	<0.001
		2	-0.2814*	0.0312	<0.001
		3	-0.0076	0.0322	1

续表3-11

独立变量	(I)健康主题	(J)健康主题	Mean Difference (I-J)	Std. Error	P
V 内容价值得分	1	2	0.0200	0.0273	1
		3	0.0889*	0.0287	0.0130
		4	0.3300*	0.0302	<0.001
	2	1	−0.0200	0.0273	1
		3	0.0689	0.0333	0.2330
		4	0.3100*	0.0345	<0.001
	3	1	−0.0889*	0.0287	0.0130
		2	−0.0689	0.0333	0.2330
		4	0.2411*	0.0357	<0.001
	4	1	−0.3300*	0.0302	<0.001
		2	−0.3100*	0.0345	<0.001
		3	−0.2411*	0.0357	<0.001

注：* 表示 $P<0.05$，组间比较结果有显著性差异。

（1）微信公众号健康信息质量总分方面，医疗类 vs 养生类、医疗类 vs 心理类微信账号健康信息质量总分均数比较存在显著性差异，结合表3-11可知，医疗类微信账号健康信息质量显著高于养生类和心理类，医疗类质量总分均值为0.5437分，养生类质量总分均值为0.3497分，心理类质量总分均值为0.3182分。

（2）交互性维度下，养生类 vs 医疗类、养生类 vs 医院类、养生类 vs 心理类微信账号互动性得分均值比较存在显著性差异，养生类微信账号互动性得分均值最低，为0.1723分；医疗类微信账号互动性得分均值为0.5336分；医院类微信账号互动性得分均值为0.5175分；心理类微信账号互动性得分均值为0.4462分。

（3）可靠性维度下，医疗类 vs 医院类、医疗类 vs 养生类、医疗类 vs 心理类、医院类 vs 养生类、医院类 vs 心理类微信账号可靠性得分均值比较存在显著性差异，医院类微信账号可靠性得分均值最高，为0.7770分，但与医疗类微信账号可靠性得分均值(0.6601分)无显著性差异；养生类微信账号可靠性得分均值最低，为0.3816分，但与心理类微信账号可靠性得分均值(0.4368分)无显著性差异。

（4）内容可信度维度下，医疗类 vs 医院类、医疗类 vs 养生类、医疗类 vs 心理类、医院类 vs 养生类、医院类 vs 心理类内容可信度得分均值比较存在显著性差异，医院类内容可信度得分均值最高，为0.4333分，次之的为医疗类(0.3085分)，心理类内容可信度得分均值最低，为0.1519分，但与养生类内容可信度得分均值无显著性差异。

（5）内容价值维度下，医疗类 vs 养生类、医疗类 vs 心理类、医院类 vs 心理类、养生类 vs 心理类微信健康信息价值得分均值比较存在显著性差异，医疗类微信健康信息价值得分均值最高，达0.6072分，但与医院类微信健康信息价值得分均值(0.5872分)相比无显著性差异；心理类微信健康信息价值得分均值最低，仅为0.2771分。

3.2.2.3 不同主体类型的微信公众号健康信息质量差异分析

采用 SPSS 23.0 软件，以不同主体类型为自变量，质量总分、互动性得分、可靠性得分、内容可信度得分、内容价值得分为因变量，不同主体分组的微信健康信息质量和各维度(交互性、可靠性、内容可信度、内容价值)指标统计量如表 3-12 所示。随后进行单因素方差分析，采用 Levene 检验法对数据资料进行方差齐性检验，发现方差相等(见表 3-13，$P>0.10$)，采用单因素方差分析(ANOVA)对各组得分均值进行比较，结果如表 3-14 所示，各组 P 值均大于 0.05 时，说明隶属个体、企业、事业单位和政府机关的微信账号健康信息质量及各维度得分均值比较差异不显著。

表 3-12 不同主体类型的微信公众号健康信息质量指标统计量

		样本量	均值	标准差	标准误	均值的95%可信区间	
						下限	上限
质量总分	1	110	0.4533	0.1790	0.0171	0.4195	0.4872
	2	246	0.4961	0.1857	0.0118	0.4727	0.5194
	3	135	0.4828	0.1779	0.0153	0.4525	0.5131
	4	7	0.4487	0.2074	0.0784	0.2569	0.6405
	总计	498	0.4824	0.1827	0.0082	0.4663	0.4984
交互性得分	1	110	0.4273	0.3077	0.0293	0.3691	0.4854
	2	246	0.4789	0.2845	0.0181	0.4432	0.5146
	3	135	0.4228	0.2925	0.0252	0.3731	0.4726
	4	7	0.4589	0.3038	0.1148	0.1779	0.7399
	总计	498	0.4520	0.2925	0.0131	0.4263	0.4778
可靠性得分	1	110	0.5918	0.2558	0.0244	0.5434	0.6401
	2	246	0.6040	0.2836	0.0181	0.5684	0.6396
	3	135	0.5928	0.2806	0.0241	0.5450	0.6405
	4	7	0.6927	0.3104	0.1173	0.4056	0.9798
	总计	498	0.5995	0.2767	0.0124	0.5752	0.6239
内容可信度得分	1	110	0.2523	0.2029	0.0193	0.2140	0.2907
	2	246	0.2990	0.2328	0.0148	0.2697	0.3282
	3	135	0.2852	0.2486	0.0214	0.2429	0.3275
	4	7	0.1731	0.1838	0.0695	0.0031	0.3431
	总计	498	0.2832	0.2309	0.0103	0.2628	0.3035
内容价值得分	1	110	0.4927	0.2664	0.0254	0.4423	0.5430
	2	246	0.5473	0.2544	0.0162	0.5154	0.5793
	3	135	0.5534	0.2490	0.0214	0.5110	0.5958
	4	7	0.4480	0.3088	0.1167	0.1624	0.7336
	总计	498	0.5355	0.2569	0.0115	0.5129	0.5581

表 3-13　方差齐性检验

	Levene 检验统计量	df_1	df_2	P
质量总分	0.156	3	494	0.926
交互性得分	0.656	3	494	0.580
可靠性得分	1.008	3	494	0.389
内容可信度得分	2.028	3	494	0.109
内容价值得分	0.459	3	494	0.711

表 3-14　不同主体类型的微信公众号健康信息质量及维度得分均值 ANOVA 分析结果

	变异来源	SS	df	MS	F	P
质量总分	组间	0.147	3	0.049	1.471	0.222
	组内	16.440	494	0.033		
	总变异	16.587	497			
交互性得分	组间	0.360	3	0.120	1.408	0.240
	组内	42.161	494	0.085		
	总变异	42.522	497			
可靠性得分	组间	0.078	3	0.026	0.340	0.796
	组内	37.960	494	0.077		
	总变异	38.039	497			
内容可信度得分	组间	0.251	3	0.084	1.578	0.194
	组内	26.245	494	0.053		
	总变异	26.496	497			
内容价值得分	组间	0.333	3	0.111	1.689	0.168
	组内	32.472	494	0.066		
	总变异	32.805	497			

3.2.3　微信公众号健康信息质量与传播影响力的相关性分析

3.2.3.1　相关性分析

本节主要探讨微信公众号健康信息质量与传播影响力的关系，以挖掘影响健康类微信公众号信息影响力的关键质量指标。为了实现这一目标，本研究选择相关性分析方法来进行统计分析。相关性分析是分析两个或多个变量之间的关系。两个变量之间的相关性称为简单相关，多个变量之间的相关性称为负相关性。本部分主要分析移动社交媒体健康信息质量各项指标与微信公众号影响力之间的相关性，即简单相关。

相关分析前，使用 SPSS 中的 Kolmogorov-Smirnov 和 Shapiro-Wilk 检验对收集的移动社交媒体健康信息质量各项指标和影响指标的数据进行正态性检验，结果如表 3-15 所示，

当 $P>0.05$ 时，表明该变量服从正态分布，否则不服从正态分布。由此判断，此处各变量均不服从正态分布。

表 3-15　各变量正态性检验结果

变量	Kolmogorov-Smirnova			Shapiro-Wilk		
	统计量	df	P	统计量	df	P
I1	0.431	498	<0.001	0.591	498	<0.001
I2	0.379	498	<0.001	0.669	498	<0.001
I3	0.351	498	<0.001	0.636	498	<0.001
交互性得分	0.121	498	<0.001	0.939	498	<0.001
R1	0.434	498	<0.001	0.587	498	<0.001
R2	0.255	498	<0.001	0.87	498	<0.001
R3	0.288	498	<0.001	0.767	498	<0.001
R4	0.293	498	<0.001	0.772	498	<0.001
可靠性得分	0.133	498	<0.001	0.915	498	<0.001
C1	0.245	498	<0.001	0.808	498	<0.001
C2	0.365	498	<0.001	0.71	498	<0.001
C3	0.415	498	<0.001	0.625	498	<0.001
C4	0.328	498	<0.001	0.738	498	<0.001
内容可信度得分	0.149	498	<0.001	0.874	498	<0.001
V1	0.16	498	<0.001	0.858	498	<0.001
V2	0.17	498	<0.001	0.864	498	<0.001
V3	0.211	498	<0.001	0.845	498	<0.001
V4	0.137	498	<0.001	0.883	498	<0.001
V5	0.129	498	<0.001	0.905	498	<0.001
V6	0.154	498	<0.001	0.861	498	<0.001
V7	0.145	498	<0.001	0.891	498	<0.001
V8	0.289	498	<0.001	0.849	498	<0.001
内容价值得分	0.066	498	<0.001	0.96	498	<0.001
微信公众号健康信息质量	0.056	498	0.001	0.984	498	<0.001
WCI	0.055	498	0.001	0.962	498	<0.001

由于各变量均属于非正态分布，计算相关系数时将采用斯皮尔曼（Spearman）秩相关性分析，也称之为秩相关（rank correlation）或称等级相关，属于使用双变量等级数据的线性相关分析，该方法对原始变量数据资料分布不作要求，属于非参数检验。斯皮尔曼（Spearman）秩相关系数的计算公式如下：

rs 值介于 -1 与 1 之间，rs 值为正，表示正相关；rs 值为负，表示负相关；rs 值为 0，表示 0 相关。

$$rs = 1 - \frac{6 \Sum d^2}{n(n^2 - 1)} \tag{3-1}$$

关于相关系数与相关强度的判断，由于本研究针对的问题属于社会科学领域，有研究显示可不按照统计标准来进行判断，且社会科学领域的研究结果可放宽统计标准。因此，用相关系数的绝对值大小表示变量间关联性的强弱，结合本研究学科属性和领域特点，我们采用如下判断标准，如表 3-16 所示。

本节以微信公众号健康信息质量评价指标为自变量，微信传播指数 WCI（WeChat Communication Index，WCI）为因变量，通过变量间的相关性分析研究各质量评价指标对微信传播指数 WCI 的影响作用。

从清博指数平台可知微信传播指数 WCI 目前的最新版本是 V14.2 版本。本研究采用此版本的微信传播指数 WCI 用于后续与微信公众号健康信息质量之间的关系分析。

表 3-16　相关强度的判别标准

Spearman 等级相关系数 rs 绝对值 r	关联程度
$r<0.2$	低度相关
$0.2<r<0.6$	中度相关
$r>0.6$	高度相关

3.2.3.2　微信公众号健康信息质量与微信传播指数 WCI 的关系

1）交互性与微信传播指数 WCI 的关系

交互性是微信公众号的典型特征，也是评价微信公众号健康信息质量的四个维度之一，交互性维度包含 3 个二级指标：I1 为用户提供咨询或留言功能；I2 账号主体与用户互动频繁，积极提供回复；I3 平台有个性化推荐信息服务。我们以互动性维度各二级指标得分和交互性维度得分为自变量，以微信传播指数 WCI 为因变量，探索微信公众号健康信息质量交互性指标与微信传播指数 WCI 之间的相关性，结果如表 3-17 所示，N 表示参与计算的微信公众号样本数量，由表中数据可知，各自变量与微信传播指数之间均具有相关关系，所有的 P 值均在 0.05 水平上显著相关。I1 与微信传播指数 WCI 之间的相关系数为 -0.158，为负相关且低度相关；I2 与微信传播指数 WCI 之间的相关系数为 0.184，为正相关且低度相关；I3 与微信传播指数 WCI 之间的相关系数为 0.260，为正相关且中度相关；I 交互性与微信传播指数 WCI 之间的相关系数为 0.105，为正相关且低度相关。

表 3-17　微信公众号健康信息质量互动性与微信传播指数 WCI 之间的相关性

	I1	I2	I3	I 交互性
Spearman's rho 相关系数	-0.158**	0.184**	0.260**	0.105*
显著性（双侧）	<0.001	<0.001	<0.001	0.019
N	498	498	498	498

注：** 表示在 0.01 水平（双侧）上显著相关，* 表示在 0.05 水平（双侧）上显著相关。

2) 可靠性与微信传播指数 WCI 的关系

该指标体系的可靠性维度主要指微信公众号账号主体的可靠性，包含 R1 账号主体经过第三方认证、R2 账号主体基本资料透明(法人信息、所属机构、联系方式)、R3 账号主体所属机构是否从事医疗健康相关行业、R4 账号主体是否宣称其目标与健康促进相关4 个二级指标。我们以可靠性维度各二级指标得分和可靠性维度得分为自变量，以微信传播指数 WCI 为因变量，探索微信公众号健康信息质量可靠性指标与微信传播指数 WCI 之间的相关性，结果如表 3-18 所示，R1、R2 与微信传播指数 WCI 之间在 0.05 水平上无显著相关性，说明它们之间无相关关系。R3、R4、R 可靠性与微信传播指数 WCI 之间在 0.01 水平上显著相关，说明它们之间存在相关关系。R3 与微信传播指数 WCI 之间的相关系数为 0.235，为正相关且中度相关；R4 与微信传播指数 WCI 之间的相关系数为 0.226，为正相关且中度相关；R 可靠性与微信传播指数 WCI 之间的相关系数为 0.177，为正相关且低度相关。

表 3-18　微信公众号健康信息质量可靠性指标与微信传播指数 WCI 之间的相关性

	R1	R2	R3	R4	R 可靠性
Spearman's rho 相关系数	0.082	-0.053	0.235**	0.226**	0.177**
显著性(双侧)	0.067	0.236	<0.001	<0.001	<0.001
N	498	498	498	498	498

注：** 表示在 0.01 水平(双侧)上显著相关，* 表示在 0.05 水平(双侧)上显著相关。

3) 内容可信度与微信传播指数 WCI 的关系

内容可信度包含 C1 内容描述客观性、C2 作者信息透明度、C3 编辑和审核者公开、C4 参考来源公开 4 个指标，我们以内容可信度维度各二级指标得分和内容可信度维度得分为自变量，以微信传播指数 WCI 为因变量，探索微信公众号健康信息质量内容可信度指标与微信传播指数 WCI 之间的相关性，结果如表 3-19 所示，C1、C2、C3、C4 和 C 内容可信度与微信传播指数 WCI 之间在 0.01 水平上均显著相关。C1 与微信传播指数 WCI 之间的相关系数为 0.136，为正相关且低度相关；C2 与微信传播指数 WCI 之间的相关系数为 0.175，为正相关且低度相关；C3 与微信传播指数 WCI 之间的相关系数为 0.150，为正相关且低度相关；C4 与微信传播指数 WCI 之间的相关系数为 0.116，为正相关且低度相关；C 内容可信度与微信传播指数 WCI 之间的相关系数为 0.207，为正相关且中度相关。

表 3-19　微信公众号健康信息质量内容可信度指标与微信传播指数 WCI 之间的相关性

	C1	C2	C3	C4	C 内容可信度
Spearman's rho 相关系数	0.136**	0.175**	0.150**	0.116**	0.207**
显著性(双侧)	0.002	<0.001	0.001	0.010	<0.001
N	498	498	498	498	498

注：** 表示在 0.01 水平(双侧)上显著相关，* 表示在 0.05 水平(双侧)上显著相关。

4)健康信息内容价值与微信传播指数 WCI 的关系

内容价值是微信公众号健康信息质量评价的重要内容,该维度包含 V1 描述每种健康方案的效果、V2 描述每种健康方案的益处、V3 描述每种健康方案的风险、V4 描述如果对于健康问题不予治疗会产生什么后果、V5 描述健康方案的选择对生命质量的影响、V6 明确表示不仅只有一种健康方案可供选择、V7 健康方案可以与别人分享、V8 多媒体丰富度:文字、图片、音频、视频多种形式相结合 8 个二级指标,我们以内容价值维度各二级指标得分和内容价值维度得分为自变量,以微信传播指数 WCI 为因变量,探索微信公众号健康信息质量内容价值指标与微信传播指数 WCI 之间的相关性,结果如表 3-20 所示,V1、V3、V4、V5、V6、V7、V 内容价值与微信传播指数 WCI 之间无显著相关关系,仅 V2、V8 与微信传播指数 WCI 之间有显著相关关系。V2 与微信传播指数 WCI 之间的相关系数为 0.091,为正相关,相关程度为低度相关;V8 与微信传播指数 WCI 之间的相关系数为 0.228,为正相关,相关程度为中度相关;V 内容价值与微信传播指数 WCI 之间的相关系数为 -0.006,两者之间不相关。

表 3-20　微信公众号健康信息质量内容价值指标与微信传播指数 WCI 之间的相关性

	V1	V2	V3	V4	V5
Spearman's rho 相关系数	0.023	0.091[*]	−0.038	0.047	0.03
显著性(双侧)	0.603	0.043	0.396	0.291	0.499
N	498	498	498	498	498
	V6	V7	V8	V 内容价值	
Spearman's rho 相关系数	0.069	−0.009	−0.228[**]	−0.006	
显著性(双侧)	0.124	0.840	<0.001	0.895	
N	498	498	498	498	

注: ＊＊表示在 0.01 水平(双侧)上显著相关,＊表示在 0.05 水平(双侧)上显著相关。

5)微信公众号健康信息质量与微信传播指数 WCI 的关系

我们以微信传播指数 WCI、平均阅读数、平均在看数、平均点赞数为自变量,以微信公众号健康信息质量为因变量,探索微信公众号健康信息质量与微信传播指数 WCI、平均阅读数、平均在看数、平均点赞数之间的相关性,结果如表 3-21 所示,各指标与微信传播指数 WCI 之间在 0.01 水平上均显著相关,说明它们之间存在相关关系。WCI 与微信公众号健康信息质量之间的相关系数为 0.154,为正相关且低度相关;平均阅读数与微信公众号健康信息质量之间的相关系数为 0.342,为正相关且中度相关;平均在看数与微信公众号健康信息质量之间的相关系数为 0.185,为正相关且低度相关;平均点赞数与微信公众号健康信息质量之间的相关系数为 0.226,为正相关且中度相关。

表 3-21 微信公众号健康信息质量与微信传播指数 WCI 之间的相关性

	WCI	平均阅读数	平均在看数	平均点赞数
Spearman's rho 相关系数	0.154**	0.342**	0.185**	0.226**
显著性（双侧）	0.001	<0.001	<0.001	<0.001
N	498	498	498	498

注：**表示在 0.01 水平（双侧）上显著相关，*表示在 0.05 水平（双侧）上显著相关。

3.2.4 小结

采用前文构建的社交媒体健康信息质量评价体系（交互性、可靠性、内容可信度、内容价值四个维度），通过微信公众号健康信息完整案例的数据采集对实际的移动社交媒体健康信息数据实施调查，对我国移动社交媒体健康信息质量现状及相关因素的影响进行深入研究。纳入调查分析的样本包含 498 个微信公众号和其包含的共 996 篇推文，抽样的微信公众号分为"养生""医院""心理""医疗"四个健康子主题，可归属于个体、企业、事业单位、政府机关四种主体类型。

3.2.4.1 微信公众号健康信息质量现状

通过分析微信公众号的健康信息质量现状的调查数据，对微信公众号健康信息质量及各维度水平给出了量化评价结果，本次实证调研了 498 个微信公众号的 996 篇健康信息推文，其质量总平均分为 48.24 分，其中，移动社交媒体的交互性维度得分为 45.20 分，移动社交媒体的可靠性维度得分为 59.95 分，健康信息内容可信度和内容价值维度得分分别为 28.32 分和 53.55 分。可知，微信公众号健康信息质量总体来说偏低，尤其是内容可信度维度得分最低，未来微信公众号健康信息质量的提高要着重从内容可信度方面着手推进。

因抽样渠道限制，抽取的是清博大数据平台提供的微信公众号榜单"健康"主题下的各个子分类（"养生""医院""心理""医疗"）的前 100 个或前 250 个，这说明抽取的微信公众号微信传播指数 WCI 普通偏高，存在偏倚，后续研究可采用新的抽样渠道或方法，以克服该方面的不足，但研究结论表明微信传播指数 WCI 与微信健康信息质量存在正向相关关系，说明实证抽样的样本属于质量水平相对较高的群体，因此，实证结果也能帮助我们推断当前移动社交媒体健康信息质量存在的问题，值得引起利益相关方对移动社交媒体健康信息质量的关注和努力。

3.2.4.2 微信公众号健康信息质量亚组差异分析

（1）在四个不同健康主题之间，医疗和医院主题的微信公众号健康信息质量与养生和心理主题的微信公众号健康信息质量之间均存在显著差异，但医疗与医院主题的微信公众号健康信息质量之间无显著性差异，养生与心理主题的微信公众号健康信息质量之间也无显著性差异，且医疗和医院主题的微信公众号健康信息质量优于养生和心理主题的微信公众号健康信息质量。这说明，在未来，应加强养生和心理主题的微信公众号健康信息质量监督与建设。

在交互性方面，养生主题的微信公众号得分均值最低，与其他三个主题之间存在显著性差异;在可靠性方面,医院主题的微信公众号可靠性得分均值最高,医疗主题微信公众号可靠性得分均值次之,养生和心理主题的微信公众号可靠性得分均值无显著差异,均低于医院和医疗主题的得分均值;在内容可信度方面,医院主题的微信公众号内容可信度得分均值最高,医疗主题微信公众号内容可信度得分均值次之,养生和心理主题的微信公众号内容可信度得分均值无显著差异,均低于医院和医疗主题的得分均值;在内容价值方面,医疗与医院主题的微信公众号内容价值得分均值最高,心理主题的微信公众号内容价值得分均值最低。

(2)在四个不同主体类型之间,隶属于个体、企业、事业单位和政府机关的微信账号健康信息质量及各维度得分均值差异均不显著,与以往研究显示的结果不一致,有相关研究发现由非专业用户和综合信息媒体撰写的健康信息引起的信息质量问题最多,呼吁医疗从业者和卫生机构积极参与社交媒体上的健康传播,从而尽可能消除虚假医疗健康信息的传播。研究结果的差异可能与我们进行实证研究时所采取的抽样方法有关,由于我们抽取的是健康类目下"养生""医院""心理"三个类型的月榜(2021年9月1日—9月30日)前100个和"医疗"类型的月榜(2021年9月1日—9月30日)前250个的微信公众号,从后文微信公众号健康信息质量与影响力的相关性分析结果来看,微信公众号健康信息质量越好,微信传播指数就越高,因此,我们抽取的微信公众号样本质量存在偏倚,研究抽取的样本是质量较好的个体、企业、事业单位和政府机关的微信公众账号健康信息,这也是本部分研究的局限之处,后续研究可选择更为科学的抽样方法来进行改进。

3.2.4.3 微信公众号健康信息质量与传播影响力的关系

(1)从微信公众号的互动性与微信传播指数的相关性分析来看,两者之间存在正向低度相关关系。从互动性所属二级指标与微信传播指数相关性分析来看,微信公众号平台的个性化推荐信息服务功能与微信传播指数有正向中度影响,说明平台个性化推荐信息服务会提升微信公众号的传播影响力。微信账号主体与用户互动频繁、积极提供回复对微信传播指数有正向低度影响。综上所述,在微信公众号平台建设方面,注重个性化推荐信息服务和保障与用户积极互动是提升微信健康信息影响力的重要途径之一。

(2)从微信公众号的可靠性与微信传播指数的相关性分析来看,两者之间存在正向低度相关关系。从可靠性所属二级指标与微信传播指数相关性分析来看,账号主体所属机构是否从事医疗健康相关行业及是否宣称其目标与健康促进相关与微信传播指数均存在正向中度相关关系,说明微信公众号的可靠性会正向作用于微信健康信息传播影响力。因此,一是国家应鼓励从事医疗健康相关行业的主体提供健康信息服务;二是在健康微信公众号建设的过程中,主体应注意明确提出其建设目标,且应明确与健康促进相关。但是值得注意的是,账号主体经过第三方认证和账号主体基本资料透明(法人信息、所属机构、联系方式)与微信传播指数之间的相关程度极低,这可能是用户在微信公众号上阅读健康信息过程时,不太关注该账号主体是否经过第三方认证,也不太关心账号主体基本资料透明度,但从专业或理性角度来说,这两个方面对评价健康信息质量较为重要。

(3)从微信公众号的内容可信度与微信传播指数的相关性分析来看,两者之间存在正向中度相关关系。说明微信公众号主体方在提供健康信息时,应注重内容描述客观性,并尽可能保证作者信息公开、编辑和审核者公开和参考来源公开，以此来促进微信公众号健康信息传播的影响力。

（4）从微信公众号的信息内容价值与微信传播指数的相关性分析来看，两者之间不相关。这可能是用户在阅读和接受健康信息服务时，因健康信息的专业性强，而对健康信息价值不敏感，这也是当前我国微信公众号健康信息传播甚至是移动社交媒体健康信息传播领域存在的主要问题。

（5）从总体上来看，微信公众号健康信息质量与微信传播指数 WCI、平均阅读数、平均在看数、平均点赞数呈正相关关系，表明提升微信公众号健康信息质量可有效促进微信健康类公众号的传播影响力。

以上研究结果与莫祖英进行的微博信息内容质量评价及影响分析的结果存在相同之处。研究发现，微博信息内容质量指标总体上对微博转发和评论有正向影响，但各质量指标分开来分析，结果既存在不同之处，也有不相关的情况，因此不能一概而论。但安晨等人的研究表明，从健康类公众号推文的质量与其对健康传播的贡献来看并没有显著相关。

3.3 移动社交媒体健康信息质量提升策略分析

前面对移动社交媒体健康信息质量的相关概念和理论基础进行了阐述，详细论述了评价体系的构建过程和科学验证，并以微信公众号为例进行了移动社交媒体健康信息质量评价实证研究，分析了移动社交媒体健康信息质量差异及其微信传播力的关系。在前述章节研究结果的基础上，旨在分析移动社交媒体健康信息质量提升策略，探讨相应的对策和建议，设计合理可行的策略方案提升我国移动社交媒体健康信息质量和传播，以期为我国移动社交媒体健康信息服务的建设和发展提供建议和参考依据。

3.3.1 本次调查发现的问题

移动社交媒体信息类型的多样化和差异化刺激了人们更多的信息需求，定制化和个性化精准服务也成为移动社交媒体用户获取信息的新需求，对健康信息的需求更是如此，研究表明，79%的成年人会通过互联网搜索健康信息，其搜索结果将影响60%的互联网患者作出治疗决策。在全面推进健康中国建设过程中，健康信息和健康信息化服务体系的建设必将对健康中国战略的实行起到重要的支撑作用。结合之前的研究结果来看，当前我国移动社交媒体健康信息质量存在以下几个方面的问题。

（1）我国移动社交媒体健康信息质量偏低。以微信公众号上承载的健康信息为例，按照百分制来看，微信健康信息质量总平均分为 48.24 分，处于中下等水平。相对于其他信息类型而言，低质量的医疗健康信息可能对用户的健康决策产生误导，从而造成更为严重的后果。在移动社交媒体用户量巨大且传播迅速的情况下，低质量的医疗健康信息对公众的健康影响就更为显著，这也是当前移动社交媒体健康信息质量治理刻不容缓的重要因素。

（2）移动社交媒体健康信息内容价值不高。由于健康信息具有较强的专业性，移动社交媒体中存在部分非健康专业相关主体,移动社交媒体中健康信息混杂,普通公众难以区分。同时,实证研究结果也显示,微信公众号健康信息价值维度得分均值偏低,说明媒体在撰写健康信息时,对描述每种健康方案的效果、益处、风险,对于健康问题不予治疗会产生的后果,健康方案的选择对生命质量的影响,明确表示不仅只有一种健康方案可供选择,健康方案的普适性等方面未作全面、完整和科学的考虑,且多媒体丰富度也不够,未将文字、图片、音频、视频多种形式相结合,这些方面都对移动社交媒体健康信息专业价值有影响。健康信息专业价值是直接影响公众接受健康信息并产生健康促进决策行为效果的核心部分,因此,也是当前移动社交媒体健康信息质量存在的核心问题。

(3)移动社交媒体健康信息作者、来源公开情况较差,内容可信度也不高。实证调研结果显示,移动社交媒体健康信息内容可信度得分均值偏低,很多健康信息描述不够客观,作者的名字、所属单位、资历(职称或工作年限)也未公开,编辑和审核者及参考来源缺失,内容可信度不够是移动社交媒体健康信息质量偏低的另一个重要体现,也是影响公众判断移动社交媒体健康信息质量的重要方面,因为对于没有医疗健康专业背景的普通公众而言,判断健康信息内容可信度主要靠作者、来源及编辑和审核者这些线索。

(4)移动社交媒体健康信息发布随意性强,监管困难。移动社交媒体中用虚拟 ID 代表身份,因其身份的隐匿性导致信息的发布与传播较为随意,不受约束。同时,发布健康信息的移动社交媒体主体,如微信公众号,不论是由个人或是组织运营,都不需要提供任何与健康医疗资格相关的证明材料来申请认证。一些组织,如医院、政府机构、医疗健康相关媒体,虽然有营业执照,但我们只能推断它们是否具有医疗相关资质或互联网内容提供商资质,甚至还有大量未经过第三方认证就随意发布健康信息的移动社交媒体主体,这使得移动社交媒体健康信息提供方专业水准参差不齐,健康信息质量也鱼龙混杂。

3.3.2　移动社交媒体健康信息质量促进策略的设计思想

基于移动社交媒体健康信息质量治理面临的困境,实施移动社交媒体健康信息质量治理本身具有一定的复杂性,从前文调研结果及相关文献研究来看,我国移动社交媒体健康信息质量现状不容乐观,存在诸多问题和不足,治理和改善移动社交媒体医疗健康信息质量刻不容缓。

3.3.2.1　移动社交媒体健康信息生态系统构成要素解析

在进行移动社交媒体健康信息质量治理策略的设计之前,我们有必要对整个移动社交媒体健康信息生态系统进行探讨分析。在移动社交媒体健康信息系统中,利用信息技术,通过信息流动在不同生态因子间形成的信息生态链,实行健康信息共享,是健康信息消费者即公众能够获得所需要的高质量信息。移动社交媒体健康信息生态系统涉及移动社交媒体健康信息消费者(普通公众)、移动社交媒体健康信息提供者(政府机构、科研机构、医疗机构、医疗企业、个人)、移动社交媒体健康信息监管方(移动社交平台、政府、第三方评审机构专家)等诸多信息主体,以及国家政治经济文化环境、国家健康战略、信息技术、信息相关的国家政策和法律法规等,是多种因素共同构成并相互联系、相互影响、共同演化的有机生态系统(如图 3-1 所示)。移动社交媒体健康信息生态系统具有网络信息生态系统的一般属性：正体系、动态性、开放性、协同性，除此之外还具有非利益驱动性，这不同于一般的信息生态系统，公众对健康信息的需求很大，但由于医疗费用、地域限制和高度专业性，线下访问存在较大障碍。移动社交媒体的普及使得健康医疗信息突破被垄断、被限制的局面，使得健康医疗信息得以快速传递并低成本获取。

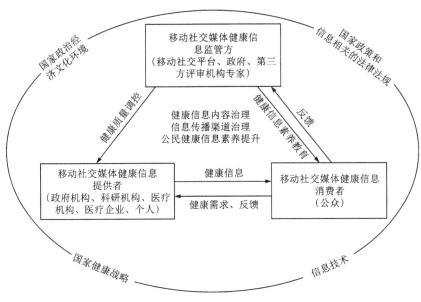

图 3-1　移动社交媒体健康信息生态系统

3.3.2.2　移动社交媒体健康信息质量提升策略设计思路

移动社交媒体健康信息质量治理实际上是治理和改善移动社交媒体中健康信息生态环境。目前，移动社交媒体健康信息的传播模式非常地不规范、无限制，从而导致了生态失调、乱象丛生的问题，从现状调研来看，移动社交媒体上的健康信息、医疗保健信息五花八门、多如牛毛，质量水平不一，用户很难准确辨别健康信息的准确性和科学性，为了在更好的传播环境中加快高质量健康信息的传播和利用，同时阻止信息生产方发布和传播虚假健康信息，建立健全移动社交媒体健康信息治理体系是不可或缺的，结合以上移动社交媒体健康信息生态系统构成要素的分析，移动社交媒体健康信息治理体系设计思路如下。

1）以信息生态治理理论为指导，坚持共建、共治、共享理念

当前世界范围内互联网治理的共同理念是坚持共建、共治、共享，联合国互联网治理工作组宣称："各国政府、企业和社会应制定和发展共同目标、原则、规范、规则、决策过程和计划，以促进互联网的发展和使用。"我国国家互联网信息办公室也于 2019 年底发布了《网络信息内容生态治理规定》。参考《网络信息内容生态治理规定》的内容，借鉴生态理论、治理理论，我国学者冉连等人对网络信息内容生态治理的内涵也进行了全面界定，认为营造清朗的网络空间，政府、企业、社会等多元主体应本着共建共治共享理念，广泛运用道德、行政、法律等手段进行规范、管理与监督，构建网络空间命运共同体。结合移动社交媒体健康信息生态系统构成可知，移动社交媒体健康信息质量治理也一样涉及多元利益主体，需要移动社交媒体健康信息提供方、监管方和消费者等共建共治共享，从而搭建移动社交媒体健康信息质量治理命运共同体，以此来更好地实现治理目标。

2）以国家健康战略需求为导向，确保健康信息质量可信可用

由于错误或低质量的健康医疗信息对公众健康决策的影响较大，移动社交媒体健康信息生态系统应着重强调健康医疗信息质量，对健康医疗信息的可信度、专业价值、权威性等有更高的要求。周晓英教授就在《中国医院网站评估报告（2014）》中曾明确指出："质量是网络医疗健康信息的核心"。同时，移动社交媒体因其强大的交互性迅速普及，公众也期望得到交互式、个性化的健康信息推荐服务。

3）以信息生态系统要素为主体，确保治理措施有的放矢

如前文分析可知，移动社交媒体健康信息生态系统包含移动社交媒体健康信息提供者、监管机构、消费者、国家政治经济文化环境、国家政策及法律法规和信息技术等多个要素，各个要素对整个信息生态系统的运转都发挥着不可估量的作用，需要探索出一种全面质量管理模式，构建由政府、第三方机构、健康信息发布者和健康信息用户广泛参与、联防联控的健康信息治理体系，明确各方责任，共同发力，落实方法和措施，促进良好的移动社交媒体健康信息生态形成。工欲善其事必先利其器，以健康信息质量评价工具为抓手，促进全社会，尤其是公众和管理监督部门有效使用评价工具识别高质量健康信息是提高移动社交媒体健康信息质量的有效治理措施。

3.3.3 移动社交媒体健康信息质量提升策略

3.3.3.1 优化移动社交媒体健康信息资源

1）聚焦健康信息内容价值提升移动社交媒体健康信息质量

移动社交媒体健康信息资源的质量和价值是移动社交媒体为公众提高健康信息服务实现健康决策的基础和保障，直接决定了移动社交媒体健康信息服务的质量和水平。前文实证研究表明，微信公众号健康信息质量与微信传播指数 WCI、平均阅读次数、平均浏览次数、平均喜欢次数呈中低正相关，表明提高微信公众号健康信息质量可以有效提升微信健康公众号的传播影响力。移动社交媒体健康信息价值在移动社交媒体健康信息质量评价指标体系中更是权重比例较高，说明无论是专家还是用户，都一致认为移动社交媒体健康信息内容价值是质量的核心部分。而且根据实证调研的结果来看，以微信为例，微信公众号发布的健康信息内容价值评分较低，说明移动社交媒体健康信息内容价值现状堪忧，这必然会影响移动社交媒体健康信息用户的利用体验和满意度。因此，提高移动社交媒体健康信息质量首先要提升健康信息内容价值，移动社交平台及媒体应聚焦公众健康需求，以真正解决公众健康实际问题为目标，科学、全面地生产健康信息内容，为公众提供贴合实际需求的高质量移动社交媒体健康信息。

2）丰富官方移动社交媒体健康信息供给渠道

目前，我国移动社交媒体健康信息提供者类型丰富，包含政府机构、科研机构、医疗机构、医疗企业、个人等，虽然有许多官方渠道的服务平台向公众免费提供健康信息，实现了信息的有效传播，但信息内容不系统、不完整或不全面，不便于信息的持续使用。因此，当前最大的困难是如何获取到系统、可靠的健康信息。很多情况下，公众可能对从哪里可以获取到他们需要的高质量信息不明确，移动社交媒体健康信息的碎片化及其不完整性，使用概率也较低，因此，提供必要的、完整的、全面的、有关健康方案的信息也是移动社交媒体需要做到的。

官方移动社交媒体，从实证调研来看，如医疗机构和卫生机构的微信公众号提供的健康信息内容可信度较好，这与医院拥有许多健康医学专家为公众号提供专业、可靠、高质的健康信息内容有关。政府决策管理部门须采取有效措施尽快促进官方机构建立移动社交媒体，利用移动社交平台，尽量多地发布健康信息，要加大高质量健康信息的供给力度，及时回应，普及高质量健康知识，充分利用移动社交媒体平台的便利性，让相关专家提供更多有用信息，进行广泛的科普，提供移动社交媒体高质量健康信息水平。官方移动社交媒体健康信息供给渠道可以对健康信息进行系统收集、规范管理、资源开发和稳定提供，确保健康信息的完整性、实时性和可靠性，实现健康信息的共建共享。通过供给高质量的健康信息，保障公民获得高质量健康信息的可能性，从而促进我国健康信息生态有序发展。

3.3.3.2 加强移动社交媒体平台建设措施

1) 加强自净能力，强化内容认证

如果能够加强移动社交媒体的自净能力，通过内容认证过滤掉虚假信息，则可以从源头上掐断网络虚假信息的传播。结合前文移动社交媒体健康信息质量评价体系的构建可知，要加强移动社交媒体账号主体的可靠性，一要确保账号主体经过第三方认证；二要确保账号主体基本资料透明，如公开法人信息、所属机构、联系方式等；三要确保账号主体所属机构是否从事医疗健康相关行业，最好能提供医疗相关资质，个人申请者除了提供身份信息、手机号等，还应重点提供从医资格证书。

2) 重视用户自查，利用评论纠错

移动社交平台可采取各种激励措施，激发用户积极参与健康信息质量评估，这样可以给后续查询该健康信息的用户提供参考意见。如微信公众平台，可参考本研究构建的移动社交媒体健康信息质量评价体系给出用户健康信息质量评估清单，鼓励有时间、有精力的用户在浏览了健康信息之后给予评分，移动社交平台可以根据多个用户的评分来判断发布的健康信息质量水平，最终对高质量的健康信息给予推荐认证。

3) 出台健康信息专业领域专属质量控制规范机制

出台专门针对移动社交媒体中健康信息专业领域的质量控制规范机制，对健康信息发布者和传播者的行为进行法律约束，是加强移动社交媒体健康信息发布平台有序建设的重要方面。移动社交媒体具有传播快速、使用方便等特点，各种类型的主体都热衷于借用移动社交平台发布信息，由于健康信息的特殊性，移动社交平台应该建立健康传播或健康教育专业机构，共同倡导组织形成健康信息传播的专业委员会。该平台可通过本文构建的移动社交媒体健康信息评价体系对移动社交媒体及健康信息质量进行评价，给予等级评定认证，通过质量评价来加强监督。规定健康信息发布者不同于其他类型的媒体，须严格经过资格审查或医学专家审查资质才能准许发布该类信息，通过针对性强的规范机制促进健康信息发布者的专业性。

3.3.3.3　建立法治保障体系，引入第三方监督机制

　　除了移动社交媒体健康信息的各方主体，国家政治经济文化环境、信息技术、政策及法律法规等都对整个信息生态系统有着直接或间接的影响，尤其是法治体系的建立及第三方监督机制的确立。移动社交媒体健康信息环境治理的目标之一是努力防止不可信和不可靠的低质量健康信息在移动社交媒体上的发布和传播，从而加速可信和可靠的高质量健康信息的传播使用。我国已经建立了少量相关的健康信息治理规范和框架来解决面临的问题，如国家互联网信息办公室《网络信息内容生态治理规定》的发布、2015年我国原卫计委办公厅《健康科普信息生成与传播指南（试行）》的印发。《网络信息内容生态治理规定》和《健康科普信息生成与传播指南（试行）》的发布虽然对网络健康信息的发布具有积极的作用，但其仍受到诸多限制，相关内容更多是宏观的设想，属于原则性和框架性的规定，更多的是倡导性质，不具有强制的约束力，很难再执行层次保障措施的具体落实。未来须建立内容完善的针对健康信息质量治理的法治保障体系，发挥第三方监督机构的力量，有效约束移动社交媒体对健康信息的制作和发布。

4

我国网络健康信息资源聚合模式研究

2016 年 10 月，国务院发布《"健康中国 2030"规划纲要》，首次将"健康中国"上升为国家战略。随着我国物质文化生活水平的提高和社会生活环境的变化，人们的健康意识也日益增强，同时对健康信息给予了极大的关注。虽然人们获取健康信息的途径多种多样，但互联网，特别是移动互联网已成为获取健康信息的主要渠道。由于互联网上健康信息庞杂，人们在获取网络健康信息的同时，也面临着信息爆炸、信息孤岛、信息迷航等一系列问题。信息聚合作为信息组织与信息检索的新模式和新手段，在一定程度上缓解了健康信息需求增长与健康信息服务提供不够便捷、简洁和智能的矛盾。

网络健康信息聚合模式多种多样，根据其对象和特点，可将网络健康信息聚合模式归为两大类，即面向资源的网络健康信息聚合模式和面向用户的网络健康信息聚合模式。其中面向资源的网络健康信息聚合模式主要是以信息资源组织为中心，而面向用户的网络健康信息聚合模式则以用户需求和用户服务为中心。

4.1 面向资源的网络健康信息聚合模式

4.1.1 基于目录式导航的网络健康信息聚合模式

网络信息资源呈爆炸式增长，为了方便用户快捷地找到所需信息，网络健康信息一般采用目录式导航的方式组织信息资源。用户除了使用搜索引擎，一般偏向于通过目录式导航浏览获取信息。目录式导航是按照一定的分类标准将网络信息资源分成不同的类别，然后将同一类别的信息进行聚合。目前，网络信息资源的分类组织方式主要有主题分类、学科分类、分面组配分类、体系分类法和公众分类。这些分类组织方式构成了目录式导航和网络健康信息聚合的基础。

基于目录式导航的网络健康信息聚合模式是指根据一定的分类标准，将网络健康信息按主题聚合到某一平台，以目录式导航的方式提供给用户。网络健康信息服务平台目前主要采用主题分类的方式聚合各类健康信息，主题分类是主题法与分类法融合的产物，一个主题词代表一个类目是主题分类的显著特征。如 39 健康网按照不同科室和不同疾病聚合相关信息，用户点击浏览就可以获取到与某一疾病相关的内容，包括疾病首页、疾病知识、专家咨询、医院医生、常用药品和文章解读等健康信息。

基于目录式导航的网络健康信息聚合模式的优点在于：可以综合整理有关健康的各类信息，把主题作为分类的标准，与健康信息主题相关的信息聚集在一起；分类浏览方式直观，当检索目的不明确、检索词不确定时，目录式导航浏览方式更有效率；可以使用户快速全面地了解某一主题健康信息全貌，有利于用户有效选择和利用健康信息。

但其缺点在于：由于用户健康信息需求呈现出个性化、多元化发展趋势，但基于目录式导航的健康信息聚合模式提供方式单一、结构固定、灵活性不足；这一模式信息聚合层次较浅，仅适于健康信息素养较低的新手用户。

4.1.2 基于搜索引擎的网络健康信息聚合模式

通过搜索引擎获取网络健康信息已成为人们利用健康信息的主要方式。据《2016 年中国网民搜索行为调查报告》显示：截至 2016 年 12 月，互联网搜索用户中使用百度、搜狗、360 等综合搜索引擎的用户占比为 85%。

基于搜索引擎的网络健康信息聚合模式是指基于搜索引擎平台，对健康信息搜索结果进行自动、非监督聚类，使用户能在更高的主题层次上查看搜索结果。可以细分为静态聚合和动态聚合两种类型，静态聚合以 Yahoo！为典型代表，通过分类目录的方式对网络资源进行聚合，动态聚合以 39 健康网自带的搜索引擎为代表，在用户检索输出结果的基础上再依据一定的规则进行聚合和二次组织。

基于搜索引擎的网络健康信息聚合模式作为最受用户欢迎的信息搜索和获取方式，其优势极为明显：①基于用户提供的关键词一站式搜索相关信息，初步聚合整理提供给用户，帮助用户节省时间和精力，提高信息获取效率。②用户使用简单易操作，查询方便快捷，体验效果好。基于搜索引擎的知识发现系统将会成为未来网络健康信息聚合发展的基本趋势。

基于搜索引擎的网络健康信息聚合模式的缺点也比较突出，搜索引擎属于浅层次、粗粒度的信息聚合模式：①搜索引擎采用以简单的关键词匹配为主的搜索模式，对所有的用户进行相同的分析，不同用户使用同一关键词得到的检索结果没有区别，没有考虑内容与用户之间的关系，不能有效获取和理解用户的真实信息需求，难以为用户提供个性化和智能化检索结果。②搜索引擎难以及时反映用户信息需求的变化，用户希望在尽可能短的时间内找到最感兴趣、最切合需求的信息资源，但是搜索引擎提供的只是按相关性排序的结果界面，没有对多来源的信息进行聚类、融合、重组及提供多维显示方式，用户还需要花费大量时间和精力才能获取所需信息，增加了用户的身体和心理负担。因此，基于搜索引擎的健康信息聚合模式是属于初级层次的信息聚合，只是为了方便用户对各种信息进行快速浏览，而不是以用户快速准确定位信息为目的。

4.1.3 基于知识元的网络健康信息聚合模式

随着用户对网络的依赖度加大以及信息素养的逐步提升，用户信息需求的层次也日益提高，要求信息聚合由原来的"广、快、精、准"向"深、动、精、细"转变。以往的网络资源揭示和利用大都集中在信息资源的宏观结构，未深入到信息资源的微观内容部分，造成信息聚合层次较浅，难以向用户展示多维度知识关联，导致用户信息满意度不高。

基于知识元的网络健康信息聚合模式是指将粗粒度的健康信息碎化为细粒度的知识元，通过关联关系实现健康信息深度聚合。知识元是指语义上相对完整地表达特定知识的最小的内容单元，从知识生产和创造的视角分为常识知识元、引证知识元和创新知识元。网络健康信息来源广泛，质量参差不齐，部分内容的理解需要有较高的健康信息素养。去粗取精、去繁从简、深度聚合细粒度的健康信息有助于用户花费更少成本获取信息。针对网络健康信息资源构建细粒度聚合单元元数据框架，从多维度、多层级深入揭示和关联分散在各类型网络信息资源中的细粒度聚合单元，抽取和聚合知识元是将来网络健康信息聚合发展的必然趋势。

基于知识元的网络信息聚合模式可以深入揭示内容信息，挖掘知识关联，深度聚合各类健康信息，提高信息供给质量。该模式能够根据用户的信息需求多维度聚合健康信息，优化信息服务方式，降低用户的信息获取难度。而且，该模式还有利于促进知识发现，提升知识服务效率，并提高将信息转化为用户所需情报知识的速度。但国内外目前对基于知识元的网络信息聚合模式研究还处于探索阶段，没有现成的模式可以借鉴。这一信息聚合模式与现有的资源环境和网络环境差距较大，与此同时，还需要结合用户的信息需求、用户情境等要素来优化聚合效果。

4.2 面向用户的网络健康信息聚合模式

4.2.1 基于 RSS 的网络健康信息聚合模式

RSS(really simple syndication)，即简易信息聚合，是一种描述和同步网站内容的信息聚合模式，通过 RSS 可以在互联网上订阅感兴趣的内容，适合网络新闻、博客等不定时更新，但又比较受关注的网络信息源。Web 2.0 的显著特征就是基于 RSS 的信息聚合。

基于 RSS 的网络健康信息聚合模式是指用户根据自己的兴趣及关注重点将不同来源的网络健康信息进行订阅，聚合到同一平台之后，通过电脑客户端或网页在线的方式获取健康信息。这是基于用户选择的聚合系统，向用户提供一站式网络健康信息获取服务，起着过滤无效信息的作用。随着 Google 于 2013 年 7 月 1 日关闭 Google Reader，鲜果也在 2014 年 12 月 12 日正式关闭鲜果 RSS 阅读器，表明第一代 RSS 服务提供商已经相继退出了网络信息市场，但这并不意味着 RSS 技术走向没落，只是表明纯粹的信息聚合模式因为无法与目前的技术、环境、用户需求有机结合已经无法满足用户的多元需求。

基于 RSS 的网络健康信息聚合模式的优点在于：可以体现用户的个性化信息需求，RSS 聚合服务提供的信息都是用户自己选择和订阅的，完全屏蔽用户未订阅的内容和垃圾信息；用户通过客户端或在线阅读的方式可以在同一界面获取所需的健康信息资源，不需要在多个不同的网站页面进行跳转；系统按照订阅网站的更新主动将最新的信息推送给用户,用户可以及时有效地获取到最新信息,兼顾时效性和准确性。

但基于 RSS 的网络健康信息聚合模式缺点日益突出:这一模式依赖用户主动订阅相关信息,由于用户的健康信息素养水平参差不齐,容易造成重要健康信息的遗漏和缺失;只是简单地解决了订阅和一站式获取信息的问题,未对内容进行智能处理;随着健康信息来源以及内容的增多,RSS 平台的信息呈快速增长趋势,对用户获取信息造成了一定困难,平台无法满足用户对信息更高的要求;移动互联网时代的潜移默化,人们已经习惯于通过手机获取信息服务,而基于 RSS 的网络健康信息聚合更适合在电脑端提供服务;用户的社会化需求无法得到满足,没有考虑内容与用户关联,不能帮助用户接触所关注领域的更优质的信息源;目前基于用户兴趣的健康信息推送服务已经十分成熟,已经很少有人愿意主动去订阅相关信息。

4.2.2 基于内容推荐的健康信息聚合模式

随着智能、大屏手机的普及和 3G、4G 网络的迅猛发展,手机成为人们首选的上网设备。新闻、视频等网络信息资源在移动客户端更受用户欢迎,可以利用碎片化时间随时随地获取碎片化信息。基于内容推荐的健康信息聚合模式是指基于对用户的使用习惯、社交关系、搜索关键词等内容的分析,结合搜索引擎、大数据挖掘、机器学习等技术,通过特定算法精准计算出用户最关注的健康信息内容进行精准推送,用户通过手机或平板就可以接收到自己感兴趣的相关健康信息。基于内容推荐的健康信息聚合模式属于服务提供者主导的以用户需求为中心的信息聚合模式,服务提供者指定了聚合来源,用户被动接受信息。基于内容推荐的健康信息聚合模式以用户为中心进行个性化推荐,提供给每一个用户感兴趣的健康信息,实现了千人千面和精准推荐内容,并且用户可以将关注的资讯进行评论、转发以及分享到社交平台。

这一信息聚合模式的优点在于:手机就能接收所关注的网络健康信息,简单方便快捷,符合用户诉求;在机器学习的基础上,结合推荐算法,智能进行精准推送,无须用户花费较多精力就可以理解用户的信息要求,满足用户的兴趣需求,帮助用户减少了使用成本;提高了信息推荐的准确度,成为大数据互联网时代挖掘有价值信息及最相关信息的有效方式。

但其缺点在于:"渠道"服务提供商与"内容"提供商的边界模糊,损害了著作权人和内容提供商的权益,容易造成版权纠纷;服务提供商搜集了大量的个人数据信息,如果这些信息保管不慎,将会存在个人隐私泄露风险;提供商推荐的都是用户感兴趣的信息,容易造成用户阅读视野越来越狭窄,新闻类型越来越单一,最终可能让用户陷入到信息茧房的尴尬境地;机器编辑将用户的兴趣需求排在第一,信息的价值受到冲击,而且优先推送到用户的内容的真实性有待考证,不利于高价值和高质量信息的传播。

4.2.3 基于社会化媒体的健康信息聚合模式

随着互联网和社交软件的发展,纯粹的文本聚类已经无法满足用户的需求,需要从聚合信息向聚合收发信息的用户转变,将社会化媒体的信息源与用户聚合起来,充分发挥群体影响力的作用。社会化媒体,也叫社交媒体,是支持用户撰写、分享、评论、讨论、交流的平台，主要形式有社交网站、微博、博客、论坛、即时通讯等，如新浪微博、知乎、丁香园、科学网等影响十分广泛。这些社交平台通过用户的社会化信息行为，根据社会学和信息科学的规律完成信息的聚合，并且将分门别类的主题传递到相对应的用户手中。社交媒体是公众表达自我的平台，内容都由用户编辑而生成，蕴含了众多宝贵的看病心得、患病历程分享、治疗经验等健康信息。目前的社会化媒体聚合是依据物以类聚、人以群分的原理，将相关的用户聚合在一起。而基于社会化媒体的健康信息聚合模式是指在聚合用户的基础上，聚合整理社交媒体中的健康信息，再根据用户的需求予以提供。微博是当前社交媒体的重要代表，有学者针对微博信息资源的短文本、主题发散等相关特征，提出了一种面向语义关联的细粒度社交媒体信息资源多维度主题聚合方法，但只能对某一时间段某一类型的微博信息进行主题挖掘和多维度主题聚合。

基于社会化媒体的健康信息聚合模式的优点在于：通过社交媒体传播的信息大多来源于亲身经历或身边人分享，公众对这一类的信息具有天然好感，乐于获取到此类信息；经验分享型信息对于健康信息需求者来说，与自身的情境、信息诉求等更为契合，属于高价值信息；基于社交媒体的社会化挖掘及推荐功能，迅速发现大家关注的热门信息，让用户通过较少阅读时间获取更多有价值的信息。

但该模式仍然存在以下不足之处。首先，健康信息海量分散，且无序零乱，规范化程度低，含有大量口语性表达，不利于组织和挖掘利用；然后，用户生成内容不可控，无法从源头进行质量把关；最后，虽然基于社会化媒体的健康信息聚合提供的信息具有高价值，但是目前还处于理论研究阶段，缺乏成功的应用模式。

4.3　网络健康信息聚合模式的对比分析

本章结合网络健康信息的特点，提炼出 6 种网络健康信息聚合模式，并根据其侧重点和差异，分为面向资源和面向用户的网络健康信息聚合模式两大类。如表 4-1 所示。总体来看，基于目录式导航和基于搜索引擎的健康信息聚合模式在现实中已有实际应用，但其聚合层次不深，属于针对网络健康信息资源宏观结构的信息聚合模式，并且信息服务提供方式单一，而基于知识元的健康信息聚合模式可以深入信息内部实现深度聚合，并可根据用户的需求进行多维度聚合，但目前还处于探索阶段；基于 RSS 的健康信息聚合模式由于用户的信息获取习惯及其本身的局限性，已经失去了用户群，而基于内容推荐的健康信息聚合模式对于用户来说，使用成本低，信息获取精准方便快捷，虽然存在各类隐患，但是用户接受度高；基于社会化媒体的健康信息聚合模式目前还局限于单一的社交媒体内部，如果要实现跨平台健康信息聚合，整理各类社会化媒体中的健康信息，还有诸多技术问题和现实难题需要解决。综合对比分析后发现，6 种网络健康信息聚合模式各有其优缺点，可以取长补短，相互融合，将面向资源和面向用户的信息聚合模式有机结合起来，构建更好的网络健康信息聚合模式是未来信息组织、信息聚合和信息服务发展的方向。

表 4-1　网络健康信息聚合模式比较

聚合模式	优点	缺点
基于目录式导航	聚集整理相关信息； 提供信息导航服务； 有助于用户全面了解	结构固定、不灵活； 聚合层次较浅
基于搜索引擎	一站式提供信息； 用户使用简单方便	不提供个性化和智能化检索结果； 不提供多维显示方式； 不对多来源信息聚类、融合、重组
基于知识元	深度聚合信息； 优化信息服务方式； 提升知识服务效率	处于探索阶段； 研发成本较大
基于 RSS	体现用户个性化； 一站式阅读信息； 主动推送信息； 兼顾时效性和有效性	对用户要求高； 未彻底解决用户信息需求问题； 用户社会化需求得不到满足
基于内容推荐	手机接收信息，方便快捷； 精准推送，用户满意度高	存在版权纠纷隐患； 存在个人隐私泄露风险； 容易造成信息茧房
基于社会化媒体	提供用户高度关注的信息； 可迅速挖掘热门信息	信息组织和挖掘利用难度大； 质量不可控； 处于理论研究阶段

综上所述，有效的网络健康信息聚合模式应符合以下标准：聚合粒度更细，深入到健康信息内容内部，不限于信息宏观外部特征；深度揭示信息特征，根据用户的信息需求和动机，多维度、多层次聚合健康信息，用户可以自己组合信息；根据每个用户的特点提供不同的聚合结果界面，体现个性化需求，精准推荐信息；社会化媒体中的健康信息具有高价值，尽可能地挖掘聚合到同一平台；既考虑资源又考虑用户，将资源和用户结合起来，实现网络健康信息的高效聚合。因此，未来满足社会需求的网络健康信息综合聚合模式必将具备上述特征，才是具有生命力、满足用户健康信息需求的信息聚合模式。

4.4　网络健康信息综合聚合模式构建

信息需求是用户与网络资源之间的桥梁，本章根据用户健康信息需求特征和网络健康信息资源特点，构建基于用户要素和资源要素的网络健康信息综合聚合模式。

4.4.1　基于用户要素的网络健康信息聚合模式

用户与聚合对象（即网络健康信息资源）之间的关系取决于用户的特定信息需求，而用户的特定信息需求一般取决于两个方面：一是用户所处的特定情境，用户在不同的情境下对健康信息的需求存在差异；二是用户的兴趣，同一用户群体的信息偏好具有相似性。基于用户要素聚合有助于建立用户健康信息需求库，挖掘用户的需求特征。

4.4.1.1 用户情境聚合模式

符合用户需求的网络健康信息个性化程度高，且私密性强。目前网络健康信息平台提供的网络健康信息推送服务比较简单，信息针对性不强，不能根据用户的实际需求进行精准推送，即便推送的是用户感兴趣的内容，但可能并不适合选定的用户。

用户情境聚合模式是以用户个人需求为中心，将分散的、凌乱的多种情境信息进行组合分析，以发现用户信息需求并聚合健康信息以便精准推送或推荐的过程（如图4-1所示）。它能够发现用户的健康信息资源需求，为构建基于用户的网络健康信息需求聚合模式奠定基础。情境能够解释用户的信息需求和信息行为，它影响着用户的网络健康信息获取行为。情境是能够描述用户与应用程序之间交互所涉及的实体状态信息，它包括低层情境数据和高层情境数据，前者指可以直接获取的原始情境数据，如用户的性别、年龄、学历、地理位置和搜索记录等；后者指在原始情境数据的基础上进行推理获得的数据，包括用户健康信息需求分析、用户行为偏好分析、用户健康信息素养能力分析等。

随着智能设备的普及和移动互联网的迅速发展，情境数据的可获得性不断提高，用户在网上的查询、游览、点击、留言等行为都可以被整理和存储，而且移动设备和笔记本电脑都属于私人物品，可以保证收集数据的一致性。目前低层情境数据的使用更为广泛，根据得到的情境数据，可以利用时间、地点、设备、周围环境等众多情境要素聚合网络健康信息。如根据搜索关键词和地点情境要素，聚合社交媒体中相关医院和医生的信息以及其他病人就诊体验的分享等，为求医需求者提供更精准的信息。情境数据的引入有助于更深入地理解和发掘用户需求，有益于为用户提供更具个性化和针对性的信息。

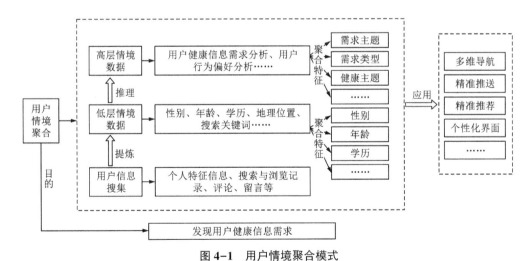

图4-1　用户情境聚合模式

4.4.1.2 用户群体聚合模式

健康信息与用户个人紧密相连，虽然具有个性化特征，但是每个人都是社会中的一员，物以类聚、人以群分，相同兴趣偏好的健康信息用户聚类形成群体，不同群体的健康信息资源需求存在差异，而群体内用户健康信息需求具有共性。

用户群体划分是开展用户健康信息需求分析的基础，也是进行健康信息推送和推荐的重要依据。健康信息用户是一个综合性群体，是用户整体和集合，具有全覆盖(地域范围，包括东、中、西部，城镇和农村等)、全健康流程(预防、治疗、康复、自主健康管理)、全生命周期(儿童、少年、青年、中年和老年)、全群体[包括网民与非网民，普通健康人、公众、专家、重点群体(如患者、妇幼、残疾、老年人等)，特殊群体(如特殊疾病患者、农民工、高危工作人员等)，小学生、中学生、大学生、研究生等，高、中、低收入群体等]等特征，具有多重划分标准，如地域、年龄、职业、学历等。

根据不同用户群体的健康信息需求聚合健康信息资源，有利于知识发现和推荐，适合应用于搜索引擎中对检索结果进行多维分面聚类，也适合页面的多维导航。此外，根据健康主题的不同进行用户细分，如母婴主题用户可划分为备孕女性、孕妇、产妇、婴幼儿4大类，在此基础上对每一类用户再进行细分。用户细分有助于健康信息需求者找到自己所属的用户群体，获取相关度高且亟需的健康信息，也有利于健康信息平台为用户精准推荐和推送健康信息。基于用户群体的聚合模式从两个角度聚合健康信息资源(如图4-2所示)：一是从全体健康信息用户的角度进行用户群体的划分与聚合；二是从某一健康主题的角度进行用户细分。其优势在于聚合具有同类健康信息需求的用户群体，有助于个人用户定位相似群体，获得精神或心理支持，且帮助用户挖掘更多的潜在的健康信息需求。

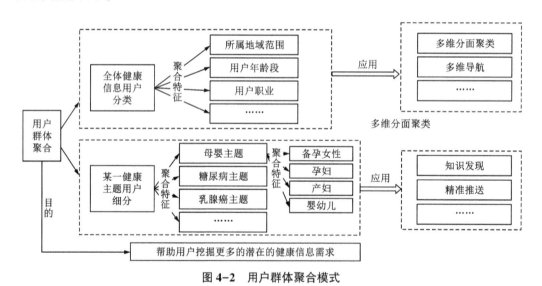

图4-2 用户群体聚合模式

4.4.2 基于资源要素的网络健康信息聚合模式

网络健康信息资源类型多样，来源广泛，用户的一切信息行为都是为了找到和获取最相关的健康信息资源。基于资源要素进行聚合有助于用户对健康信息的选择和利用，跨越信息爆炸、信息迷航等障碍，获取满足用户需求的相关健康信息资源。

4.4.2.1　主题聚合模式

主题是概念关键词的集合,国内大部分健康信息网站按照慢性疾病、养生保健、美容健身等主题分类方式整合健康信息资源,以目录式导航布局在首页。由于健康信息主题庞杂且分类不合理,使得整个健康信息网站页面显得杂乱无章,不利于用户的信息获取,而主题图技术的出现解决了这一难题。

主题图技术基于本体和元数据的思想,由主题、关联、资源出处三个核心要素构成,能够揭示多层次主题以及主题与资源之间的关联,适合组织网络信息并改善目录导航。用户健康信息主题聚合模式是采用主题图技术对网络健康信息进行组织,描述主题(健康主题与信息需求主题)之间以及主题与健康信息之间的关联关系,实现同一主题不同来源和不同类型健康信息资源的聚合过程(如图 4-3 所示)。健康主题不同,用户信息需求主题呈动态变化,以患者的健康信息需求为例,不同疾病患者的信息需求主题以及重点关注主题存在差异。已有研究表明,糖尿病患者关注主题包括病因及病理知识、诊断和检查、治疗、疾病管理、并发症、社会生活、疾病预防、教育和研究,热点主题为日常疾病管理、疾病确诊和治疗;脑血管病患者主要关注情感表达、并发症、症状描述、饮食注意、医疗研究和用药 6 大主题。利用主题图技术建立健康主题与用户需求主题及健康信息之间的知识关联,为动态性及个性化健康信息导航奠定基础。主题聚合模式根据不同的健康主题,按用户关注热度布局信息需求主题,提供动态导航界面。此外,考虑用户健康主题和信息需求主题的不同,为用户提供个性化的健康信息导航和搜索结果,将用户最感兴趣、最热门的主题列在显眼位置。

4.4.2.2　语义关联聚合模式

网络健康信息内容丰富、来源广泛、构成庞杂,主要来自微博、专业健康网站、社会化问答社区、论坛等。而出自微博、知乎、甜蜜家园等社交媒体的网络健康信息具有数据量大、短文本、主题分散、结构稀疏、口语化表达等特点,不利于资源之间的关联发现及信息组织和利用。社交媒体健康信息虽然难以有效组织,但其信息价值高,能够带给健康信息需求者更高的满足感,是网络健康信息聚合的重点对象,目前对社交媒体中健康信息的聚合仅限于某一平台,且未能为综合搜索引擎所利用,这给健康信息用户带来不便和信息缺失。

陶兴等人利用 TextRank 算法和密度峰值聚类算法发现了用户答案之间的关联实现自动聚类,有助于进行资源导航及热门推荐,但是对资源之间语义的挖掘有所欠缺。而关联数据能对资源进行统一标识和语义关联,其开放性、标准性与富语义性有利于聚合异构异质、离散化分布的资源,MOOC 资源聚合体系的构建就是基于关联数据实现的。语义关联聚合模式是利用关联数据技术,构建网络健康信息资源描述本体,揭示和描述微博、知乎、论坛等社交媒体中以短文本形式存在的健康信息资源,发现社交媒体健康信息资源之间的语义关联,实现资源的深度聚合(如图 4-4 所示)。语义关联聚合模式将杂乱无章的短文本健康数据封装为 RDF 结构化数据,挖掘各类社交媒体平台健康信息资源之间的语义关系,实现对社交媒体健康信息的组织和管理,聚合来自不同社交媒体的健康信息资源,将以前未能充分利用的社交媒体健康信息纳入为聚合对象。这一模式有助于优化知识推荐

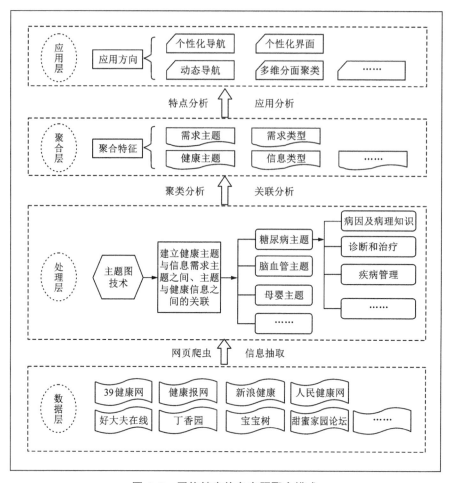

图 4-3 网络健康信息主题聚合模式

算法，改善用户获取信息过程中的知识发现效果，丰富搜索引擎结果界面的多维分面聚类，并为用户提供精准的网络健康信息内容推送。

4.4.2.3 细粒度聚合模式

网络健康信息来源分散，如果不加以组织，用户将难以或者无法得到充分有效的健康信息。但目前网络健康信息的揭示和描述仍停留在宏观内容层面，导致提供给用户的健康信息粗糙且噪声信息较多，不利于用户快速精准得到所需信息。因此有必要将大粒度的网络健康信息资源碎化为细小粒度的实体，从知识元的角度进行揭示和标引，实现健康信息资源的深度聚合。

细粒度聚合并不意味着对粗粒度以及中粒度的放弃，只是模式支持不同层次的粒度，层级最深到细粒度。马翠群等人提炼了篇章单元、节段单元和句群单元的共有属性，建立了统一的多类型网络资源细粒度聚合分面分类框架，为细粒度聚合奠定了基础。曹树金等人在此基础上构建细粒度聚合单元元数据框架，并以 OA 论文、在线百科、博客为实证对

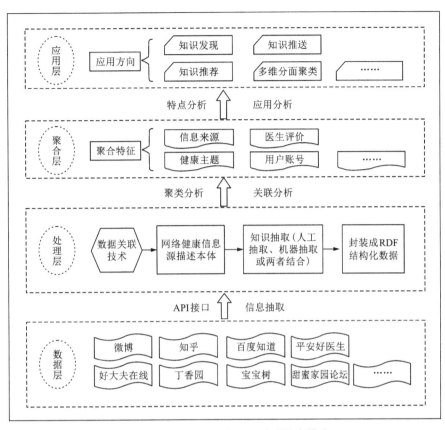

图 4-4 网络健康信息语义关联聚合模式

象验证了该框架的可行性。网络健康信息细粒度聚合模式是借鉴元数据框架，通过访问属性、物理属性、语义属性及其子属性的描述，实现在线百科、博文等以全文形式存在的健康信息资源内容微观层面的揭示，从内容语义层面多维度聚合资源（如图 4-5 所示）。粒度越细，属性越多，揭示层次越深，语义关联越丰富，聚合维度越广。细粒度聚合模式实现深入知识元的网络健康信息聚合，提高了聚合广度和深度，通过多维度、多层次、多方向的分析与描述来揭示与聚合健康信息资源，为用户提供深入全文内容的知识发现服务，不再局限于标题、关键词、作者等外在内容特征；能够提供知识元链接服务，当用户对文档中的某些知识点感兴趣的时候，可以通过链接获取更多信息；细粒度聚合健康信息资源，为用户精准获取自己所需的健康信息和自由使用检索词提供了可能性。

4.4.3 基于用户和资源双要素的网络健康信息综合聚合模式

网络健康信息综合聚合模式以各模式之间的互联互补为基础（如图 4-6 所示）。情境聚合模式利用用户的个人背景信息和实时情境信息，发现用户的兴趣爱好和信息需求，为提供健康精准信息服务奠定基础；用户群体聚合模式将具有同类健康信息需求的用户进行细分和聚类，有助于用户发现自己的潜在健康信息需求；基于主题图技术的主题聚合模式

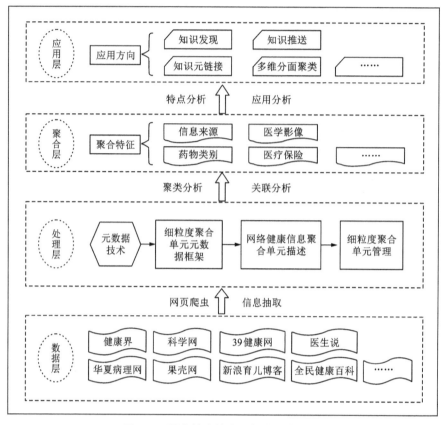

图 4-5　网络健康信息细粒度聚合模式

有序组织网络健康信息，构建健康主题、用户信息需求主题与健康信息联结的知识框架；语义关联聚合模式深度挖掘微博、知乎等社交媒体的碎片化健康信息，丰富健康信息聚合来源，提高聚合内容质量；细粒度聚合模式深入知识单元进行描述和聚合，多维度、多角度、多层次揭示网络健康信息资源。基于用户要素的网络健康信息聚合决定用户的健康信息需求，基于资源要素的网络健康信息聚合以健康信息和用户需求为中心进行信息组织，基于用户和资源双要素的网络健康信息综合聚合模式既考虑了用户复杂的、个性化的信息需求，又满足了网络健康信息资源的深度聚合，将用户信息需求与网络健康信息进行联结，实现健康精准信息服务。

为改进网络健康信息组织，提升健康信息服务质量，满足用户个性化健康信息需求，本章针对用户信息需求关注和健康信息服务的不足，提出用户情境聚合模式和用户群体聚合模式，挖掘用户的健康信息需求；针对网络健康信息组织存在的不足及问题，提出主题聚合模式、语义关联聚合模式和细粒度聚合模式分别加以改善。网络健康信息综合聚合模式利用此五种聚合模式，以用户信息需求为中心深度聚合各类健康信息资源，改善知识发现、信息推荐和推送、搜索引擎的多维分面聚类、健康网站的知识导航、健康网页的知识元链接等应用，以实现对分散的网络健康信息资源的深度聚集和有机整合，提高网络健康信息资源利用效率及用户健康信息需求满意度，实现健康精准信息服务。

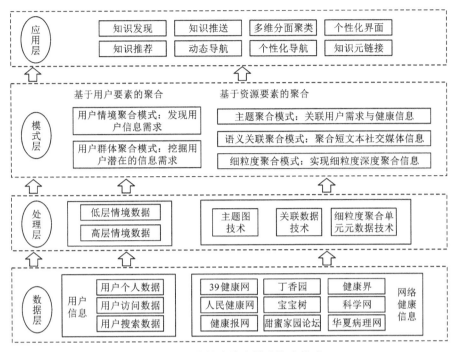

图 4-6 网络健康信息综合聚合模式

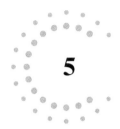

5

基于健康教育知识的我国网络健康信息资源聚合实证研究

相比于专业医学知识，健康教育知识与用户信息需求息息相关，更容易被用户所理解和学习。健康教育(health education)以传播、教育、干预为手段进行有组织、有计划、有系统的信息传播和行为干预活动。从定义可知，健康教育的受众是患者或普通人群。健康教育知识相比于其他医学专业知识更适合用户阅读学习。但是健康教育知识往往分布在不同的信息载体之中，这给健康知识组织带来了挑战。随着信息技术在网络信息资源组织的应用与发展，如何利用本体、知识图谱等组织方式对海量网络医疗健康资源进行揭示，已经成为医疗健康信息资源管理研究的热点内容。本章的健康知识库内容包括与用户健康信息需求关系密切，且与健康教育主题相符的知识内容。

知识元可以自由切分、组织、检索和利用的最小知识单位，是完整描述知识内容的最小知识单元，本章引入知识元理论，利用健康知识元语义描述模型细粒度揭示多源健康知识，通过对多源健康知识内容中的健康知识元进行挖掘，构建一个基于知识元的多源健康知识网络，以实现为用户提供更有针对性的信息服务。

5.1 基于知识元的健康知识网络构建过程

网络健康信息资源种类繁杂，为了贴近用户的健康信息需求，本章选择了以下三种类型的健康知识用于构建健康知识库。第一种是与用户健康信息需求最为密切的患者-医生问答案例知识；第二种是科学、权威、准确和易读的医学百科词条知识；第三是内容科学、权威且较为前沿，主题与健康教育有关的临床指南知识。该构建过程首先是以满足用户健康信息需求为目标，借助计算机技术实现问答案例类、医学百科类、临床指南类三种来源的健康知识数据的自动采集与存储；然后分析不同来源知识数据的内容特点和结构特点，引入知识元理论，构建健康知识元语义描述模型；接着从健康知识内容文本中借助自然语言处理技术进行知识元的自动抽取，设计关系抽取规则模板进行健康知识元之间关系的识别；最终将多源健康知识元连接在一起，形成庞大的健康知识网络。从健康知识文本数据中抽取零散的、相对独立的知识元这一过程是对健康知识文本数据进行更细粒度地揭示。通过一定的语义将健康知识元连接在一起,可以增值健康知识价值,甚至催生新的健康知识,通过查询健康知识网络可以更精准地为用户提供他们需要的健康信息内容。

当用户通过知识网络查询某篇健康知识文档的信息时,查询结果将以网络图谱的形式呈现,知识元作为知识网络中的节点,对原始知识文档进行基于知识元的细粒度描述揭示,便于用户快速根据信息需求获取健康知识,从而减少用户对于海量知识产生的"知识迷航"问题、减轻用户的认知负担。构建一个基于知识元的多源健康知识网络能更好地匹配用户的多层次健康信息需求特征。多源健康知识网络以可视化方式呈现,让用户快速定位自己的信息需求点,获取医学专业领域的知识,最终提升用户对疾病早期发现、诊断、治疗、康复和创新管理的认知水平,达到精准信息服务系统的目标。多源健康知识网络的自动构建既是保证精准信息服务效果的基础,也是从客观层获取用户隐性健康信息需求的途径之一。本章的多源知识库构建流程如图 5-1 所示,健康知识网络的建设主要包括多源健康知识数据采集、多源健康知识元语义描述、多源健康知识元聚合和知识库的存储、查询,将在以下几节分别介绍。

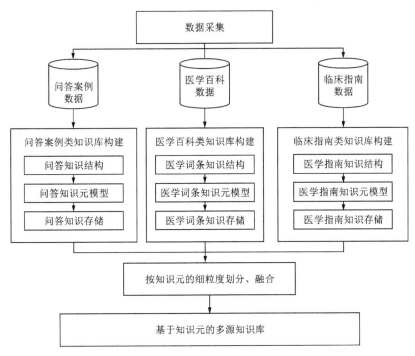

图 5-1　多源知识库构建流程

5.2　多源健康知识数据

疾病相关知识数据的常见来源包括医学教材、专家经验、临床指南、典型案例、临床诊疗方案、电子健康档案、电子病历、文献资料和网络资源等。考虑到本研究的系统服务对象是公众，非医学专业人员，需要注重文本内容的易读性和可获取性。本章选取了某中文医疗健康科普网站中的健康百科词条信息，还选取了某在线健康咨询网站中答案来自三甲医院专业医生回答的问答对数据和代表权威临床指导专家意见的临床指南知识。以上健康知识源内容正确且权威，易读性较好，作为服务内容提供给用户，帮助用户解决健康问题，提升疾病管理的能力和水平，提升精准信息服务的服务效果，让用户满意。本章选取的多源知识数据分别是网络问答类数据、医学百科类数据和临床指南类数据这三类。

5.2.1　网络问答类数据

网络问答类数据存在于网络健康社区之中，用户在互联网环境下向医生表达身体上的不适和疑惑，请求医生的专业解答。针对咨询服务响应的医生会及时地向咨询对象给予专业的回答和解释。网络问答类数据是一种案例知识。网络问答类数据需要从网页的 HTML 语言中抽取出来。网络问答知识库的知识结构定义如图 5-2 所示。网络问答知识结构主要包括背景案例知识和问句案例知识。其中，背景案例知识又分为社会人口学、情绪、目前健康状况；问句案例知识由诊断、治疗、病情管理、流行病学、生活方式、择医、其他问题组成。

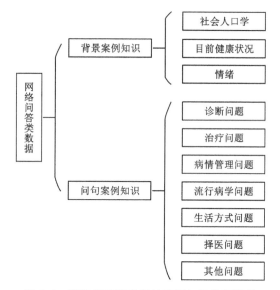

图 5-2　网络问答类数据的案例知识数据描述

5.2.2　医学百科类数据

医学百科类数据存在于百科类词条网站中，以疾病、症状、检查、药物、治疗等类型描述词条的实例信息，是一种半结构化的信息，在各个词条信息内容中用标题揭示知识结构和概念层次关系。医学百科数据是由多个 HTML 文档组成的网页页面组成的。本章采用网络爬虫技术对医学百科数据进行采集，模拟患者在网络搜索引擎或者网站上的健康信息搜寻行为，以搜索框输入关键词的方式或者根据词条目录页面，获取每个词条的网页资源链接地址 URL，每获取一个 URL 地址，数据采集程序就会将这个网页的全部内容保存至本地数据库中，即构成医学百科词条知识库。

本章选择利用某健康百科网站的百科词条知识数据构建医学百科词条知识库。该网站面向公众提供专业的医学科普内容，健康科普信息优质且权威，由来自国家卫生健康委员会权威医学科普项目专家委员会进行内容规范和质量监督。该百科词条知识结构主要包括疾病词条类知识、症状词条类知识、检查词条类知识、药物词条类知识、治疗词条类知识等。各类型医学词条知识的结构描述如表 5-1 所示。

表 5-1　医学百科词条知识数据描述（部分）

词条类型	词条结构（部分）
疾病	什么是某疾病 需要到哪个科室就诊 为什么会得某疾病 分类 怎么知道得了某疾病 需要做哪些检查来确诊某疾病 医生怎么诊断某疾病 某疾病需要和哪些疾病进行区分 怎么治疗某疾病 某疾病有哪些危害 治疗后的效果怎么样 怎么预防某疾病
症状	概述 病因及常见疾病 临床表现 鉴别诊断 治疗原则
检查	概述 原理 临床意义 正常值参考范围
药物	是什么药 哪些用途 哪些制剂和规格 用药前须知 如何用药 注意事项 不良反应 妊娠期和哺乳期 合理用药
治疗	概述 原理 适应证 禁忌证 治疗设备

5.2.3 临床指南类数据

临床指南是一系列权威临床指导意见，主要通过使用系统科学的方法总结整理得到，它可以作为适时客观的临床指导和诊疗建议提供给医生。临床指南的制订过程严格遵守循证医学的原则，它是对国内外现有医学知识和证据的客观总结和归纳。临床指南会随着医学的不断发展进行内容修订和版本更新。临床指南的目的是指导医护人员的临床实践活动，制定科学的临床诊断和治疗过程的规范流程，提高临床诊疗实践活动的质量和效率，减少医疗事故的发生。临床指南的内容组织往往具有层次性，通过多级标题划分知识结构，对医学专业知识进行组织。临床指南知识数据的通用结构描述如图 5-3 所示。

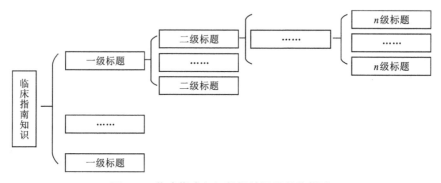

图 5-3　临床指南知识数据的通用结构描述

5.3　基于知识元的多源健康知识描述

5.3.1　健康知识元的语义描述模型构建

本章借用董坤提出的知识元语义描述模型，将健康知识元模型定义为：

$$KE = \langle C, K(w, s), P, R \rangle \tag{5-1}$$

健康知识元描述模型 KE 用四元组的形式描述健康知识。其中，C 表示健康知识元对应的医学概念的唯一性编码；K 表示健康知识元的知识项，由短语型 w 与句子型 s 组成，是健康知识元的主体信息，即该健康知识元内部详细描述健康知识内容的信息；P 是健康知识元中的属性集合，表示健康知识元与健康知识项之间的关联关系；R 指健康知识元之间的关系集合，表示各个健康知识元之间存在的语义关联信息。语义网技术中的语义三元组模型适用于描述这种语义关联信息。

基于以上模型对健康知识元中的疾病知识元"高血压"这一知识元实例进行解析，如表 5-2 所示。

表 5-2 疾病知识元语义描述模型实例

知识元标识术语	
高血压	
属性	知识项
资源类型	百科词条
概述	高血压是以体循环动脉压升高为主要临床表现的心血管综合征……如收缩压≥140 mmHg，而舒张压<90 mmHg 称之为单纯收缩期高血压。大约60%的高血压患者有家族史
科室	心血管内科、内科、急诊科
病因	原发性高血压的病因为多因素，尤其是遗传和环境因素交互作用的结果……
分类	临床上高血压可分为两类： 1.原发性高血压是一种以血压升高为主要临床表现而病因尚未明确的独立疾病，占所有高血压患者的90%以上。 2.继发性高血压又称为症状性高血压，在这类疾病中病因明确，高血压仅是该种疾病的临床表现之一，血压可暂时性或持久性升高
临床表现	起病缓慢，大多数无特殊临床表现……当血压突然升高到较高水平时会出现剧烈头痛、呕吐、心悸、眩晕等症状，严重时会发生意识不清、抽搐……
检查	需要通过体格检查、实验室检查、心电图检查、动态血压监测、影像学检查等确诊……
诊断	医生主要根据诊室血压测量数值、临床症状、24h 动态血压监测结果诊断高血压……
鉴别诊断	如果左、右上臂血压相差较大……还应测量平卧位和站立位血压……
治疗	采用生活方式干预和服用降压药物、实现降压达标是根本。治疗性生活方式，如干预减轻体重：体重降低对改善胰岛素抵抗、糖尿病、血脂异常和左心室肥厚均有益；减少钠盐摄入……
治疗效果	根据患者的具体情况确立有效治疗方案，坚持用药、持之以恒，血压均能控制……肾靶器官损害的发生率，降低病死率……
预防	定期体检、监测血压，提倡健康的生活方式，如减轻体重、减少钠盐摄入、补充钾盐、每日吃新鲜蔬菜和水果、减少脂肪摄入、戒烟、限酒、坚持运动、减轻精神压力、保持心态平衡、保证足够睡眠……
危害	长期高血压引起的心脏肥厚和心、脑、肾组织缺血，甚至功能衰竭……
关系(部分)	

<高血压, 科室, 心血管内科>、<高血压, 病因, 遗传>、<高血压, 分类, 原发性高血压>、<高血压, 临床表现, 头晕>、<高血压, 检查, 体格检查>、<高血压, 诊断, 血压>、<高血压, 鉴别诊断, 颈椎病>、<高血压, 治疗, 减轻体重>、<高血压, 危害, 心脏肥厚>、<高血压, 预防, 体检>

5.3.2 基于知识元的知识网络构建

本章在现有健康知识和多维度患者健康信息需求特征内容划分基础上，将健康知识元定义为疾病知识元、药物知识元、检验检查知识元、临床表现知识元、治疗知识元、社会人口学知识元、生活方式知识元、压力情绪知识元、科室知识元、患者知识元这 10 种知识元类型以及由简介(rels_desc)、相关科室(rels_dept)、相关病因(rels_cause)、相关临床表现(rels_symptom)、相关检验检查(rels_check)、诊断(rels_diagno)、鉴别诊断(rels_diff_diagn)、治疗(rels_treat)、有..风险危害(rels_risk)、预防(rels_prevention)、相关(rels)组成的 11 种语义关系。根据健康知识元语义模型的定义，见式(5-1)，各类型知识元的内部包含多种属性，属性对应的知识内容为知识项。共有句子型知识项和短语型知识项两种类型。

(1)疾病知识元：记录疾病的知识内容。主要属性有名称、简介、诊断、检查、治疗、资源 ID 等内容。

(2)药物知识元：记录药物的知识内容。主要属性有名称、通用名、别名、英文名称、药物类型、药物用途、用药前须知、禁止用药情况、慎用或避免使用情况、资源 ID 等内容。

(3)检验检查知识元：记录检验检查的知识内容。主要属性有名称、概述、参考值临床意义、检测方法、资源 ID 等内容。

(4)临床表现知识元：记录临床表现的知识内容。主要属性有名称、概述、病因、临床变现、检查、鉴别诊断、治疗原则、资源 ID 等内容。

(5)治疗知识元：属于本体类知识元，主要记录治疗类实体信息。主要属性有名称、资源编码。

(6)社会人口学知识元：记录脱敏后的患者的个人信息和生活方式、压力情绪等信息，如患病时长、身高、体重、性别、职业、家族史等内容。主要属性有编码 ID、名称。

(7)压力情绪知识元：记录与疾病发生发展过程、预防治疗过程中有关的压力情绪等方面的内容，如紧张、压力大、害怕等内容。主要属性有编码 ID、名称。

(8)生活方式知识元：记录与疾病发生发展过程、预防治疗过程中有关的生活方式等方面的内容，如抽烟、喝酒、饮食习惯等。其主要属性有编码 ID、名称。

(9)科室知识元：记录疾病相关的就诊科室信息。主要属性为编码 ID、名称。

(10)患者知识元：记录网络问答数据中的案例知识。案例知识与其他知识元存在相关关系。主要属性为编码 ID。

基于以上健康知识元的分类，通过规则实现知识元之间的语义关系抽取，最终实现对健康知识的系统性揭示。以"高血压"疾病为例构建基于知识元的健康知识网络示例，如图 5-4 所示。

5.4 多源健康知识网络聚合

为了满足用户的网络健康信息需求，聚合来自百科词条类、网络问答类、临床指南类的多源健康知识,本章提出了一种基于健康知识元语义描述模型的健康知识抽取与组织方法。该方法的核心内容是利用10种类型的健康知识元对来源不同的健康知识进行统一的语义模型描述。基于健康知识元语义描述模型,开展对多来源的健康知识聚合的实证研究。首先,利用网络爬虫技术采集百科词条知识、网络健康问答案例知识及医学指南专业知识并存储在计算机系统中;然后,分别将这三种来源的知识按现有知识文档转化为以知识元为中心进行细粒度知识组织,从各类型知识元中的知识项内容抽取所包含的知识元名称、类型,并基于规则生成知识元之间的关联关系,构建健康知识关联网络;最后,形成了一个包含百科词条知识、医学问答知识和医学指南知识元语义关联的完整的多源健康知识网络。

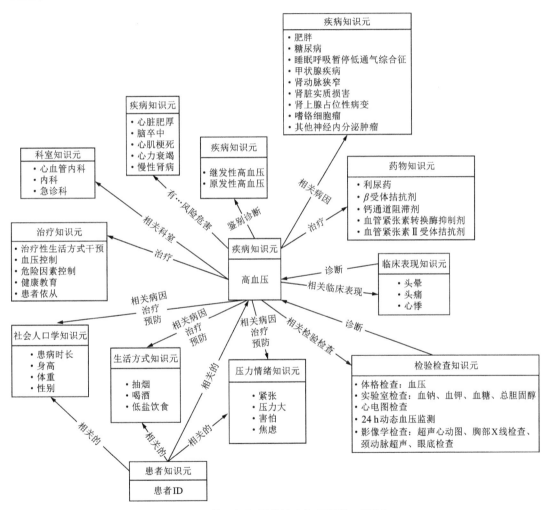

图 5-4　基于知识元的健康知识网络(部分)

5.4.1　知识元抽取

知识元抽取的任务主要是从各类型知识文档中对10种知识元的名称识别和知识项内容抽取。由于百科词条类文本是按照概念分面属性进行描述的,符合知识元的语义描述模型的特点，因此，本章根据知识元的分面属性所对应知识项的触发词及文本段落结构设置抽取规则，采用基于规则抽取的方法对采集的百科词条类知识文本进行领域术语词识别和属性、知识项抽取。考虑到医学问答知识主要来自于网络健康问答中患者与医生产生的对话内容。医学问答知识作为案例学习知识，不如其他两类知识描述规范和专业，对用户来说内容更具有易读性。因此，针对医学问答知识，本章采用多维度需求特征抽取模型仅对各类型的知识元名称、类型进行抽取。针对医学指南知识以某疾病为中心进行知识内容描述的特点，可将一篇医学指南知识文章看作为一个疾病知识元。原医学指南知识内容已按照多级标题进行知识组织且知识内容长度有限。因此，对于医学指南知识的知识元抽取主要利用人工归纳和基于字典的最大匹配算法完成对医学指南知识元、知识项、属性、关系的抽取。

5.4.1.1 医学百科知识抽取

医学百科知识文本是由医学专业人员参与编写、审核的有良好知识体系组织的半结构化文本。医学百科知识文本记录了疾病、药物、检验检查、临床表现等类型的知识信息。医学百科数据中的每个词条对应一个知识元，词条标题即为知识元名称。针对该类文本已有 HTML 内容编码特点，如图 5-5 所示，可以获取对应的知识元的属性和知识项内容，对应规则见表 5-3。

```
<div id="popularVersion" class="content display_none">
    <div>
        <!—<div th:utext="${detail.title}"></div>—>
        <div id="p_content_1" class="p_directory_flag"><h1>什么是高血压？</h1></div>
        <div><ul><li><p>高<a style="color:#6485F9;" href= /disease/detail/42593371134209>血压</a>是以体循环<a style="color:#6485F9;" href= /disease/detail/70000000002504>动脉
    </div>
    <div>
        <!—<div th:utext="${detail.title}"></div>—>
        <div id="p_content_2" class="p_directory_flag"><h1>你需要到哪个科室就诊？</h1></div>
        <div><p>心血管内科、内科、急诊科</p></div>
    </div>
    <div>
        <!—<div th:utext="${detail.title}"></div>—>
        <div id="p_content_3" class="p_directory_flag"><h1>为什么会得高血压？</h1></div>
        <div><p><a style="color:#6485F9;" href= /disease/detail/6673>原发性高血压</a>的病因为多因素，尤其是遗传和环境因素交互作用的结果。</p><ul><li><p>遗传因素</p><p>高血压
    </div>
    <div>
        <!—<div th:utext="${detail.title}"></div>—>
        <div id="p_content_4" class="p_directory_flag"><h1>怎么知道得了高血压？</h1></div>
        <div><ul><li><p>起病缓慢，大多数无特殊临床表现，有的患者仅在体检测量血压时发现，或已发生心、脑、肾等合并症时才被发现。</p></li><li><p>常见症状有头晕、头痛、颈项板紧、
    </div>
    <div>
        <!—<div th:utext="${detail.title}"></div>—>
        <div id="p_content_5" class="p_directory_flag"><h1>需要做哪些检查来确诊高血压？</h1></div>
        <div><p>需要通过体格检查、<a style="color:#6485F9;" href= /disease/detail/70000000002384>实</a>验室检查、<a style="color:#6485F9;" href= /disease/detail/1547407437619
    </div>
    <div>
        <!—<div th:utext="${detail.title}"></div>—>
        <div id="p_content_6" class="p_directory_flag"><h1>医生是怎么诊断高血压的？</h1></div>
        <div><p>医生主要根据诊室<a style="color:#6485F9;" href= /disease/detail/34714370980097>血压测量</a>数值、临床症状、24h动态血压监测结果诊断高血压。</p><ul><li><p>根据诊
    </div>
    <div>
        <!—<div th:utext="${detail.title}"></div>—>
        <div id="p_content_7" class="p_directory_flag"><h1>高血压需要和哪些疾病区别？</h1></div>
        <div><ul><li><p>如果左、右上臂血压相差较大，要考虑一侧锁<a style="color:#6485F9;" href= /disease/detail/70000000002044>骨</a>下动脉等有阻塞<a style="color:#6485F9;" h
    </div>
    <div>
        <!—<div th:utext="${detail.title}"></div>—>
        <div id="p_content_8" class="p_directory_flag"><h1>怎么治疗高血压？</h1></div>
        <div><p>采用生活方式干预和服用降压药物、实现降压达标是根本。</p><ul><li><p>治疗性生活方式干预<ul></p><li><p>减轻体重：体重降低对改善<a style="color:#6485F9;" href= /d
    </div>
    <div>
        <!—<div th:utext="${detail.title}"></div>—>
        <div id="p_content_9" class="p_directory_flag"><h1>高血压有哪些危害？</h1></div>
        <div><p>长期高血压引起的心脏肥厚和心、脑、肾组织缺血，甚至功能衰竭。其中<a style="color:#6485F9;" href= /disease/detail/5474>脑卒中</a>、心肌梗死、心力衰竭及慢性肾病等
    </div>
    <div>
        <!—<div th:utext="${detail.title}"></div>—>
        <div id="p_content_10" class="p_directory_flag"><h1>治疗后的效果怎么样？</h1></div>
```

图 5-5 百科词条的 HTML 内容

表 5-3　基于规则的百科词条 HTML 内容中知识元抽取示例

HTML 内容	规则	属性	知识项
<div class="detail_name">高血压</div>	'//div/text( )'	名称	高血压
<div id="p_content_1" class="p_directory_flag"><h1>什么是高血压？</h1></div><div><ul><li><P>高血压是以体循环动脉压升高为主要临床表现的心血管综合征……如收缩压≥140 mmHg，而舒张压<90 mmHg 称之为单纯收缩期高血压。</P></li></ul></div></div>	'//*/div/div//text( )'	概述	高血压是以体循环动脉压升高为主要临床表现的心血管综合征……如收缩压≥140 mmHg，而舒张压<90 mmHg 称之为单纯收缩期高血压

5.4.1.2　网络问答案例知识元抽取

网络问答文本中的患者提问内容是用户可以参考的案例知识来源。提问文本中存在着患者的背景信息和需求问题类型信息。这些信息作为案例知识，可为用户寻找相似患者和相似问题的答案时提供线索，每条患者提问文本所对应的医学专业解答知识可供用户学习和参考。因此，本章组合患者提问文本和对应的专家回答形成问答对，该问答对作为案例知识的知识项，并为每条问答对记录设置唯一编号文本 ID。本章采用多维度需求特征提取模型来完成案例知识元的各个知识元属性抽取，并且将关联特征实体与百科知识元名称进行匹配，基于各类型知识元形成的关联网络完成案例知识网络表示。

表 5-4　高血压患者问答对案例知识元数据各属性（部分）

患者编码	提问标题	提问内容（部分）	答案内容（部分）	问句类型	关联特征实体
P1	咨询高血压	王主任：您好！咨询一下有关高血压的情况：今年我丈夫 8 月份单位体检时发现血压有点高：141/90 mmHg，最近	你丈夫正处于工作与家庭主力军的年龄，肯定由于工作压力、人际关系等原因造成一种无形的精神紧张，加之口重……	治疗，疾病管理	{'check'：{'量血压'，'24 小时动态心电图'，'高压'，'体检'，'血压'，'血压稍高不稳'，'心脏检查'，'血压开始不正常不稳定'，'心跳'，'血压有点高'}，'disease'：{'冠心病'，'高血压'}，'life'：{'抽烟'，'没有吃降压药'}，'mood'：{'工作压力较大'}，'social'：{'丈夫'}，'symptom'：{'疲倦'，'胸闷'，'心跳加快'，'心慌'}}

续表5-4

患者编码	提问标题	提问内容(部分)	答案内容(部分)	问句类型	关联特征实体
P2	如何防治高血压	窦性心律,心率60次/分,P-R间期0.15秒、QRS时限0.10秒、Q-T间期0.40秒、心电轴+	你好! 非药物治疗:改变不良生活习惯和嗜好,饮食上要求低盐、戒烟、限酒的原则,保持清淡均衡的饮食……	治疗,疾病危害	{'check':{'窦性心律','p-r','t波','同导联','弓背向下型抬高','心率','电轴+','r-r'},'disease':{'窦性心律不齐','左心室高电压','高血压','复极综合征'}}
P3	高血压的用药	得高血压5年,头晕,原发性。我父亲有高血压。用过好几种药都不行最后选用北京降压0号能降下来,但听说副作用很大……	高血压的治疗必须个体化,第一目标是平稳地将血压控制在理想水平,次要目标则是除了控制血压,获得额外的……	药物	{'disease':{'心动过缓','高血压','原发性'},'drug':{'心痛定','卡托普利','厄贝沙坦','罗布麻','复方降压片','北京降压0号'},'social':{'父亲有高血压','高血压5年'},'symptom':{'头晕'}}

5.4.1.3 临床指南知识抽取

临床指南知识文本是以某疾病为中心按标题主题树的方式进行知识分面属性揭示的文本。主题树描述了某疾病临床指南中的概念和概念之间的层次关系。每个临床指南数据对应一个疾病知识元。因此,针对该类文本的知识首先由(某疾病,一级标题内容,二级标题内容)的主题树结构进行梳理。从将一、二级标题内容人工识别知识元的属性。其中,以《中国高血压防治指南(2018年修订版)》为例,见表5-5。

表5-5 《中国高血压防治指南(2018年修订版)》的标题-疾病知识元关系

标题	二级标题	知识元属性
1 我国人群高血压流行情况	概述	流行病学
1.1 我国人群高血压患病率、发病率及其流行趋势	我国人群高血压患病率、发病率及其流行趋势	流行病学
1.2 我国高血压患者的知晓率、治疗率和控制率	我国高血压患者的知晓率、治疗率和控制率	流行病学
1.3 我国人群高血压发病重要危险因素	我国人群高血压发病重要危险因素	流行病学
2 高血压与心血管风险	概述	风险危害
2.1 血压与心血管风险的关系	血压与心血管风险的关系	风险危害
2.2 我国高血压人群心血管风险的特点	我国高血压人群心血管风险的特点	风险危害

续表5-5

标题	二级标题	知识元属性
3 诊断性评估	概述	诊断
3.1 病史	病史	诊断
3.2 体格检查	体格检查	诊断
3.3 实验室检查	实验室检查	诊断
3.4 遗传学分析	遗传学分析	诊断
3.5 血压测量	血压测量	诊断
3.6 评估靶器官损害	评估靶器官损害	风险危害
4 高血压分类与分层	概述	分类分层
4.1 按血压水平分类	按血压水平分类	分类分层
4.2 按心血管风险分层	按心血管风险分层	分类分层
5 高血压的治疗		治疗
5.1 高血压的治疗目标	高血压的治疗目标	治疗
5.2 降压治疗策略	降压治疗策略	治疗
5.3 生活方式干预	生活方式干预	治疗
5.4 高血压的药物治疗	高血压的药物治疗	治疗
5.5 器械干预进展	器械干预进展	治疗
5.6 相关危险因素的处理	相关危险因素的处理	治疗
5.7 高血压治疗随诊、转诊及记录	高血压治疗随诊、转诊及记录	治疗
6 特殊人群高血压的处理		特殊人群
6.1 老年高血压	老年高血压	特殊人群
6.2 儿童与青少年高血压	儿童与青少年高血压	特殊人群
6.3 妊娠高血压	妊娠高血压	特殊人群
6.4 高血压伴脑卒中	高血压伴脑卒中	特殊人群
6.5 高血压伴冠心病	高血压伴冠心病	特殊人群
6.6 高血压合并心力衰竭	高血压合并心力衰竭	特殊人群
6.7 高血压伴肾脏疾病	高血压伴肾脏疾病	特殊人群
6.8 高血压合并糖尿病	高血压合并糖尿病	特殊人群
6.9 代谢综合征	代谢综合征	特殊人群
6.10 外周动脉疾病的降压治疗	外周动脉疾病的降压治疗	特殊人群
6.11 难治性高血压	难治性高血压	特殊人群
6.12 高血压急症和亚急症	高血压急症和亚急症	特殊人群

续表5-5

标题	二级标题	知识元属性
6.13 围术期高血压的血压管理	围术期高血压的血压管理	特殊人群
7 高血压防治对策和策略	概述	预防
7.1 防治政策及卫生服务体系	防治政策及卫生服务体系	预防
7.2 社区高血压防治策略	社区高血压防治策略	预防
8 高血压的社区规范化管理	概述	社区管理
8.1 高血压的筛查与登记	高血压的筛查与登记	社区管理
8.2 初诊高血压患者的管理	初诊高血压患者的管理	社区管理
8.3 高血压长期随访的分级管理	高血压长期随访的分级管理	社区管理
8.4 高血压患者的健康教育	高血压患者的健康教育	社区管理
8.5 高血压患者的远程管理	高血压患者的远程管理	社区管理
8.6 团队建设	团队建设	社区管理
8.7 高血压患者的分级诊疗	高血压患者的分级诊疗	社区管理
8.8 高血压患者的自我管理	高血压患者的自我管理	社区管理
9 继发性高血压	概述	继发性高血压
9.1 肾实质性高血压	肾实质性高血压	继发性高血压
9.2 肾动脉狭窄及其他血管病引起的高血压	肾动脉狭窄及其他血管病引起的高血压	继发性高血压
9.3 阻塞性睡眠呼吸暂停综合征	阻塞性睡眠呼吸暂停综合征	继发性高血压
9.4 原发性醛固酮增多症及其他内分泌性高血压	原发性醛固酮增多症及其他内分泌性高血压	继发性高血压
9.5 其他少见的继发性高血压	其他少见的继发性高血压	继发性高血压
9.6 药物性高血压	药物性高血压	继发性高血压
9.7 单基因遗传性高血压	单基因遗传性高血压	继发性高血压
10 研究展望	概述	研究展望

由表5-5可知，医学指南内容比百科词条中的疾病知识元在分面属性上描述更为细致，内容更加翔实。因此，对属性名称再进行其上位类的概念归纳，有助于和其他来源的知识元的属性统一。本章将医学指南知识的主体——疾病定为知识元，并按照上位类标题进行该知识元的属性分类。每一类属性的知识项内容对应相应标题下的全部文本内容，在获得该疾病知识元的各类属性和知识项之后，还需要针对知识项内容进行细粒度的相关知识元抽取，得到当前疾病知识元和其他知识元的关联关系描述。相关知识元名称和关系抽取的过程如下。

首先，根据百科词条、网络问答知识抽取的各类型知识元名称按知识元类型组成类型字典。合并各类型字典作为用户自定义词典，导入开源的 Jieba 分词工具对知识项内容进行分词处理，分词处理后的结果会形成一个字典集合。其次，通过该集合与各类型字典集合进行取交集操作，得到某一知识元类型下的关联知识元名称，然后，根据人工制定的关系推理规则对属性名称和知识元类型进行疾病知识元与关联知识元的关系抽取。采用以上方式进行该疾病知识元下的所有属性和知识项内容逐个遍历和关联知识元、关联关系抽取。最后，形成疾病知识元与其他类型知识元之间的关联关系网络，即对临床指南知识内容进行基于知识元的知识网络完整表示。

5.4.2　多源健康知识聚合

本章采集的网络健康知识的来源不同。相对来说，网络问答案例知识的数据质量不如医学百科类和临床指南内知识。网络问答案例知识存在用词不规范、错别字、漏字等现象。因此，需要对从患者提问文本中抽取的健康知识元名称和标准医学术语进行对齐处理，以提高多源知识库的质量，增强健康知识网络的逻辑性和泛化性。本章通过实体对齐来完成对多维度医学知识内容的质量控制。网络问答数据中患者、医生提交的数据多为个人自由书写，其行文规范和医学名称与用户习惯用语、医学知识储备有关。由于医学百科类知识涉及医学术语范围广泛，且书写描述规范，本章以医学百科类知识数据中的疾病、检验检查、药物、临床表现、治疗类型的知识元的名称作为标准术语字典，对来自医学指南知识和案例知识文本中涉及的各类型需求特征标签词进行语义相似度和字符串相似度对齐。其中语义相似度对齐方式主要指将统计来自医学百科词条各个知识元中标准名称和可能出现的常见名、英文名称等信息建立语义关联关系。字符串相似度对齐是指对需求特征标签词和知识元标准名称进行字符串编辑距离计算，向编辑距离最小的标准名称对齐。多维度需求特征自动识别模型抽取来自医学问答案例知识的各类型需求特征实体，采用先语义相似度对齐－后字符串相似度对齐方的式进行知识元名称对齐。

5.4.3　多源健康知识库的存储与查询

多源健康知识库以知识图谱的形式存储在计算机中。其存储方式主要是资源描述框架（RDF）和由实体、边构成的图模型两种方式。虽然 RDF 能够便于实现知识数据的共享和交换，但是考虑到在精准信息服务模型的应用场景中，需要以可视化方式展示知识结构，需要与用户进行人机交互以充分挖掘用户的隐性健康信息需求，因此，本章选择以图数据库方式进行存储。选择 Neo4j 图数据库进行多源知识图谱的存储与查询。基于 Neo4j 的图数据库具有查询性能高效、适应性强、支持图论算法等优点，以及医学知识图谱中的数据相对于传统关系数据更具有关联性和灵活性、信息显示更加直观，而且使用 Cypher 语言查询时，不需要复杂的连接运算。Cypher 的查询效率不会随着数据的增加而降低。

实体查询的目的是检测多源健康知识网络中是否含有所要查询的相关知识元，如果知识元存在，则返回查询结果。例如，通过 Cypher 语言"MATCH p =（m：Disease）-->( ) where m. name ='高血压' RETURN p LIMIT 50"表示该知识图谱中疾病名称为"高血压"的疾病节点与其他类型知识节点的 50 条关系。如图 5-6 所示，高血压疾病知识元与知识库中的其他类型知识元之间形成的语义关系构成了复杂的知识网络。关系查询的目的是查询与该知识元具有某种匹配关系的全部知识元，返回结果能够清晰显示出各个类型知识元之间的关系。

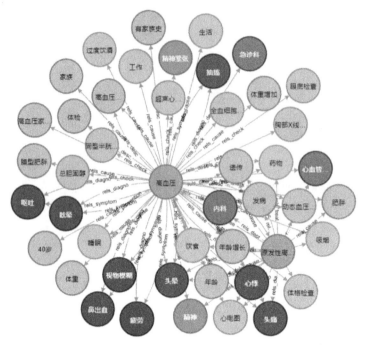

图 5-6 多源健康知识库的"高血压"疾病查询结果(部分)

例如，通过 Cypher 语言"MATCH p=(m：Patient)-->(nb：Drug) where nb. name =' 硝苯地平' RETURN p LIMIT 50"表示该多源健康知识网络中患者知识元与"硝苯地平"药物知识元的 50 条关系，结果如图 5-7 所示。

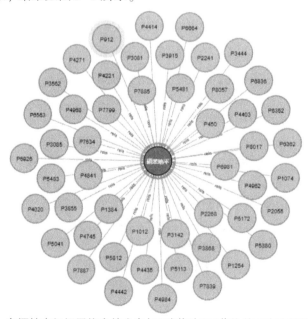

图 5-7 多源健康知识网络中的患者与"硝苯地平"药物关系查询结果(部分)

　　基于图数据库的知识元节点查询、关系查询结果表明，本章基于知识元理论构建的 10 种知识元、11 种语义关系，能够对来自网络问答数据、百科词条数据和临床指南知识进行细粒度的组织。多源健康知识网络存储在图数据库中进行查询，可以为用户查询 3 类健康知识文档、10 种知识元之间构成的庞大的语义网络，返回结果能够清晰显示出各个类型知识元之间的关系。这对后续章节精准服务模型实例应用研究奠定了基础。

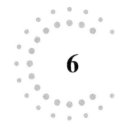

6

我国网络健康信息服务现状调研

本章首先通过文献调研，对网络健康信息的服务主体和网络健康信息服务的服务模式进行类型划分；然后，根据站长之家 Alex 排名和复旦大学医院排行榜选择相应网站进行网络健康信息服务内容调查，揭示网络健康信息服务存在的问题；最后，提出一个以满足用户需求为中心，聚合网络健康信息资源的网络健康精准信息服务模式。

6.1 网络健康信息服务类型

随着互联网的迅猛发展，网络健康信息在互联网用户中广泛传播，通过互联网获取健康信息非常普遍。健康信息需求的增加带来了健康网站的蓬勃发展。各类健康信息网站纷繁复杂。根据李月琳等人对健康信息的描述，所有与民众相关的健康或医疗资讯等信息均属于健康信息。健康信息不再局限于与患者疾病诊断和疾病治疗的相关信息资源，而是涵盖健康信息服务用户的各个方面，包括疾病诊断与治疗、药物、护理、教育、咨询、保健、健康科研等各个方面信息。当前的网络健康信息服务除了以网站为载体，App、微信、微博、贴吧、博客、健康社区、大众媒体等也是网络健康信息传播的主要方式。网络健康信息的传播方式多种多样，不同的人群获取健康信息的方式也各有差异。由于健康网站所提供的网络健康信息服务，较其他方式更加全面，覆盖范围更广。本章以各健康网站提供的网络健康信息服务作为主要研究对象。

随着各种新兴网络技术的普及和应用，国内的网络健康信息服务应运而生，包括健康信息搜寻、在线问诊等。在中国面向公众提供医疗资讯的网站中，较早的有 1999 年建立的"伽马医生中华健康网"。随后又有一大批网站相继建立并不断发展，如"好大夫网站""寻医问药网"等网站提供在线医患交流服务。"中国健康网"提供的健康资讯、科普等服务，还有预约挂号、远程问诊等医疗服务。针对糖尿病、乳腺癌等各类较为常见的慢性病，也有许多网络健康信息服务平台，其依托互联网服务建立的在线社区为用户提供了信息共享平台。在 2005 年创办的"甜蜜家园论坛"，到目前已约有十八万用户，在国内的糖尿病健康信息服务影响力较高。医疗健康信息服务领域涉及较广，政府机构、商业组织、个人均可提供网络健康信息服务。网站分类方式繁多。"站长之家"将医疗健康类网站分为医院诊所、组织机构、医疗器械、健康保健、药品药学、妇幼医院、男科医院、美容整形、不孕不育、减肥瘦身、生育避孕等十一类网站，如图6-1所示。"中国医院网"将健康网站分为医学门户、国内院校、全国医院、机构组织、药品销售、生产企业等类别。于微微等人根据健康网站所属主管组织类型进行划分，主要将中华健康网站划分为七个类别：政府机构、医疗机构、医学院校与医疗卫生研究机构、医学图书馆、商业组织、第三方组织、个人。由于各网络健康信息服务提供者建立健康信息网站的目的和本身的机构营利性质各不相同。本章将根据网络健康信息服务提供商的组织机构、是否盈利进行划分。

在选择健康网站时，各类别的健康网站分别选取2-3个网站。其中政府卫生机构和科研机构选取全国性的公共卫生服务机构，医疗机构则根据复旦大学医院排行榜选择，选取了排行榜中排名第一、第二的医院的健康网站。卫生研究机构选取全国性的卫生研究机构网站。商业性健康网站以站长之家的Alex排名为依据，从Alex值最高的网站开始筛选，选择符合该类型的网站。

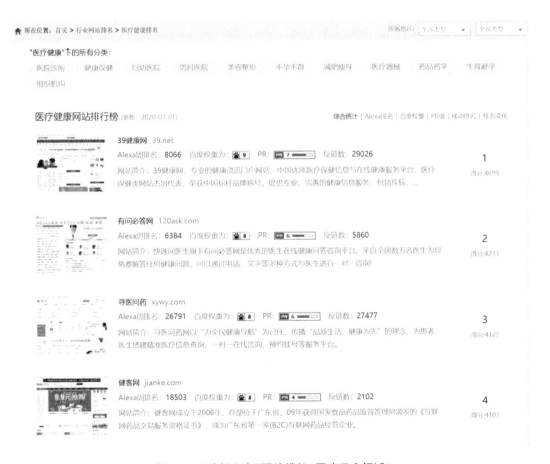

图6-1 "站长之家"网站排行（医疗卫生领域）

6.1.1 按服务主体分类

6.1.1.1 公立机构类

根据网络健康信息服务提供者的自身性质和成立健康信息网站的目的，我们将政府卫生机构、医疗卫生机构、卫生研究机构等划为一类，这一类机构网络健康信息服务平台主要以信息发布为主，不以吸引用户访问为主要目的，其提供的健康信息权威、严谨，公立机构类健康信息服务平台示例如表 6-1 所示。

表 6-1 公立机构健康信息服务网站示例

分类	实例	网址	健康信息内容
政府卫生机构	中国疾病预防控制中心	http://www.chinacdc.cn	以疾病预防控制、食品药品安全、突发公共卫生事件等信息为主
	国家药品监督管理局	http://www.nmpa.gov.cn	以政务信息、药品和医疗器械相关信息为主
	中华人民共和国国家卫生健康委员会	http://www.nhc.gov.cn	以机构信息、政策法规、信息查询为主
医疗卫生机构	北京协和医院	https://www.pumch.cn	以医院新闻、专家科室等信息为主，同时还有健康讲堂等栏目
	四川大学华西医院	http://www.wchscu.cn	以医院新闻、科室导航、医疗技术等栏目为主
卫生研究机构	中华医学会	https://www.cma.org.cn	以组织介绍、学术交流、健康科普等栏目为主
	中国医学科学院北京协和医学院	http://www.pumc.edu.cn	以学院新闻、招生情况、人才培养为主

1）政府卫生机构网站

政府卫生机构网站，该平台由卫生政府机构建立，主要承担发布国家在医疗卫生领域的相关政策、法规、重大突发卫生公共安全事件、食品安全等与人民群众的健康息息相关的信息。该类平台承担着政府机构在医药卫生领域的权威信息传播等职能。其传播的信息具有高度权威性、专业性。政府卫生机构类网站有中华人民共和国国家卫生健康委员会、中国疾病预防与控制中心、国家药品监督管理局等其他机构。

2）医疗卫生机构网站

医疗卫生机构网站是医院的门户网站，主要用于发布机构信息，医疗机构的内部新闻信息、专家门诊、健康科普信息等医疗服务相关的信息。部分医疗机构注重医院门户网站在健康信息中传播的重要作用，会在医院官网中设置健康科普、疾病专题等栏目，用于为用户提供健康信息，如北京协和医院、四川大学华西医院等。

3) 卫生研究机构网站

卫生研究机构网站指从事卫生领域研究和教学的机构，以科研单位、教育机构为主。该类网站主要包括机构相关信息、学术和科研情况，其受众相对较窄，主要是卫生领域相关从业人员或学生。例如中华医学会等研究机构。

6.1.1.2 商业组织类

以商业健康网站为主的网络健康信息服务平台主要着眼于吸引用户，以盈利为主要目的。其健康信息服务平台的服务策略以优先吸引更多用户访问为主，在进行健康信息服务平台设计时，专注于用户在使用时的体验，提供广大用户高度需求的内容，注重对健康信息的积累及健康信息内容的覆盖面。

1) 网络健康信息综合搜索类网站

网络健康信息综合搜索类网站是指提供网络健康信息搜索服务的平台，其专门收录了大量与医药卫生领域相关的健康信息，并分析记录各记录中的关键词，致力于权威准确的网络健康信息资源建设和传播。其不直接产生网络健康信息，但会根据用户的信息需求，提供健康信息查询服务。如搜狗明医、百度搜索智能聚合等。

表 6-2　商业组织健康信息服务网站示例

分类	实例	网址	健康信息内容
网络健康信息综合搜索类网站	搜狗明医	https://mingyi.sogou.com	收录大量其他健康网站的健康信息内容，致力于为用户提供非商业的、真实、权威的医疗信息，积极推动行业创建适合中国用户的权威、准确、通俗易懂的医疗科普内容
商业性健康网站	寻医问药	http://www.xywy.com	设有疾病自查、就诊信息、在线诊疗等栏目
	39 健康网	http://www.39.net	提供健康新闻、疾病诊疗、用药信息、在线问诊等信息
	好大夫在线	https://www.haodf.com	提供找大夫、在线问诊等服务
媒体类健康网站	家庭医生在线	https://www.familydoctor.com.cn	疾病百科、医生预约、用药指南等栏目
	健康报网	http://www.jkb.com.cn	《健康报》数字版、生活指导等信息
医药企业类健康网站	方舟健客网	https://www.jianke.com	药品信息、健康咨询等专栏
	健一网	https://www.j1.com	药品信息、健康咨询等专栏

2) 商业性健康网站

商业性健康网站在当前的网络健康信息传播过程中占据主导地位，以体量大、涵盖范围广为主要特征，对用户的吸引力极高。目前的商业性健康网站有很多，如好大夫网、39健康网。这一类的健康网站早期主要依靠健康信息来吸引用户，目前发展得越来越全面。健康信息、在线服务、健康产品等在各大网站均有出现。通过吸引用户访问网站，是这一类网站的主要盈利方式。其网站设计以用户为中心，健康信息内容也是用户需求度高的内容，以此来吸引并提高用户黏性。在从不间断的市场竞争过程中，其根据用户信息需求的变化，信息搜寻行为不断发展和完善自身提供的健康信息服务。过程中所产生和积累的信息较多，在众多网络健康信息服务中具有极其重要的位置。

3）媒体类健康网站

媒体类健康网站主要由传统媒体数字化而来。该类网站由传统媒体如报纸、杂志过渡而来，将其进行数字化，从而形成现在的媒体类健康网站。这一类网站由传统媒体发展而来，根据不断发展变化的用户需求，扩大了用户受众面，增强其自身在健康传播过程中的影响力，具有很多传统媒体不具备的服务和功能。例如：家庭医生在线、健康报网等。

4）医药企业类健康网站

医药企业类健康网站多由生产各类医药用品、医疗器械的企业创建。网站主要功能是向用户介绍、推荐相关产品信息，提供客户服务等。许多企业均有自己的门户网站，用以传播特定的健康信息，扩大企业在互联网上的知名度，促进企业发展壮大。如：健客网、健一网等。

6.1.1.3　个人健康网站

个人健康网站主要是指由个人发起的健康信息传播网站，如以传播健康信息为主的健康博客。近年来随着互联网的发展，个人健康博客逐渐转向微博、公众号等形式继续提供网络健康信息服务。此类健康信息质量局限于个人对健康信息的认知、多以经验为主，质量参差不齐，权威性也有待讨论。

6.1.2　按服务模式分类

网络健康信息服务在我国已经开展了许久，目前我国网络健康信息服务主要有三种服务模式。一是医疗联盟服务模式；二是医院与健康商业站点合作服务模式；三是医院特色网站模式。如表6-3所示。

表6-3　三种服务模式对比分析

服务模式名称	服务方式	特点	代表
医疗联盟服务模式	网上挂号 远程会诊 网上随访	实现网络医疗信息资源共享、可信度高	广东省网上医疗联盟服务系统 北京市"预约挂号一卡通服务系统"
医院与健康商业站点合作服务模式	在线健康咨询 健康交流	实现了医院和健康网站的双赢、可信度不高	北京口腔医院与北京仁邦科技公司的合作
医院特色网站模式	短信预约挂号 短信医疗咨询	便于患者就医，促进医院自身发展、只适用于大型医院	武汉同济医院 湖北东风总医院

6.1.2.1 医疗联盟服务模式

医疗联盟服务模式是由卫生行政部门组织下的多家医院组成的网络医院合作服务系统。医院联盟服务系统和网络预约挂号服务是医疗联盟服务模式比较典型的两种方式。

广东卫生信息网的网上医疗联盟服务系统是医院联盟服务系统的典型代表。广东省网上医疗联盟服务系统由四个系统组成，分别为远程挂号系统、远程会诊系统、联盟转诊系统和患者随访系统。其服务方式有网上预约挂号、网络医疗咨询、网上随访、药品查询、名医推荐。网络预约挂号系统依托网络经济时代的大背景，着重利用网络设备并通过访问网站进行预约挂号。北京市医疗卫生系统推出的"预约挂号一卡通服务系统"是最早的网络预约挂号服务。为给公众和网络用户提供一种方便、快捷的预约挂号方式，"预约挂号一卡通服务系统"主要提供两种服务方式：网络预约挂号服务和电话预约挂号服务。

医疗联盟服务模式可以实现网络医疗资源的共享，适用于资金有限的中小型医院开展网络医疗信息服务，实现医院信息化。

6.1.2.2 医院与健康商业站点合作服务模式

医院与健康商业站点合作服务模式是医院通过与健康商业站点进行合作，共同向公众提供网络健康信息服务的一种服务模式。近几年采用这种服务模式的医院越来越多，如安徽医科大学附属一院与红八哥健康网站的合作、重庆医科大学附属一院与康百网讯健康网站的合作、北京口腔医院与北京仁邦科技公司的合作等。医院与健康商业站点合作服务模式的医疗服务方式具有多样性，提供健康交流、药品购买、在线答疑等服务。其中，重庆医科大学附一院、附二院、儿童医院等与康百网讯合作组建了网络医院系统，主要提供在线咨询服务，用户可以通过合作医院网站或康百网讯在特定时段享受医院系统提供的专家在线咨询服务。

医院与健康商业站点合作模式通过医院与健康商业网站的有效合作，充分发挥双方的优势，为医院和健康网站实现了双赢。健康商业站点为医院提供资金和技术支持开展在线医疗信息服务，同时，医院的声誉和专家资源也提高了健康商业站点的知名度。

6.1.2.3 医院特色网站模式

医院特色网站模式是医院利用自身的医疗卫生资源，建设健康网站，为患者和公众提供在线医疗信息服务。目前，我国已经有许多医院开展了较好的在线医疗信息服务，如湖北东风总医院开展的"短信便携式医疗服务"、武汉同济医院开展的短信预约挂号和语音平台服务。

医院开设的特色在线医疗信息服务极大地方便了患者，满足了用户对医疗信息的需求。同时，也促进了我国医院在线医疗信息服务的发展。但是，这种模式对医院的资源和技术要求很高，主要适用于大型综合医院。

6.2 网络健康信息服务现状调查

6.2.1 调查设计

网络健康信息服务调查的目的主要是获取国内网络健康信息服务情况，调查对象选择网络健康信息服务主体分类中所列举的实例。由于条件所限，本章的调查主要通过访问各健康信息服务网站的官网进行调查，并获取相关数据。调查内容来源于文献资料，并根据实践内容进行分析。本次调查的主要内容主要参考朱雷等人构建的医院网站医疗信息服务评价体系，结合当前网络健康信息服务的实际情况，确定调查内容。调查内容分为两个方面：网络健康信息服务内容，网络健康信息服务方式。其中网络健康信息服务内容参照医疗信息服务评价体系中的数字资源医疗信息服务维度确定；健康信息服务方式参照网络医疗信息服务维度确定（表6-4）。

（1）健康信息服务内容指健康网站所提供的健康信息，本研究着重调查卫健新闻、疾病专题、科普知识、健康视频、政策法规、指导用药、就诊信息等七个方面。

（2）健康信息服务方式指网络健康信息服务平台将健康信息提供给用户使用的方式，本研究着重调查分类导航体系、在线搜索、在线咨询、预约就诊、健康工具（自测工具类）、健康博客、交流论坛、用户反馈等八个方面。

表6-4　健康信息服务内容调查结果

	卫健新闻	疾病专题	科普知识	健康视频	政策法规	指导用药	就诊信息
中华人民共和国国家卫生健康委员会	✓				✓		
中国疾病预防控制中心	✓	✓			✓		
国家药品监督管理局	✓		✓		✓	✓	
北京协和医院	✓	✓					✓
四川大学华西医院	✓		✓				✓
中华医学会	✓		✓		✓		
中国医学科学院	✓						
39健康网	✓	✓	✓	✓			✓
有问必答网	✓	✓	✓	✓		✓	✓
好大夫在线	✓	✓		✓			✓
家庭医生在线	✓	✓	✓				✓
健康报网	✓	✓	✓				
健客网			✓			✓	
康爱多						✓	

考虑到网络健康信息调研时的难易程度,本研究在选取网络健康信息服务平台调研对象时,选择以健康网站为调查对象。根据前文网站健康信息服务主体分类,分别选取2~3个网站。其中政府卫生机构和科研机构选取全国性的公共卫生服务机构,医疗机构则根据复旦大学医院排行榜选择,卫生研究机构选取全国性的卫生研究机构网站,其余网站则根据站长之家提供的网站排名,选择符合该类型的网站。调查时间为2020年3月至2020年7月。

6.2.2 调查结果

在调查的14个网络健康信息服务平台中,政府卫生机构类的健康信息服务平台所提供的健康信息主要集中于卫健新闻和政策法规,中国疾病预防控制中心和国家药品监督管理局因自己的业务需要,分别提供疾病专题信息和指导用药信息。医疗机构网站均包含卫健新闻、就诊信息等,北京协和医院提供了健康科普和疾病专题等信息。卫生研究机构类网站中,中华医学会有提供科普知识。公立机构注重于平台信息和新闻发布,对其他健康信息传播重视程度不是很高。

商业性质的健康信息服务平台提供的健康信息内容较为广泛(表6-5),特别是以39健康网、有问必答网、好大夫在线为代表医学类健康类网站。其健康信息内容涉及卫健新闻、健康专题、科普知识、健康视频、就诊信息等,健康信息内容覆盖范围广,所提供的健康信息服务都是面向公众。医药企业类网站的重心在于盈利上,对健康信息的传播关注度不高。

表 6-5 健康信息服务方式调查结果

	疾病分类导航	在线搜索	在线咨询	预约就诊	健康工具	健康博客	交流论坛
中华人民共和国国家卫生健康委员会							
中国疾病预防控制中心	✓						
国家药品监督管理局				✓			
北京协和医院	✓			✓			✓
四川大学华西医院	✓			✓			
中华医学会	✓			✓			
中国医学科学院	✓						
39健康网	✓	✓	✓	✓	✓	✓	
有问必答网	✓		✓		✓		✓
好大夫在线	✓	✓	✓	✓	✓	✓	
家庭医生在线	✓	✓	✓		✓		
健康报网							
健客网		✓	✓				
康爱多			✓				

从健康信息服务方式的角度来看，商业组织性质的医学健康网站所覆盖的健康信息服务方式最为全面，疾病知识分类导航、在线搜索工具、预约就诊、健康工具、健康博客、交流论坛均有涉及。家庭医生在线虽然是由传统媒体转型而来，但其服务方式也逐渐向39健康网等医学健康网站靠拢。医药企业类网站提供了在线问答服务。虽有多家网站设立交流论坛服务专栏，但大多数已经无法访问，可能是因为在线交流论坛在健康信息服务中发挥的作用不断下降。在线咨询服务是主流的服务方式，该方式能够使用户获取自身想要的健康信息，以解决自身问题。公立机构类在健康信息服务方式上，不及商业机构的种类丰富。中华人民共和国国家卫生健康委员网站只着重于信息发布和公开，未从用户角度考虑提供其他健康信息服务。中国疾病预防控制中心和国家药品监督管理局官网只涉及少量健康信息服务方式。

6.2.3 存在的问题

通过调查发现，商业性健康网站提供的健康信息内容和健康信息服务方式覆盖了很大的范围，而公立机构则相对较小。商业性健康网站在信息内容选择和服务方式上往往都以用户为中心，选择用户接受程度最高的健康信息内容和方式。公立机构则注重信息发布和提供相关服务。这种现象导致了商业性健康网站在健康信息服务传播过程中、在网络健康信息服务中居于重要地位，公立机构对网络健康信息服务的重视程度不足。当前健康信息服务存在如下问题。

6.2.3.1 公立机构服务侧重点不同

从网络健康信息服务的调查结果可以看出，公立机构类健康网站提供的健康信息内容包含政策信息、卫健新闻、疾病分类导航等内容，健康信息服务方式单一。其提供的健康信息服务相对商业性健康网站较为简单，政府卫生机构以新闻发布和政策法规发布为主要功能，根据自身职能提供了部分健康信息服务。医疗卫生机构以信息发布和就诊预约为主，部分机构提供健康科普知识等健康信息。卫生研究机构涉及的面向所有人群的健康信息服务相对较少。公立机构以基础健康信息服务为主，在服务方式和服务内容的选择上较少，但其具有较高权威性和专业性，只是它能提供的健康信息服务较少。如果患者不能从权威机构获取到所需要的健康信息，则其将转向由其他组织或个人发布的健康信息。

6.2.3.2 健康信息同质化现象

商业性健康网站所提供的健康信息服务内容和服务方式最多，均涉及疾病分类导航、在线咨询、健康工具等。每个健康网站所提供的分类导航内容、在线咨询功能、健康工具功能无明显差异性。健康信息服务的同质化现象较为严重。其提供的健康信息相似程度高，内容多以转载、修改、整合的方式生成。商业类健康网站通过研究用户的健康信息需求，搜寻健康信息行为，其健康信息服务日趋完善，在网络健康信息服务中居于重要地位。这类网站把提供健康产品服务和健康知识服务作为核心业务，同时在基础健康信息服务方面涵盖范围全面。

但商业性健康网站在考虑吸引用户时，往往从其提供的健康信息的全面性考虑。商业性健康网站之间常出现提供的健康信息内容、健康信息服务方式趋于一致的现象，其提供的健康信息服务虽然数量多、服务范围广，但网站之间的同质化现象较为严重。自行组织建立专门创作健康信息的专业团队的平台相对较少。健康信息范围虽广，但是存在较为严重的重复建设现象。网站还需要注重自身健康信息资源建设，以提供网络监控信息服务质量和竞争力。

综上所述，传统的健康信息服务模式以网络健康信息资源为中心，重在网络健康信息资源的聚合和组织，在某种程度上忽略了用户需求，难以达到精准服务的程度。而网络健康精准信息服务是在网络环境下，医疗服务行业利用计算机、通信和网络等现代信息技术采集、处理、存贮、传递和提供健康信息以支持用户解决现实健康问题的一系列活动。网络健康精准信息服务主要是为满足用户的需求，针对性地为健康相关问题提供信息与知识需求，以及健康信息产品和服务。因此，本章提出了平衡用户健康需求和健康资源供给的网络健康精准信息服务模式。

6.3 网络健康精准信息服务模式研究

网络健康精准信息服务模式主要包括通过网络健康信息资源聚合来建立健康信息资源库，深度挖掘和分析用户信息需求建立用户健康信息需求库，基于网络健康信息服务平台实现两个数据库的信息匹配与精准服务，将满足用户需求的网络健康信息推送给用户。如图 6-2 所示。

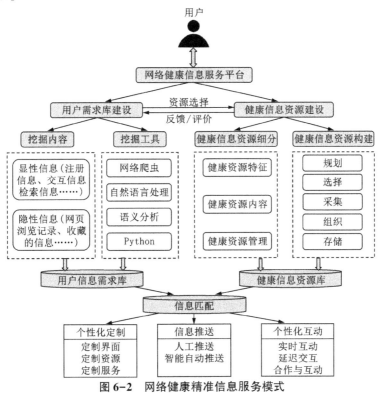

图 6-2　网络健康精准信息服务模式

6.3.1 网络健康信息资源

2017 年 8 月，原国家卫生计生委印发了《国家卫生计生委办公厅关于加强健康教育信息服务管理的通知》，明确提出增加信息服务供给以及加大信息内容的规范化。网络健康精准信息服务模式的健康信息资源库，主要包括选取多方面且权威的健康信息来源，进行异构健康信息资源整合。

6.3.1.1 健康信息资源

健康信息资源是涵盖所有医疗卫生机构和卫生保健机构，包括人的整个生命周期，与人口健康有关的医药、医疗服务，以及疾病预防和控制、食品安全、保健等多方面信息数据的收集和汇总。健康信息资源是国家重要的基础战略资源。

现有的健康信息资源(如图 6-3 所示)主要来自于医疗卫生机构、公共卫生机构、卫生行政部门等官方网站发布的医疗卫生政策，医学院校发布的教学资源，健康网站发布的健康知识及医学研究机构购买的中外医学数据库等所有与健康相关的信息。

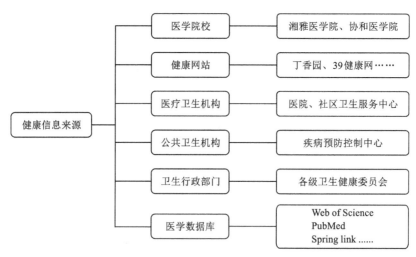

图 6-3 网络健康信息来源

6.3.1.2 健康信息资源聚合对象选择

健康信息聚合是根据用户群体划分和需求分析的结果，对无序的健康信息进行筛选过滤组合，获得要聚合的信息资源过程。目前，主要有两种聚合健康信息的方法，即基于资源特征的健康信息聚合方法和基于用户需求特征的健康信息聚合方法。其中，基于资源特征的健康信息聚合方法主要分析健康信息资源的特征，确定要聚合的健康信息资源的主题和非主题特征，然后对候选对象进行筛选过滤组合。聚合效果取决于非主题要求的特殊性和资源过滤策略的有效性。基于用户需求特征的健康信息聚合方法借鉴了协同过滤的思想，即对于一条信息资源，如果群体中有一定数量的用户对其感兴趣，其他用户也可能对其感兴趣，所以它应该是信息资源聚合的对象。该方法可以避免用户信息需求在某些情况下具体化和形式化的问题，但其实现需要基于某些用户行为数据，因此在及时发现新资源和用户行为数据稀疏时，效果可能不理想。并且该方法还需要不同用户的精确区分，因此更适合社区或社交网络信息资源平台。

6.3.1.3 健康信息资源聚合方式选择

聚合方式直接影响资源聚合的结果。也就是说，聚合方式确定要聚合的对象中的哪些资源最终将聚合到一个组中，这将影响聚合结果的利用率和用户需求的满足。因此，在聚合方式选择中，需要综合考虑用户需求的特征和聚合对象的特征。其中，用户需求及其特征决定了理想条件下的资源聚合方式。例如，如果同一用户组的需求受特定情境的影响很大，则更合适的资源聚合方法是情境聚合方法；聚合对象的特征则极大地影响了聚合方法的可行性。以引文聚合方法为例，如果聚合对象缺少引文信息，或者大部分未引用其他信息资源，则该方法的效果较差。此外，聚合方式的选择也可能受到其他支持条件的影响，例如基于情境的信息资源聚合，这需要实时感知用户的情境信息以进行有效处理；基于语义的信息资源聚合以概念语义关联的构建为前提。因此，聚合方式的选择也需要考虑这些因素。

6.3.2 用户健康信息需求库

构建用户健康信息需求库，如图 6-4 所示，首先，收集用户数据，如服务环境数据、用户行为数据和信息获取数据等；其次，提取用户角色和行为属性特征，通过集成、清洗、认证、管理优质数据，记录用户行为轨迹及其变化信息，再利用文本挖掘，自然语言处理，聚类等大数据技术对事实标签进行用户行为建模；最后，通过模型预测对未来用户行为进行预测分析，使用用户的特征可视化，进而对用户做出准确的判断，为用户提供全方位、个性化的优质服务。

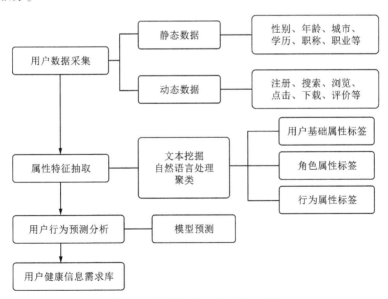

图 6-4　用户健康信息需求库模型

目前主要有 Bookmark 过滤网络信息、访问记录挖掘和智能 Agent 跟踪用户信息行为三种方式来挖掘用户的需求行为。

6.3.2.1　利用 Bookmark(书签)获取用户的个性化需求

Bookmark(书签)是用户在网页浏览过程中将感兴趣的、需要的网站存储在一起的管理工具,主要保存用户需要的网站和主页。书签中的信息一般是用户最关心的,所以通过分析书签信息来获取用户信息需求是一种有效的方法。书签具有结构化的多级目录管理,更能准确表达用户不同方面的信息需求。存储在书签推荐目录中的文章被视为用户喜欢的文章作为学习的积极示例;其他目录中的文章或推荐后未被选择的文章将被用作学习的反例。根据向量空间方法,正例和负例都表示为向量,可以通过机器学习来推荐新文章。

6.3.2.2　用户访问记录的挖掘

网络用户访问记录的挖掘主要是从浏览器上用户留下的访问记录中提取需求信息。Web 服务器保存了有关用户访问和交互的信息记录,例如,用户的访问日志。Web 日志挖掘是获取信息的一种重要的方式,挖掘的数据通常是在用户和网络交互期间提取的辅助数据。目前,用户访问记录的挖掘主要通过访问模式跟踪和定制使用记录跟踪两种记录挖掘技术和工具来实现。访问模式跟踪是基于网络访问日志的分析来理解用户的访问模式和趋势,从而修改站点的组织结构。而定制使用记录跟踪主要对用户的偏好进行分析,并根据不同用户的访问模式提供个性化的定制服务。

用户访问挖掘是基于 Web 访问、关联规则、使用路径分析、分类、聚类及序列模式发现来查找用户知识和模式。日志数据是 Web 访问信息挖掘的主要数据对象。Web 服务器有三种类型的日志文件来记录用户的访问情况,就是 Server logs、Error logs 和 Cookie logs。

6.3.2.3　利用智能 Agent 获取用户个性化需求

从技术上获取用户的需求行为(例如,cookie 文件、书签等)来挖掘用户的需求、兴趣和爱好比较复杂,而通过与用户交互来获得用户信息更容易实现。精准服务的关键是获取用户需求信息,而获取用户的动态需求信息就必须利用智能 Agent 技术。

Agent 技术主要用于监控用户信息查询过程,可以自动获取用户的信息需求。Agent 将用户浏览网络产生的相关信息发送到远程服务器,由服务器整理和组织信息,从而在信息中获得用户的信息偏好。

6.3.3　网络健康精准信息服务方式

目前,网络健康精准信息服务方式主要有个性化定制服务、信息推送服务模式、个性化互动服务三种。

6.3.3.1　个性化定制服务

个性化定制是基于用户的个人偏好和习惯,在网络健康信息服务系统中,用户设定信息的资源类型、表现形式、选择特定的系统服务功能等。在个性化信息服务中,用户可以根据自己的兴趣和需求定制信息。定制内容主要包括定制界面、定制资源和定制服务三个方面。

定制界面包括定制界面的布局、颜色、图标等。定制资源是用户需要的资源类型。例如，有关糖尿病的信息，人们可以选择期刊、医学数据库、搜索引擎、相关网站、专业词汇和其他参考资料。定制服务是指用户根据自己的需要选择服务，例如汇总有困惑的问题和解决方案以生成常见问题解答服务；在"个性化"页面中选择专业咨询，可以随时获取专家帮助；设置电子邮件提醒服务，以便系统自动将感兴趣的信息发送到电子邮箱。

6.3.3.2　信息推送服务模式

目前，推送服务分为两类：一类是依赖电子邮件和人工参与的信息推送服务。系统首先让用户在网上输入自己的兴趣、爱好、需求的信息类型等，然后由人工或系统进行检索，定期将匹配的信息推送给用户；另一类是由智能软件完成的全自动信息推送服务。由应用信息推送技术建立的"网播站"，即网络信息广播系统，通过智能代理服务器从全球网络连续检索用户所需的信息，对信息进行分类，并建立固定的"信息树"和"信息频道"，方便用户对在线信息进行预订和选择。用户连接到 Internet 后，可以随时通过客户端获取更新的信息。

6.3.3.3　个性化互动服务

目前，健康网站有三种类型的互动服务：一种是实时互动，健康网站管理员通过即时聊天工具与用户进行交互，如 QQ 聊天、微信、在线咨询等；第二种是延迟互动，用户可以把遇到的问题或需求通过留言、电子邮件等方式进行交互；第三种是合作与互动，健康网站对用户进行需求、满意程度、意见咨询等调查，如调查问卷。用户不仅在与健康网站的交互过程中获得所需信息，健康网站还可以根据用户的行为分析用户的信息模式，并在服务过程中通过反馈不断修改模式，从而为用户提供精准的信息服务。

6.4　健康行为影响研究

国内外研究发现，可以通过改变日常生活中一些不健康的行为并且增加一些健康的行为来改善血管内皮功能。与血管内皮功能相关的行为因素包括有氧运动、饮食、体重、饮酒、吸烟等，坚持有氧运动如散步、八段锦运动；健康饮食；控制体重指数；适量饮酒；戒烟等可以改善血管内皮功能，延缓心血管疾病的发生发展。

6.4.1　健康行为影响模型的建立

已有研究表明，已知的动脉粥样硬化危险因素影响与血管内皮功能都密切相关。因此，在选择主要影响因素时，本研究主要沿用了动脉粥样硬化危险因素，采用《国际动脉粥样硬化学会血脂异常管理全球建议书》及国内外研究现状中的相关因素，结合所收集的数据状况，选择的研究因素包括胆固醇、甘油三酯、年龄、性别、父母高血压、父母冠心病、吸烟情况、饮酒情况、饮食(盐)偏好、饮食(油脂)偏好、体力活动量、腰臀比、体重指数(BMI)、血流介导的血管舒张功能(Flow Mediated Dilation，FMD)。这些研究因素中所包含的健康行为因素包括吸烟情况、饮酒情况、饮食(盐)偏好、饮食(油脂)偏好、体力活动量、腰臀比、体重指数(BMI)。

采用某大学附属甲、乙和丙三所医院健康体检数据库中居民健康体检数据,通过分类与回归树(CART树)算法,本研究构建了血管内皮功能多因素预测模型,研究了性别、年龄、胆固醇、甘油三酯、腰臀比、体重指数(BMI)等13项参数对血管内皮功能的影响。利用测试数据集对所建立的预测模型进行测试,发现预测准确率为88.12%,其预测性能良好,具有较好预测应用价值。

6.4.2 健康行为影响的风险趋势分析

基于CART树算法,利用血管内皮功能健康行为因素的不断调整,进行健康行为影响血管内皮功能模型的风险趋势分析。在上一节建立的预测模型中,根据BMI、腰臀比、吸烟情况、饮酒情况、饮食(盐)偏好、饮食(油脂)偏好、体力活动量7项健康因素以及年龄的参数调整,并输入预测模型中,计算出不同情况下的血管内皮功能损伤风险,可以得出随时间变化的血管内皮功能受损风险趋势。依据各种健康行为状态下血管内皮功能损伤风险的曲线关系,即可分析发现各健康行为在其中的重要性。

研究将人群划分为6个年龄段进行分析。各年龄段数据分布情况包括:20~29岁92例,30~39岁85例,40~49岁104例,50~59岁88例,60~69岁91例,70~79岁94例。各年龄段均按以下具体步骤,分别进行健康行为影响血管内皮功能损伤风险趋势分析。

(1)分析"基准"血管内皮功能损伤风险趋势:①所在年龄段的所有体检人年龄逐步增加1岁,以5年为上限;②除了年龄外,不改变其他影响因素,将调整后的5年数据输入"血管内皮功能多因素预测模型"中,得到各例血管内皮功能受损随年龄变化的风险值(预测值);③根据所得到的风险值,求出5年中各年血管内皮功能损伤风险倍数(损伤风险倍数=预测平均值/现行平均值),作为血管内皮功能损伤各年"基准"风险;④以时间为横坐标,损伤风险倍数为纵坐标,绘制血管内皮功能损伤5年"基准"风险趋势曲线。

健康行为因素X表示BMI、腰臀比、吸烟情况、饮酒情况、饮食(盐)偏好、饮食(油脂)偏好、体力活动量这7项健康因素中的某一种。

(2)分析"健康行为因素X"影响血管内皮功能损伤风险趋势:①以5年为上限,所在年龄段的所有体检人年龄逐步增加1岁;②年龄每增加1岁,"体健康行为因素X"随之增加3(依据X实际值域情况确定);③将年龄段中所有体检人调整后的5年数据,输入"血管内皮功能多因素预测模型"中,得出"健康行为因素X"影响血管内皮功能损伤的风险倍数,求出5年中各年份的平均值;④根据血管内皮功能损伤风险倍数平均值随时间变化情况,绘制5年"健康行为因素X"影响血管内皮功能损伤风险趋势曲线。

研究发现,在其他因素不变的情况,随着年龄的增加,所有年龄段人群的血管内皮功能损伤风险倍数均逐年增加。健康行为影响因素向着不良方向改变后,血管内皮功能损伤风险趋势曲线均在基准风险趋势曲线之上。说明所有影响因素向着不良方向改变后(BMI升高,或腰臀比增大,或吸烟量增加,或饮酒量增加,或偏盐饮食,或偏油饮食,或体力活动量减小),血管内皮功能损伤的风险均会随年龄增大而增大。对于所有年龄段,健康行为因素向着不良习惯改变时,血管内皮功能损伤的风险均高于基准风险水平,可以推断所分析的影响因素对血管内皮功能损伤有着重要的作用。

研究发现,不同年龄段,各因素对血管内皮功能损伤影响的重要性不一样。对于 20~29 岁年龄段,各因素对于血管内皮功能损伤影响的重要程度,从大到小排序,依次为饮食(油脂)偏好、腰臀比、BMI、饮酒情况、吸烟情况、体力活动量、饮食(盐)偏好。在 30~39 岁年龄段人群中,影响血管内皮功能损伤的各项因素中,重要程度从大到小排序,依次为腰臀比、吸烟情况、饮酒情况、饮食(油脂)偏好、体力活动量、BMI、饮食(盐)偏好。对于 40~49 岁人群,血管内皮功能损伤风险的健康行为影响因素重要程度排序为饮食(盐)偏好、体力活动量、吸烟情况、饮酒情况、饮食(油脂)偏好、腰臀比、BMI。对于 50~59 岁人群,7 项健康行为对血管内皮功能损伤影响的重要程度从大到小排序,依次为饮酒情况、体力活动量、饮食(盐)偏好、吸烟情况、饮食(油脂)偏好、腰臀比、BMI。在 60~69 岁这个年龄段中,血管内皮功能损伤影响的健康行为因素,依重要程度排序为体力活动量、饮酒情况、饮食(盐)偏好、吸烟情况、饮食(油脂)偏好、腰臀比、BMI。而对于 70~79 岁年龄段,健康行为因素影响血管内皮功能损伤的重要性排序为体力活动量、饮食(盐)偏好、饮食(油脂)偏好、吸烟情况、饮酒情况、腰臀比、BMI。

研究发现,在 30~39 岁年龄段,各因素对血管内皮功能损伤的影响最大。在 30~39 岁年龄段中,如果 BMI 升高,或腰臀比增大,或吸烟量增加,或饮酒量增加,或偏盐饮食,或偏油饮食,或体力活动量减小,血管内皮功能损伤风险倍数的增加明显高于其他年龄段。例如,70~79 岁年龄段,BMI 升高后第 5 年的血管内皮功能损伤的风险倍数为1.17,而 30~39 岁年龄段,BMI 升高后第 5 年的血管内皮功能损伤的风险倍数为 1.24。同理,在 70~79 岁年龄段,各因素改变后对血管内皮功能损伤的影响最小。

6.4.3 健康行为影响的结论

利用 CART 树算法,通过健康体检数据,可以挖掘得到血管内皮功能预测模型,通过模型能够预测血管内皮功能情况,具有一定的实用价值。干预健康行为(如吸烟、高脂饮食、体重指数、体力活动量等),对于预防血管内皮功能损伤,具有十分重要的意义。不同年龄段,不同健康行为对血管内皮功能损伤影响的重要性不同。不良健康行为影响血管内皮功能损伤的重要性在 30~39 岁这个年龄段表现最为显著,需要引起重视。延缓血管内皮功能损伤,有效防治血管疾病,需要养成良好的健康行为,保持良好的生活习惯。

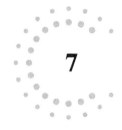

7

网络健康信息服务中的用户需求研究

网络健康精准信息服务模式中的用户需求至关重要。因此,本章首先从用户对网络健康信息服务的需求内容进行调研,发现存在健康信息用户需求复杂、健康信息权威性不足等问题。然后基于信息需求状态理论和用户提问文本数据的特点对用户健康信息需求特征划分和特征自动识别研究。

7.1 用户对网络健康信息服务的需求调查

为了解网络健康信息服务用户对健康信息的需求,本章对网络健康信息用户展开调查,主要了解用户对当前网络健康信息服务的满意度和对网络健康信息服务的需求调查。根据调查结果分析用户的信息需求现状,及他们对在互联网寻求健康信息服务的期望。

7.1.1 调查目的及对象

随着互联网,特别是移动互联网的快速普及,网络健康信息服务也一直在迅猛增长。用户信息需求表现出个性化和多样化的特征。而网络健康信息服务就是建立在用户对健康信息需求的基础上形成。本章调查主要是为了获得关于用户对网络健康信息服务的需求内容,采用问卷调查法,获取相关数据。

本研究针对的群体是通过互联网获取健康信息的用户,因此围绕目标用户群体的服务需求和服务使用现状设计相关调查问卷。纳入标准:①同意接收本调查的网络健康信息服务用户;②具有一定的文化水平,可以独立完成问卷者;③使用互联网寻求健康信息的人。

7.1.2 调查问卷的设计与发放

7.1.2.1 调查问卷的设计

前文已对当前的网络健康信息服务现状进行了初步调研,为了深入调查网络健康信息服务存在的问题以及了解用户的健康信息服务的需求，本研究设计了关于网络健康信息服务的调查问卷。通过展开问卷调查，可以发现用户的需求状况和当前服务存在哪些问题，以帮助构建网络健康精准信息服务模式。问卷以单选题和多选题为主。

本研究的问卷设计参照顾娅婕图书馆健康信息资源建设调查问卷，结合网络健康信息服务现状，对部分题目内容进行修改，设计网络健康信息服务需求调查问卷（表7-1）。问卷包含如下内容：

①人口学资料。

②用户使用网络健康信息服务现状调查：包括获取网络健康信息渠道、健康信息能否解决相关问题、获取网络健康信息的主要困难。

③用户对网络健康信息服务的需求调查和期望：包括健康信息服务方式、健康信息关注程度、健康信息需求程度、获取健康信息的主要目的和主要内容、期望的健康信息来源。其中，健康信息服务方式和来源根据调查组的调查结果修改。

表7-1　调查问卷设计表

内容设计	题目
健康信息服务使用现状	您获取网络健康信息的主要来源为什么？
	您通过网络获取健康信息能否帮助您解决问题？
	您在获取网络健康信息时的主要困难是什么？
网络健康信息服务需求调查	您在使用网络健康信息时，希望网站提供的服务功能有哪些？
	您平时是否会关注与健康信息相关内容？
	您是否对健康信息有需求？
	您上网获取健康信息的主要目的是什么？
	您上网获取健康信息的主要内容是什么？
	您希望获取的健康信息来源于哪里？

7.1.2.2　调查问卷的发放

首先在问卷星上编辑问卷，然后通过互联网发放给目标调查群体，问卷的填写时间为2020年7月。最终共收集到437份问卷。为确保本次调查所收集的网络调查问卷的真实性，在问卷中设置自相矛盾的答案。在收集问卷后，排除有填写错误的问卷、答案自相矛盾的问卷，去除无效问卷16份，最终剩余的有效问卷为421份。本问卷的有效率为96.34%。

7.1.2.3　调查问卷质量分析

本章首先采用经典测量理论中常见的反映题目一致性的同质信度（Cronbach's α 系数）估算各条目间测量内容一致性，对"网络健康信息服务调查"做信度分析，结果显示，Cronbach's α 系数为0.759。其次采用分半信度进行检验。分半信度可以反映被测试的项目是否具有内部一致性，即被测试的项目相同内容的程度，是一种常见的信度检验方法。

该检验方法的分析过程是将被测项目分为两组，计算两者之间的相关系数。相关度越高说明问卷信度越高。本研究采取奇偶分组法，根据问题序号分为两组。本研究采用 Spearman-Brown 折半信度系数进行评估，结果为 0.776(>0.7)，具有较好的信度。

本章结合文献调研结果，针对网络健康信息服务现状特征和服务需求特征，参考已有的网络健康信息用户信息需求调查问卷，初步设计调查问卷。在正式调查之前，进行预调查。并根据预调查结果和专家指导进行修改问卷。可以认为本次调查所使用的调查问卷符合内容效度。

7.1.3 调查结果分析

7.1.3.1 调查对象基本情况

参与调查的 421 名用户中，男女比例如表 7-2 所示，其中男性为 196 人，占总人数的 46.56%；女性为 225 人，占总人数比例为 53.44%。从性别角度来看，本次调查的人群分布相对合理。年龄分布情况为 28.34±8.8。从居住地看，居住于城市的调查对象占大多数，占比为 83.37%。而文化程度为本科的用户最多，占比为 53.68%，其次为硕士，占比为 26.84%。就职业而言，学生较多，有 161 人，占比为 38.24%，其次为医疗卫生相关从业人员，有 78 人，占比为 18.53%。

表 7-2　一般社会人口学情况表

变量	人口学特征	人数/人次	占比/%
性别	男性	196	46.56
	女性	225	53.44
居住地	城市	351	83.37
	农村	70	16.63
文化程度	大专/高中以下	65	15.44
	本科	226	53.68
	硕士	113	26.84
	博士	17	4.04
职业	国家公务员	15	3.56
	教育相关从业人员	29	6.89
	医疗卫生相关从业人员	78	18.53
	传媒/IT 相关从业人员	21	4.99
	公检法相关从业人员	3	0.71
	企业管理人员	22	5.23
	专业技术人员	25	5.92
	个体经营者	10	2.38
	自由职业者	17	4.04

续表 7-2

变量	人口学特征	人数/人次	占比
职业	农民	4	0.95
	学生	161	38.24
	无业人员	6	1.43
	其他	30	7.13
收入水平/元	<2000	149	35.39
	2000~4000	54	12.83
	4000~6000	52	12.35
	6000~8000	60	14.25
	>8000	106	25.18

7.1.3.2　网络健康信息服务利用情况分析

1)网络健康信息来源分析

从调查结果可以看出(表7-3),76.96%的健康信息用户选择通过百度、搜狗等搜索引擎获取数据,这是绝大部分用户的优先选择。主流搜索引擎是用户查找健康信息最方便的入口,承担了绝大部分的引流任务。44.66%的健康信息用户选择使用医院提供的网络健康信息,42.99%的健康信息用户选择国家卫生部门提供的网络健康信息。这一类组织机构是以非营利性为目的提供健康信息服务,且其本身在医疗服务中具有较高的权威性,较容易获取用户信任。32.30%的用户选择商业类医学健康网站、33.25%的用户选择了媒体网站。值得注意的是,虽然直接选择商业类健康网站的用户相对少于其他网站,但这并不意味着商业类健康网站在健康信息服务中的使用量偏少。造成这种现象的主要原因是用户不会访问指定的健康网站,而是通过搜索引擎为入口,访问此类健康网站,这类网站在Alex网站排名中普遍靠前,其承载网络健康信息传播的较大的任务。30.17%的用户会访问研究机构的网站、公众号以获取健康信息,但其相对较少,研究机构主要的服务对象是科研人员。还有部分用户关注一些医生的个人自媒体号,如微博、微信、抖音等,以获取相关健康信息。个人自媒体号在传播网络健康信息的服务过程中不可忽视。

表 7-3　获取网络健康信息的渠道

条目	人数/人次	占比/%
百度、搜狗等搜索引擎	324	76.96
医院网站、公众号等	188	44.66
国家卫生部门网站、公众号等	181	42.99
媒体网站	140	33.25
医学健康网站	136	32.30
研究机构网站、公众号等	127	30.17
其他	30	7.13

2) 网络健康信息服务满意度分析

图7-1是调查对象对当前网络健康信息服务能否解决用户所面临的问题的调查结果。从图7-1中我们可以看出，认为偶尔可以解决问题的用户为53.21%，29.68%的用户认为经常可以解决，9.74%的用户认为很少可以解决。认为偶尔可以解决问题的用户占绝大多数，未达到让大多数用户较为满意的程度，当前网络健康信息服务能够为用户提供一定的健康信息，但仍然有许多需要改善的地方。当前网络健康信息服务应该继续改善，使其更能满足用户的健康信息需求，使提供的健康信息更加广泛，以帮助用户解决所面对的问题。

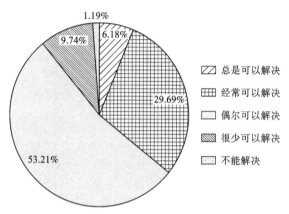

图7-1　用户对当前网络健康信息的满意度

3) 用户使用网络健康信息的主要障碍

从影响用户使用网络健康信息的原因中我们可以看出，不知道健康信息是否权威、准确这一原因占比为78.86%。由于健康信息关乎用户的身体健康，用户对健康信息是否权威、准确非常重视。41.81%的用户表示不知道获取的健康信息对自己有没有用。28.27%的用户表示自己不知道怎么快捷获取信息。19.95%的用户表示不知道需要什么样的健康信息。部分用户表示，自己不知道如何搜索自身需要的健康信息或权威的健康信息(表7-4)。

表7-4　用户利用网络健康信息的主要障碍

条目	人数/人次	占比/%
不知道信息是否权威、准确	332	78.86
不知道信息对自己有没有用	176	41.81
不知道怎么快捷获取信息	119	28.27
不知道自己需要什么样的健康信息	84	19.95
其他	15	3.56

7.1.3.2　网络健康信息服务需求分析

1) 网络健康信息需求程度

42.52%的用户认为自己对网络健康信息需求的程度一般(图7-2、图7-3)，33.97%的用户认为需求程度较大。从对网络健康信息的关心程度看，49.41%的用户表示自己对健康信息比较关心，24.23%的用户认为自己偶尔会关心健康信息。调查结果显示，用户对网络健康信息的关注程度较高，其对健康信息仍有潜在需求。如何有效挖掘健康信息用户的潜在需求值得关注。

2) 网络健康信息服务方式

关于网络健康信息服务方式的调查结果显示，用户最为关注的是根据疾病、症状等分类体系查找健康信息的目录导航功能，占比达 69.60%，其方便用户依次查找相关的健康信息。62.47% 的用户倾向于采用在线咨询的方式获取健康信息服务（表 7-5）。52.62% 的用户青睐健康工具。部分用户表示希望能够有专门的指导网站，而不是现在五花八门的网站，希望可以过滤不权威的信息或广告信息。对于信息推送服务和在线交流论坛，用户所表现出的兴趣并不高。

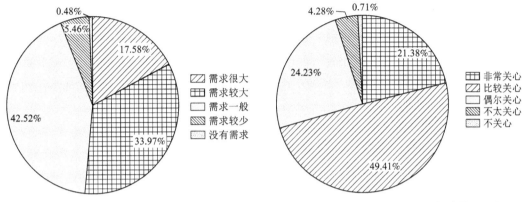

图 7-2　用户对网络健康信息的需求程度　　　图 7-3　用户对网络健康信息的关心程度

表 7-5　用户对健康信息服务方式的需求

条目	人数/人次	占比/%
目录导航（根据疾病、症状等分类体系查找健康信息）	293	69.60
在线咨询	263	62.47
健康工具（自测工具）	220	52.26
在线搜索工具	208	49.41
预约就诊	180	42.76
在线交流论坛	143	33.97
信息推送服务	71	16.86
其他	9	2.14

3）健康信息内容需求分析

在健康信息内容需求方面，用户对疾病诊断、治疗等基础医疗知识和养生保健、饮食搭配等健康生活方式两方面均表现出极高的关注，占比分别为 74.82% 和 72.21%。其次为 39.19% 的用户表现出对心理健康需求，34.20% 的用户表现出对国家医疗保健政策和医疗法规信息需求，30.40% 的用户表现出对社会医疗发展和最新医学研究成果信息需求（表 2-6）。

表 7-6　用户对健康信息内容的需求

条目	人数/人次	占比/%
疾病诊断、治疗等基础医疗知识	315	74.82

续表7-6

条目	人数/人次	占比/%
养生保健、饮食搭配等健康生活方式	304	72.21
心理健康需求	165	39.19
国家医疗保健政策、医疗法规	144	34.20
社会医疗发展和最新医学研究成果	128	30.40
其他	9	2.14

从用户获取健康信息的主要目的看，用户判断自我诊断、自我治疗或者选择医生、选择治疗方法是否正确、获知自身或亲友健康问题、学习健康知识这三类占绝大部分，分别为67.46%、64.37%、63.18%。用户获取健康信息主要是为了获知自身健康的相关问题、学习健康知识、指导自身"健康决策"等目的。40.86%的用户获取健康信息是为了加强自己对医学知识的理解能力（表7-7）。用户就诊时间短，用户了解的健康信息越多，越有利于与医生沟通和理解相关知识。最新医疗资讯信息有助于用户了解最新的动态，用户期望可以有更好的治疗方式等信息。

表7-7 用户获取健康信息的目的

条目	人数/人次	占比/%
选择治疗方法是否正确	286	67.46
获知自身或亲友的健康问题	271	64.37
学习健康知识	266	63.18
提高自己对健康信息的理解能力	172	40.86
从大量的信息中筛选准确的健康信息	151	35.87
其他	5	1.19

从用户期望的健康信息来源看（图7-4），由政府卫生机构提供和认证的信息最受用户期望，占比为74.58%，其次为由医疗机构提供或认证的信息，占比为73.16%，由专业医疗人员提供或认证的信息占比为72.92%，由商业组织提供的信息来源占比为7.13%。因为健康信息与其他信息不同，关乎人的生命，用户希望健康信息来源有足够的权威性。用户最倾向于从权威机构获取健康信息，其次为医生。有用户指出，医疗专业人员提供健康科普信息时，不能够以偏概全。

7.1.4 存在的问题

健康信息服务承担着传播健康信息的重要任务。因此研究当前网络健康信息服务，有助于发现现在健康信息服务存在的问题。结合本次问卷调查结果和对前文的网络健康信息服务现状调研结果，本研究发现当前健康信息服务主要存在如下问题。

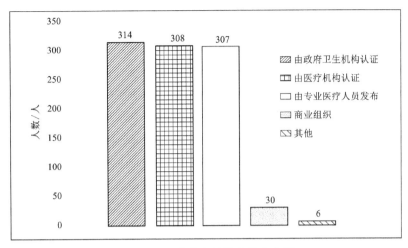

图 7-4　用户期望的健康信息来源

7.1.4.1　健康信息用户需求复杂

除了对疾病知识的需求，用户对健康生活方式、心理需求等信息也有需求，健康信息用户的多层次信息需求复杂。如图 7-4，53.21% 的用户认为在搜寻网络健康信息时，偶尔可以解决自身碰到的问题。当前提供的网络健康信息服务和用户需求存在一定程度的不匹配问题。19.95% 的用户不知道自己想要什么样的健康信息，用户的健康信息需求难以被准确掌握。对网络健康信息服务来说，用户的信息需求是其提供网络健康信息服务的主要依据，但是由于存在信息不对称性，导致用户的健康信息需求不能被健康信息提供商准确地知道。因此，除了完全以用户为中心的服务模式，用户的信息需求较难得到满足。网络健康信息服务平台没有足够的反馈机制，导致用户反馈困难或反馈不及时，造成用户和服务主体之间沟通不畅，应建立特殊渠道，以确保用户的健康信息需求能够被准确地获知。

7.1.4.2　健康信息权威性不足

健康信息是否权威、准确是用户最关心的问题，78.86% 的用户认为这是影响自己使用健康信息的最大障碍。我国承担网络健康信息传播的主要是商业健康网站，信息质量不一。而国外的网络健康信息多为权威机构发布。虽然现在的互联网普及很快，越来越多的用户在网上寻求信息，但用户的信息搜寻技术有待提升。人们往往只能通过百度等搜索引擎检索，无法准确地检索到自己真正需要的健康信息，甚至获取的健康信息内容是广告、虚假信息等。部分网络健康信息服务台的机构性质不为用户所知，导致用户无法识别网络健康信息服务的运营机构是权威机构、卫生组织还是企业。由于用户无法分辨健康信息的权威性，大部分用户仍然通过医生、电视、亲戚朋友获取相关健康信息。网络健康信息服务平台仍需要重视信息来源的权威性。

用户获取健康信息是为了了解疾病相关问题（64.37%）、学习健康知识（63.18%）等。健康信息关乎用户的生命和健康，健康信息内容一直是用户关注的焦点。虽然网络健康信息服务平台数量较多，但是规模有大有小，参差不齐。当健康信息质量不高时，容易引起用户担忧。网络健康信息常呈现爆炸式增长。但是这些健康信息来源较为复杂，缺乏统一标准,很难形成高质量的健康信息。另外,部分健康信息服务主要以发布为主,与用户的互动性不够强。

7.1.4.3 政府发挥作用仍需要加强

当前用户获取健康信息的主要渠道是通过搜索引擎,搜索引擎收录的大量信息是由商业健康网站提供。而用户倾向于从政府卫生机构(74.58%)、医疗机构(73.16%)获取健康信息。用户最信任政府卫生机构、医疗机构等官方机构。但这一类机构通过互联网提供的健康信息相对较少。虽然公立机构类的健康网站有自身相应的职能,但也应响应公众对权威机构的信息需求。

在网络健康信息服务建设中,虽然政府机构重视信息化服务。但从目前的网络健康信息服务平台来看,政府等权威组织机构的信息服务平台以发布相关信息为主,较少从用户的信息需求角度来考虑、设计平台。而承担网络健康信息传播主要任务的商业健康网站,其为了吸引用户访问,往往更加注重健康信息对用户的吸引力。公立机构不重视吸引网络用户或打造权威健康信息服务平台。公立机构的健康网站主要考虑实现自身职能,如果投入大量资源建设健康信息服务平台,公立机构并不能从中获取足够的回报。但是公立机构可以通过与其他商业性机构展开合作和指导,来改善网络健康信息服务。除此之外,关于规范网络健康信息的法规较少,或法规过于分散,或操作性不强,还未形成明确的行业规则和服务标准。网络健康信息服务审查流程的缺失,也会导致部分网络健康信息服务平台以复制、粘贴的方式扩充健康信息内容,严重影响网络健康信息服务的质量。

7.2 用户网络健康信息需求的特征划分

网络健康社区能让用户在寻求健康信息服务的时候,避免长时间等待,特别是对于那些需要长期在家进行自我健康管理的高血压用户。用户渴望更加快速、准确地获取所需的信息。网络健康社区为用户提供了线上向医生问诊咨询的健康服务方式。在这种信息服务过程中产生了大量用户-医生网络问答数据。其中用户提问文本数据蕴含了与用户健康信息需求有关的重要信息价值。通过互联网来获取用户健康信息需求相关数据,以数据为驱动挖掘用户多元化、个性化的需求特征,有利于为用户带来更好的健康信息服务体验,缓解医患矛盾,促进医疗资源及健康服务的公平均等化。目前采用的文本挖掘技术是组织网络健康信息资源、挖掘用户需求特点、提高健康信息服务质量的有效途径。但是应用传统的文本挖掘技术在医疗健康领域中会存在一定的技术缺陷。第一,虽然在医疗健康领域存在着大量的专业术语,但是缺乏公开的、较全面的医学中文术语字典。第二,用户所生成的文本内容具有口语化特点,且存在错字、漏字等问题。用户所用词汇和医学专业用语是有差异的。如果忽略用户提问文本中词或短语与专业术语的语义关联性,所挖掘的文本特征是不足以准确表征用户信息需求的。近年来,在医学健康领域,深度学习模型在自然语言处理研究领域中的命名实体识别(named entity recognization, NER)和用户意图识别(query intention classification, QIC)任务中表现出色。

因此，本章以网络健康社区中用户真实发布的提问文本数据作为研究用户健康信息需求的主要数据源。首先，根据信息需求层次理论将用户健康信息需求划分为显性健康信息需求、表达层隐性健康信息需求、认识层隐性健康信息需求和客观层隐性健康信息需求四个层次。随后，针对用户提问文本数据特点将用户健康信息需求特征进行多维度特征划分。在此基础上对多层次特征与多维度特征之间的关系进行阐述。接着，在多维度需求特征分类体系构建的基础上探讨计算机系统自动挖掘多维度用户健康信息需求特征。最后，根据不同层次用户健康信息需求特征的转换分析提出多层次健康信息需求特征的自动挖掘思路。

7.2.1 多层次特征划分

在科亨的信息需求理论中，处于客观层、认识层和表达层这三个层次的信息需求影响来源并不相同：用户的客观层信息需求会受到当前社会经济条件的限制，用户的认识层信息需求与用户的知识结构、信息素养水平高低密不可分，而用户的表达层信息需求会受到个人表达能力的影响。客观层信息需求以隐性信息需求形式客观存在，但尚未被用户意识到。在认识层次上，用户的信息需求仍以隐性信息需求形式存在，虽然用户已经意识到信息需求试图进行表达。但这只有部分需求转化为表达层次上的信息需求。表达层次上的信息需求又因为用户是否直接表达而划分为表达层次的隐性信息需求和显性信息需求。表达层次的隐性信息需求是因用户难以表达或未完全表达而以隐性信息需求形式存在。显性信息需求是指用户可以用语言等符号直接表达出来的信息问题。而隐性信息需求是信息需求从客观层、认识层到表达层的转换过程中所丢失的信息内容。

由不同层次的信息需求转换理论可知，对于用户而言，在用户提问文本中所提出的问题即是用户的显性信息需求；隐性信息需求则是指用户受限于表达能力、自身认知能力与客观医学知识与用户认知之间信息差的存在，在不同层次的信息需求转换中所丢失的信息。

为了充分挖掘用户的健康信息需求，本章引入信息需求状态理论，挖掘不同层次的健康信息需求转换过程中可能丢失的隐性健康信息需求特征，如图7-5所示。本章将用户健康信息需求划分为显性健康信息需求和隐性健康信息需求这两类。针对隐性健康信息需求再进一步按照表达层、认识层、客观层进行划分。

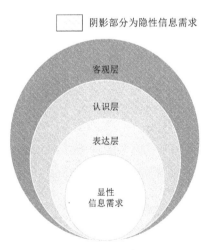

图7-5 多层次的用户信息需求

7.2.2 多维度特征划分

7.2.2.1 用户提问文本特征

在用户提问文本数据中，问句是用户信息需求的直接表达，结合在线健康社区的特点和用户健康信息需求的内涵，用户提问文本特征有如下典型特征。

（1）文本简短。用户在向医生咨询时，易受到健康问题或任务的影响，产生获取健康资源或解决某健康问题的强烈诉求，鉴于身体不适带来的紧急性，对需求满足的时效要求较高，加之用户打字速度的限制，使其通常以精练简短的语言描述健康信息需求。

（2）主题鲜明。用户向医生咨询时多为有目的性提问，需求表达中多涵盖丰富、鲜明、能够直接表达健康信息需求目标的疑问句和句中包含的需求特征词，这些疑问句可视为用户健康信息需求的显性表达，是分析用户显性健康信息需求应考虑的重要因素。

（3）疑问倾向。需求表达由"需"和"求"组成，其中，"需"体现为需求内容描述，揭示用户在哪方面有不满足感，而"求"体现为用户描述需求时的语气和态度，如在提问时以"什么"等疑问词构建疑问句，辅助需求内容的完整表达并传达出自己希望需求得以满足的期待，因此疑问特征较为突出。

（4）背景丰富。用户问句文本中涵盖了问句类型特征和用户背景特征的两部分内容。背景特征的多元性和丰富性是用户个性化健康信息需求的来源。问句类型特征与背景特征的关联可实现对用户健康信息需求内容的延伸，辅助医生或健康信息服务提供方获取用户更深层次的隐性信息需求；问句类型特征和背景特征的关联有助于健康信息服务提供方对问句类型的解读，从而精准把握用户健康信息需求。

7.2.2.2　多维度用户健康信息需求特征分类

基于以上文本内容特点，结合国内外文献调研情况，以公众健康信息查询场景层次模型为指导，本章设计了一套多维度用户健康信息需求特征分类体系。本章还借鉴了一般临床问句分类体系和中文健康问句分类，将多维度用户健康信息需求特征划分为"背景+问句"维度，如图7-6所示，初步构建了多维度用户健康信息需求分类框架图。该分类框架主要包括背景维度体系（如社会人口学、情绪、目前健康状况）和问句维度体系（如诊断、治疗、病情管理、流行病学、生活方式、择医、其他）。

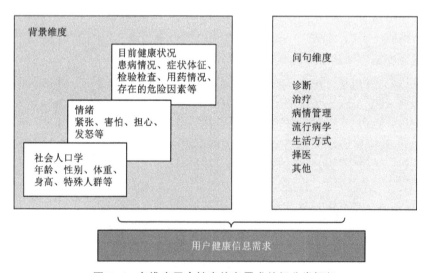

图7-6　多维度用户健康信息需求特征分类框架

7.2.3 多层次与多维度需求特征的联系

本章对用户健康信息需求进行了多层次、多维度的特征划分，如图 7-7 所示。其中，多维度用户健康信息需求特征直接来自于用户需求文本数据，是多层次用户健康信息需求特征表示的组成要素。多层次用户健康信息需求特征通过多维度用户健康信息需求特征元素之间的不同组合构成了包含显性、表达层隐性、认识层隐性和客观层隐性的多层次需求特征表示。

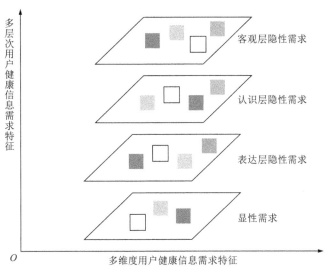

图 7-7 用户健康信息需求多维度与多层次特征的关系

7.3 多维度网络健康信息需求特征自动抽取研究

本章拟采用自然语言处理技术中先进的深度学习模型来解决多维度网络健康需求特征自动识别问题。本章旨在训练一个多维度需求特征自动抽取模型，完成从用户提问文本数据中自动抽取问句类型特征和用户背景特征的任务。所抽取的特征词或短语将尽可能多地保留用户的语言特点，用作用户用语词典。由于自动抽取任务是有监督的学习任务，因此本章需要采用内容分析法对所收集的用户提问文本数据进行人工标注和分类，构建用于模型训练的多维度需求特征数据集。首先，选取国内某家知名的网络健康社区的用户提问文本数据作为数据来源；其次，根据多维度用户健康信息需求分类框架，借助开源的支持多人协作的实体标注工具进行需求特征的人工标注工作，在此基础上构建多维度需求特征集；最后，比较分析多种深度学习模型在本数据集中需求多维度特征抽取的实验效果，得到抽取性能最优的多维度需求特征自动抽取模型。

7.3.1 数据集准备

考虑到需求特征挖掘研究的时间成本，本章仅以高血压疾病的信息需求为切入点。高血压疾病是我国常见慢性疾病之一，患病人数众多。本章选取国内某知名网络健康社区中与"高血压"主题相关的用户提问文本数据作为数据来源，利用网络爬虫技术采集了9968条用户向医生咨询的高血压相关的文本数据，经过去重复性过滤后为8338条记录，再从数据集中随机抽取了1000条数据，为进行人工标注高血压用户健康信息需求特征工作提供数据准备。

7.3.1.1 人工标注

本章在腾讯云服务器上部署由 Python 编程语言编写的开源标注工具 doccano(https://github. com/doccano)，以网址访问的形式供标注员、管理员使用，借助工具提高本数据标注的流程规范性和管理效率。该开源标注工具支持中文标注语料的导入导出、文本标注的可视化显示，标注规范注释、人员权限管理等实用功能。针对人工标注需求特征的流程，首先是由具有医学信息学背景的2名标注人员根据初步的类别分类体系、各类别划分示例，从样本集随机抽取100份记录进行分类标注。

在标注过程中，每位标注人员提出类型修改意见并记录，协商一致后最终完成高血压用户健康信息需求特征标注说明，其中背景维度需求特征的标注说明见附录 A，问句维度特征的标注说明见附录 B。2名标注人员从用户提问文本数据中随机抽取200份记录进行重复标注，对不一致的记录进行讨论后协商达成一致结果。接着该2名标注人员完成余下700份用户提问数据。最后由1名具有内科学医学背景的人员对全部已标注数据进行审核调整。经过人工编码后的高血压用户的背景资料可分为8种维度类型，分别是疾病、检验检查、症状体征、药物、手术操作、情绪压力、生活方式、人口学资料。

问句维度的标注不同于背景维度的标注，是以句子为单位进行的类型标注。针对问句维度，研究需要从原始用户提问文本数据集中人工提取完整的问句并进行分类编码。研究借鉴郭海红等人的研究成果，制定了适合本数据集内容特点的问句维度特征标注说明。以附录 B 的问句分类标注规范表为指导，2名标注人员采用对该数据集中的每一条问句进行标注进行类型编码。该标注规范中包含了一系列的分类规则，每个类别均有常见问句形式，以提高分类体系的可用性和准确性。如果此类目下，无符合问句内容的子类类目，则将其标记为"其他"。

本章基于 doccano 开发的文本标注平台(http://www. xinzirui. top：8000)完成了1000份高血压用户原始提问记录的背景维度需求特征内容标注工作，用户提问文本数据标注示例图如图 7-8(a)所示，对问句维度进行类型标注，示例图如图 7-8(b)所示。

7.3.1.2 数据预处理

为了保证模型批次训练的效果和效率，还需要对输入数据统一文本长度，首先，对每条用户数据提供唯一编号(PID)进行编码；然后，基于中文的标点符号的分句特点，利用正则表达式编写中文分句规则，将原始文本数据拆分为若干句子，保留 PID 编号。通过浏览文本长度小于5的文本数据后发现该长度的文本仅包含标点符号、数字等无实义的数

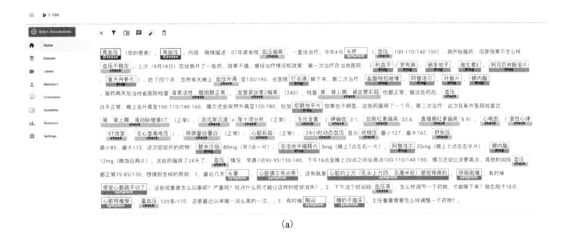

(a)

(b)

图 7-8　某一高血压用户原始提问记录的结构化内容编码

据。因此，以句子为单位设置文本长度区间为 5 ~ 50 字符，将文本长度小于 5 的文本剔除，将文本长度大于 50 的字符按照以长度为 50 字符的间隔进行拆分，保留 PID 编号。

7.3.1.3　问句分类调整

通过 1000 条已标注数据中问句维度的编码分布结果(见表 7-8)可知，1000 条已标注用户提问数据中有 77.8% 的用户提问内容涉及治疗(B)，以药物治疗为主(B3，数量：472)，具体包括药物选择、药物副作用、时间、用药方式等。32.3% 的用户在网上咨询疾病的诊断问题(A)，具体包括寻求临床表现的解释和检验检查项目推荐等。

表 7-8　标注数据中问句特征编码的分布情况

一级类别	二级类别	频次	占比/%
A 诊断	A0 诊断问题	97	
	A1 检验检查	113	32.3
	A2 临床表现	176	

续表7-8

一级类别	二级类别	频次	占比/%
B 治疗	B1 不仅是药物治疗	410	77.8
	B2 手术操作治疗	29	
	B3 药物治疗	472	
C 疾病管理	C 病情管理	128	13.5
D 流行病学	D1 病因学	27	20.4
	D2 某疾病的严重程度	41	
	D3 某疾病发生的年龄	3	
	D4 相关关系	74	
	D5 某疾病的预后	75	
E 生活方式	E0 其他生活方式	18	4.8
	E1 减肥	4	
	E2 运动情况	11	
	E3 情绪管理	3	
	E4 饮食	21	
F 择医	F0 其他择医问题	19	10.3
	F1 选科室	7	
	F2 看门诊	7	
	F3 择医生	37	
	F4 择医院	40	
G 其他	G0 其他	7	6.6
	G1 生育	31	
	G2 医保	2	
	G3 某观点判断	27	

　　由表7-8的问句特征编码分布结果可知，在全部的二级编码中仅有5个编码的出现频次大于100。为了保证模型训练的样本量足够大，研究采用以一级类别编码作为问句维度的分类体系。研究再根据本数据集的问句类型分布的特点，在原有问句维度一级类别编码的基础上对样本量较多的类目再进行细化。针对"诊断"问题类型进行"检验检查""临床表现"的细分；针对"治疗"问题类型进行了"手术操作治疗"和"药物治疗"细分。同时，再引入"非问句"类别，训练模型对句子进行是否是需求问题的预测判断。最终调整后的问句类别是诊断、检验检查、临床表现、治疗、手术操作治疗、药物治疗、疾病管理、流行病学类、生活方式、就诊、其他、非问句一共12个类别。

7.3.2　模型描述

基于前述高血压用户健康信息需求的"背景+问句"分类体系，将自动抽取多维度需求特征任务划分为两个子任务：

任务一：属于 NER 任务，从用户提问文本中自动识别疾病、药物、检验检查、生活方式、临床表现、社会人口学特征、情绪、治疗这 8 类实体。

任务二：属于 QIC 任务，以句子为单位从用户提问文本中进行意图类别预测，具体类别有诊断类、检验检查类、临床表现类、治疗类、手术操作治疗类、药物类、疾病管理类、流行病学类、生活方式类、就诊类、其他问题类、非问句类这 12 个类别。

7.3.2.1　RoBERTa 字向量层

RoBERTa 集成了 BERT 模型的优点并对 BERT 模型在结构上和数据层面进行了改进，增加了单次训练样本数和模型训练时长，移除了下一句预测目标函数，以更长的序列长度得到适合中文文本向量表示的预训练模型。在进行中文预训练时 RoBERTa 使用哈工大 LTP 分词工具对句子进行分词，采用字符级和词级别表征（byte pair encoding, BPE）的混合，处理过程中采用了自然语言语料库中的常见词汇。然后采用全词掩码策略获得适合中文语言特点的词级别的向量信息。模型还采用动态掩码技术，对输入序列会随机遮蔽不同位置的 token，增强模型的学习能力。已有研究表明将 RoBERTa 预训练模型应用于命名实体识别任务中，模型的实体识别性能 F_1 值得到了提升。本章使用 RoBERTa-WWM-EXT 预训练模型来获得用户提问文本信息的词向量表示，以减少训练数据质量对需求特征相关的 NER 识别效果的影响。RoBERTa-WWM-EXT 包含 12 层 Transformer，每层 Transformer 都包含 12 个头自注意力机制，768 个隐层单元。定义输入句子 $s = \{x_1, x_2, \cdots, x_n\}$，其中 x_i 表示句子中的第 i 个字。在句子的起始位置加入标签，在句子的结尾加入标签，经过预训练模型 RoBERTa-WWM-EXT 处理后得到输入句子的初始向量表示为 $\tau = \{E_0, E_1, \cdots, E_n, E_{n+1}\}$，该向量将作为下游任务模型的输入。

7.3.2.2　BiLSTM 层

长短期记忆网络（long short-term memory, LSTM）通过引入门控单元来解决循环神经网络（RNN）难以避免的梯度消失或梯度爆炸、长距离特征学习问题。单向的 LSTM 单元不能同时学习输入数据的上下文信息。而双向 BiLSTM 单元可以从输入数据中学习上下文信息，再从中自动抽取语义特征和时间序列特征。LSTM 模型不像 RNN 模型只有单一结构的模块重复，每个重复的神经元都有保护和控制信息状态的三种门机制，分别是输入门、遗忘门和输出门，分别如式（7-1-a）、式（7-1-b）、式（7-1-c）所示。LSTM 通过这三种门机制增强神经元的学习记忆力和有选择性地删除无用信息。一个 LSTM 单元表示如式（7-1）所示。双向 LSTM 则将正向句子输出结果和反向句子输出结果进行向量拼接。

$$i_t = \sigma(x_t \cdot w_{xh}^i + h_{t-1} \cdot w_{hh'}^i + b_h^i) \tag{7-1-a}$$

$$f_t = \sigma(x_t \cdot w_{xh}^f + h_{t-1} \cdot w_{hh'}^f + b_h^f) \tag{7-1-b}$$

$$o_t = \sigma(x_t \cdot w_{xh}^o + h_{t-1} \cdot w_{hh'}^o + b_h^o) \tag{7-1-c}$$

$$\widetilde{c}_t = \tan h(x_t \cdot w_{xh}^c + h_{t-1} \cdot w_{hh'}^c + b_h^c) \tag{7-1-d}$$

$$c_t = i_t \otimes \widetilde{c}_t + f_t \otimes c_{t-1} \tag{7-1-e}$$

$$h_t = o_t \otimes \tan h(c_t) \tag{7-1-f}$$

式中：σ 表示激活函数 sigmod；$\otimes$ 表示点乘运算，$\tan h$ 表示双曲正切激活函数；x_t 表示单元输入；i_t、f_t、o_t 分别表示 t 时刻的输入门、遗忘门和输出门；w、b 分别表示权重矩阵和偏置向量；$\widetilde{c}_t$ 表示 t 时刻的状态，是仅由当前输入得到的中间状态，用于更新当前时刻的状态；h_t 表示 t 时刻的输出。

7.3.2.3 CRF 层

命名实体识别任务本质是解决一个序列标记问题。LSTM 模型虽然能学习到文本中的上下文语义，但是并没有考虑序列中标签之间的依赖关系，而条件随机场（conditional random fields，CRF）刚好可以解决此问题。CRF 是一种无向图模型，注重学习连续标签之间的顺序依赖特性，比如 B 标记之后更大概率是 I 标记。而不是 I 标记在前，B 标记在后。本章使用 CRF 进行序列标注，已获得全局最优的输出标签序列。对于标签序列 $y = \{y_1, y_2, \cdots, y_n\}$，如式（7-2）所示，定义其概率为：

$$p(y \mid s) = \frac{\exp\left[\sum_i (O_{i, y_i} + T_{y_{i-1}, y_i})\right]}{\sum_y \exp\left[\sum_i (O_{i, y_i} + T_{y_{i-1}, y_i})\right]} \tag{7-2}$$

式中：T 表示转移矩阵；T_{y_{i-1}, y_i} 表示从标签 y_{i-1} 到标签 y_i 的转移分数；O_{i, y_i} 表示字符 x_i 被预测为标签 $y_i|$ 的分数；y 表示所有可能的标签序列。

7.3.2.4 Attention 机制层

除了 CRF，采用注意力 Attention 机制捕获句子序列中的语义依赖关系。已有研究在文本分类任务上引入 Attention 机制提升了在线健康社区的用户查询意图的分类预测效果。鉴于此，本章利用 Attention 机制对模型输出向量进行加权处理，将 BiLSTM 模型的正反向拼接后的句子输出结果再输入到 Attention 层中，模型根据目标标签对输入数据进行重要程度信息标记，通过提取含义更重要的字词信息来提升模型的分类准确性。

（1）使用多层感知机获取 h_{it} 的隐藏表示 u_{it}，如式（7-3）所示。

$$u_{it} = \tan h(w_w h_{it} + b_w) \tag{7-3}$$

式中：w_w 为模型权重；b_w 为偏置。

（2）通过计算 u_{it} 和上下文信息 u_w 的相似性衡量句子中各个单词的重要程度，经过归一化计算得到权重 a_{it}，如式（7-4）所示。

$$a_{it} = \frac{\exp(u_{it}^T u_w)}{\sum \exp(u_{it}^T u_w)} \tag{7-4}$$

（3）对于用户问句意图识别任务来说，还需要对整个句子进行向量表示，计算句子向量 s 为：

$$s = \sum_{i=1}^n a_{it} h_{it} \tag{7-5}$$

7.3.2.5　分类层

分类层是构建用户问句类型预测模型,计算用户提问句语义向量在各类别分数值的高低判定用户提问句属于哪种类型。Softmax 分类器用于计算各问句类别概率。在模型中,反向传播机制用于持续训练和更新参数,交叉熵损失函数用于优化模型。

针对任务一,本章提出 RoBERTa-BiLSTM-CRF 的命名实体识别模型。如图 7-9 所示,由输入层、RoBERTa 字向量、BiLSTM 层、Attention 机制层和 CRF 分类层组成(简称 RBAC)。

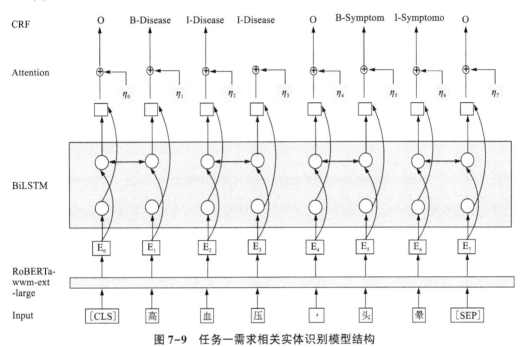

图 7-9　任务一需求相关实体识别模型结构

针对任务二,本章构建了基于 RoBERTa-BiLSTM-Attention 的用户问句意图识别模型。该模型由输入层、RoBERTa 字向量、BiLSTM 层、Attention 机制层和分类层组成(简称 RBA),如图 7-10 所示。

7.3.3　数据处理过程

任务一和任务二的数据来源均为前述 1000 条已完成人工标注的用户提问文本数据,并且以句子为单位进行数据拆分,最大文本长度为 50,最小文本长度为 5。

任务一的数据预处理过程为:首先,从 doccano 标注工具导出 json 格式的标注文件,根据标注结果删除未包含需求相关实体的语句数据;然后,将剩下的数据集划分为训练集和测试集;接着利用 Python 编程语言将 json 格式文件转化为基于 BIO 标记的通用命名实体识别任务的数据格式;最后,使用哈尔滨工业大学开源提供的 RoBERTa 字向量模型将数据进行词级别的向量化表示。为比较多种机器学习方法在高血压提问文本中进行需求相关实体识别的可行性,提出模型结构与经典的 BiLSTM-CRF 模型作对比。

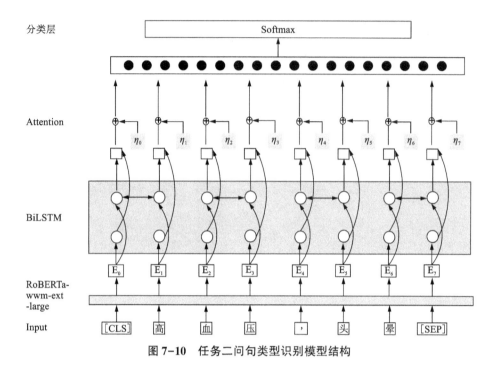

图 7-10 任务二问句类型识别模型结构

任务二的数据预处理过程为：首先，从 1000 条已完成人工标注的用户提问数据中根据正则表达式标点符号进行分句处理，考虑到随机抽取的样本中存在数据不平衡的现象，对数据集中样本数据量较少的类别需进行外部数据补充。本章引入中文医疗信息处理挑战榜 CBLUE 公开的 QIC 任务数据集作为外部数据，以本章任务二的问句类型为指导，针对样本数量较少的类别，从外部数据人工挑选与问句类型相匹配的数据进行数据补充，由此避免由样本数据不均衡影响模型性能的问题。然后，通过正则表达式对每个句子进行去除停用词等数据预处理操作，使用哈尔滨工业大学开源提供的 RoBERTa-WWM-EXT 模型进行句子的向量化表示训练。本章提出模型的识别效果需要和其他模型进行识别效果验证。除基于 Word2vec-BiLSTM-Attention（WBA）模型，还与经典的 TextCNN 模型作对比。

本章基于 Python+Pytorch+GPU 深度神经网络学习框架，模型训练使用交叉熵损失函数和 AdamW 优化方法。任务一模型的初始学习率设置值为 0.00001，学习率衰减速率设置值为 0.01，词向量维度设置值为 768，Batch_size＝32，Epoch＝25，在输入层 Droupout 设为 0.5，隐藏层 Droupout 设为 0.5，其余权重、偏置等参数随模型优化不断变化。任务二模型与任务一模型的初始训练参数一致。

7.3.4 实验结果与分析

本章的任务一、任务二均属于多分类问题，因此采用准确率（precision，P）、召回率（recall，R）及 F_1 值来衡量模型对各类别识别效果的优劣，可见式（7-6）、式（7-7）、式（7-9）。在两项任务的对比实验中，将数据集按 8∶1∶1 分为训练集、验证集和测试集。

$$P = \frac{TP}{TP + FP} \tag{7-6}$$

$$R = \frac{TP}{TP + FN} \qquad (7-7)$$

$$F_1 = \frac{2 \times P \times R}{P + R} \qquad (7-8)$$

式中：的 TP 表示正样本且被正确分类到正类中的样本数；F_N 表示正样本被错误分类到负类中的样本数；F_N 表示负样本且被正确分类到负类中的样本数；FP 表示负样本却被错误分类到正类中的样本数；P 表示预测正确的结果占所有预测结果的比例；R 表示正确预测的结果占所有数据的比例；F_1 表示 P、R 的调和平均数。

任务一模型性能对比实验结果如表 7-9 所示。各类型需求相关实体识别 F_1 值结果，如表 7-10 所示。

表 7-9　任务一不同模型在测试集上的对比实验结果

实验模型	F_1	P	R
RBC	0.8271	0.8129	0.8418
RBAC	0.7365	0.7276	0.7457
RC	0.8212	0.8055	0.8374
RS	0.7925	0.7837	0.8016
BC	0.6851	0.6777	0.6926

注：RBC 指 RoBERTA+BiLSTM+CRF；RBAC 指 RoBERTA+BiLSTM+Attention+CRF；RC 指 RoBERTA+CRF；RS 指 RoBERTA+Softmax；BC 指 BiLSTM +CRF。

表 7-10　任务一需求相关实体识别中 F_1 值比较

需求相关实体	RBC	RBAC	RC	RS	BC
疾病	0.9004	0.8675	0.8887	0.8944	0.8222
药物	0.9185	0.8513	0.9072	0.8926	0.7727
检验检查	0.7575	0.7466	0.7869	0.7470	0.6464
生活方式	0.5725	0.0261	0.5260	0.5000	0.2530
临床表现	0.7896	0.5776	0.7837	0.7303	0.5110
社会人口学特征	0.7871	0.6994	0.7674	0.6740	0.6532
情绪	0.6435	0.0000	0.7097	0.4301	0.3684
治疗	0.6927	0.0000	0.7071	0.7010	0.4286

由表 7-9、表 7-10 可知，RoBERTa 预训练模型在任务一的准确率、召回率及 F_1 值的表现性能均优于 BC 模型。对比 RBAC 和 RBC 模型，引入 Attention 机制并没有使模型的性能提升。对比 RC 和 RBC 模型，增加的 BiLSTM 层使模型的性能有所提升。通过对比可以得出，RBC 模型在需求相关实体识别任务上具有较好的表现。

任务二五种模型在测试语料上分类性能对比参数 F_1、P、R 值如表 7-11 所示。模型

WB 在任务二的预测性能效果不佳，本章在进一步对各问句类型识别任务进行 F_1 值比较时，不再考虑 WB 模型。

表 7-11　任务二不同方法对比实验结果

实验模型	F_1	P	R
RBA	0.8628	0.8809	0.8518
RB	0.8323	0.8574	0.8166
WBA	0.6932	0.7017	0.6952
WB	0.0637	0.0452	0.1084
TextCNN	0.6851	0.7296	0.6717

注：RBA 指 RoBERTA+BiLSTM+Attention；RB 指 RoBERTA+BiLSTM；WBA 指 Word2vec+BiLSTM+Attention；WB 指 Word2vec+BiLSTM。

表 7-12　任务二中各问句类型识别中 F_1 值比较

问句类别	RBA	RB	WBA	TextCNN
诊断	0.9167	0.9167	0.6364	0.6957
检验检查	0.9655	0.8889	0.7407	0.7857
临床表现	0.9091	0.8197	0.8929	0.8000
治疗	0.8387	0.8214	0.8364	0.7037
手术操作治疗	0.9474	1.0000	0.9474	0.9474
药物	0.9545	0.9323	0.8444	0.8531
疾病管理	0.8276	0.7097	0.6452	0.5789
疾病危害	0.8333	0.8485	0.6667	0.6207
生活方式	0.9189	0.8947	0.7647	0.6207
就诊	0.6667	0.7143	0.5882	0.5714
其他	0.6667	0.6154	0.0000	0.3333
非问句	0.9091	0.8261	0.7556	0.7111

由表 7-11、表 7-12 可知，本章在任务二数据集中，RBA 模型的预测效果在准确率、召回率及 F_1 值的指标测量上均优于其他 3 种方法。Word2vec+BiLSTM 的问句类型识别效果最差。究其原因在于 Word2vec 词向量模型在短文本向量表示中有局限性，由训练样本不足而难以获取句子的深层语义信息，识别度较低。对比基于 Word2vec，RoBERTa 方法训练的词向量，RoBERTa 预训练模型的词向量表现优异，更具有优势。RoBERTa 预训练模型能够将学习能力迁移到本样本数据集中，准确表示句子整体的语义特征信息，进而提高了问句类型的预测性能。对比 RB 和 RBA 模型实验结果可知，Attention 机制使得原预训练模型的识别性能整体上得到提升。通过 Attention 机制可以使得对问句类型有更多贡献的词所对应的权重值更大。这一点符合基于规则模板进行问句分类的逻辑。突出对问句类型有更大贡献的词，减小其他词的干扰，提高了问句类别识别的准确性。本章通过对比实验

可以得出，RBA 模型在问句类型识别任务上具有良好的表现。

7.4　多层次健康信息需求特征自动挖掘思路

基于已构建的多维度需求特征自动抽取模型，计算机系统可以有效地自动识别用户提问文本中多维度需求特征。在此基础上，计算机系统需要对多层次健康信息需求特征进行深度挖掘。

7.4.1　多层次需求特征转化分析

如图 7-11 所示，本章将用户健康信息需求划分为显性健康信息需求和隐性健康信息需求这两类，然后再进一步按照表达层、认识层、客观层对隐性健康信息需求进行细分。

为了实现从用户提问文本中自动获取各层次的用户健康信息需求特征，首先需要构建一个能对用户提问文本进行特征表示的多维度需求特征自动抽取模型。

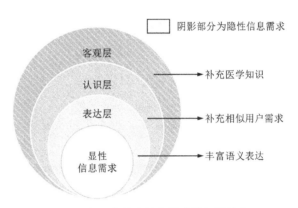

图 7-11　多层次健康信息需求特征的转化

7.4.1.1　多维度需求特征自动识别模型构建

多维度需求特征自动识别模型旨在训练计算机系统完成对用户提问文本进行基于背景维度的特征实体识别和基于问句维度的问句类型预测任务。该模型对用户提问文本的多维度需求特征表示结果是挖掘各层次用户健康信息需求特征的基础。

模型构建的具体流程：首先利用网络爬虫技术采集海量的用户提问文本数据，从中随机抽取适量样本数据进行深入分析。利用内容分析法设计多维度需求特征分类体系并对样本数据中的需求特征实体和问句类型进行人工标注。接着将人工标注数据拆分为训练集、验证集和测试集。利用多种深度学习模型训练计算机从用户提问文本中自动识别多维度需求特征，并在测试集中对模型的训练效果进行评估。最终得到性能最优的多维度需求特征自动识别模型。

以一条用户提问文本记录举例，设有用户 $p1$ 的提问文本数据 d_{p1}，该文本数据由多个句子 S 组成，其中一个句子 S_i 由若干个词 w_i 组成。

$$S_i = \{w_1, w_2, \cdots, w_n\} \tag{7-9}$$

特征识别模型 f 针对句子 s_i 中的每个词 w_i 输出标记 tag_i。

$$f(w_i) = tag_i \tag{7-10}$$

根据特征识别模型的识别结果，数据 d_{p1} 被转化为健康信息需求特征集 F_{p1}，根据特征所在语句 s_i 是否是问句，又将 F_{p1} 分为由问句组成的需求特征集 Q_{p1} 和由非问句组成的需

求特征集 B_{p1}。它们之间的关系表示如下：

设 $q_1 =$ 非问句，则有

$$F_{p1} = Q_{p1} \cup B_{p1} \tag{7-11-a}$$

$$Q_{pl} = \{(q_2, b_1), (q_3, b_2), \cdots, (q_n, b_m)\}, \ n \neq 1 \tag{7-11-b}$$

$$B_{pl} = \{(q_1, b_1), (q_1, b_2), \cdots, (q_l, b_m)\} \tag{7-11-c}$$

F_{p1} 是对用户 pl 的多维度健康信息需求特征的表示。它由多于个问句维度特征和若干个背景维度特征组成。其中 (q_n, b_m) 表示用户 pl 在某个需求文本句子中具有的第 n 个问句维度特征 q_n 和第 m 个背景维度特征 b_m。

在获得全部用户多维度健康信息需求特征集 F_p 的基础上，用户 pl 的健康信息需求特征又被划分为 F_{p1_s0}：显性需求特征集、F_{p1_s1}：表达层隐性需求特征集、F_{p1_s2}：认识层隐性需求特征集、F_{p1_s3}：认识层隐性需求特征集。该用户的多层次健康信息需求特征可表示为 $Multi\_F_{p1}$，

$$Multi\_F_{p1} = \{F_{p1\_s0}, F_{p1\_s1}, F_{p1\_s2}, F_{p1\_s3}\} \tag{7-12}$$

7.4.1.2 用户显性信息需求特征的获取

利用多维度特征自动识别模型对任意一条用户提问文本数据进行多维度特征抽取，所获得的问句类型预测结果来表征用户的显性信息需求特征，再结合模型对需求特征句中多维度需求特征实体的识别结果，精细化用户显性信息需求的表达。

对用户 pl 来说，根据问句类型筛选出由有意义的问句组成的需求特征集 Q_{pl}，当前用户 pl 的显性需求特征集可表示为：

$$F_{pl_s0} = \{(q_2, b_1), (q_3, b_2), \cdots, (q_n, b_m)\}, \ n \neq 1 \tag{7-13}$$

7.4.1.3 表达层隐性需求特征的获取

利用词向量模型以全部用户提问文本数据作为语料库进行训练，挖掘用户基于背景维度的需求特征词的语义相近词，扩展用户已表达健康信息需求的语义丰富性，以补充那些用户想表达但是未表达或难以表达的健康信息需求特征。

对用户 pl 来说，利用语义相似模型 Sim 对集合 F_{p1_s0} 中的背景特征元素 b_i 与全部背景特征词项进行语义相似度计算，得到一个 $m \times m$ 维相似矩阵 B：

$$\begin{bmatrix} 1 & \cdots & sim(b_1, b_m) \\ \vdots & \ddots & \vdots \\ sim(b_m, b_1) & \cdots & 1 \end{bmatrix}$$

针对任意背景特征元素 b_i，基于相似矩阵可得到其对应的相似度向量 β_i，针对向量中相似值的大小，筛选最相似的前 a 个语义相近词集合 $\{b_{m\_1}, b_{m\_2}, \cdots, b_{m\_a}\}$。其中 b_{m_a} 表示当前用户第 m 个背景特征对应的第 a 个语义相近词。

这样得到当前用户 pl 的 S1：表达层隐性需求特征集。

$$F_{pl_{s1}} = \{q_2, \cdots, q_n, b_1, b_2, \cdots, b_m, b_{1\_1}, b_{1\_2}, \cdots, b_{m\_a}\}, \ n \neq 1 \tag{7-14}$$

7.4.1.4 认识层隐性需求特征的获取

对于认识层，在显性需求特征的基础上，纳入更多的用户背景维度特征，通过挖掘相

似用户群体的提问信息来推测当前用户可能感兴趣的健康信息需求主题，补充单个用户自身认识不足所丢失的健康信息需求。

即当前用户 p1 的认识层隐性需求特征集可表示为：

$$F_{pl_{s2}} = \{q_1, q_2, \cdots, q_n\} \cup \{b_1, b_2, \cdots, b_m, b_{1\_1}, b_{1\_2}, \cdots, b_{m\_a}\} \qquad (7\text{-}15)$$

7.4.1.5　客观层隐性需求特征的获取

针对客观层，需要基于医学专业知识和专家共识，例如医学教材、临床指南等，构建已知的对各种疾病的客观认识和面向用户的健康教育知识供用户阅读学习，为用户补充医学知识。需要将用户提问文本中揭示的全部多维度需求特征标签与知识内容进行匹配，这些匹配上的知识内容即是用户隐性健康信息需求特征。

即当前用户 pl 的客观层隐性需求特征集可表示为：

$$F_{pl_{s3}} = \{x \in F_{p1_{s2}} \mid \omega(x)\} \qquad (7\text{-}16)$$

式中：$\omega(x)$ 为每个特征 x 相匹配的医学专业知识内容。

用户根据自己的兴趣阅读、学习相关健康知识，最终使自己在疾病管理方面的认知能力得到提升，从而激发自己表达更多的健康信息需求，提交新的需求数据。这一过程使得各层次用户健康信息需求特征转换持续存在。

7.4.2　用户显性信息需求特征自动挖掘

在用户提问文本数据中，问句是用户信息需求的直接表达。针对用户显性信息需求的获取，特征自动抽取模型对海量用户提问文本数据以句子为单位进行问句类型预测，筛选有意义的问句类型来表征用户的显性信息需求特征，再结合模型对问句中的背景维度的需求特征实体识别结果，精细化用户显性信息需求的表达。

针对用户隐性信息需求的获取，分别从表达层、认识层和客观层三个层面进行用户隐性健康信息需求特征挖掘。首先是表达层，通过词向量模型以全部用户提问文本数据作为语料库进行训练，挖掘用户个人表达的背景维度的需求特征词语义相近词，扩展用户表达健康信息需求的语义丰富性，补充那些用户想表达但未表达或难以表达的健康信息需求；然后对于认识层，通过挖掘相似用户群体的信息需求特征来推测当前用户可能感兴趣的健康信息需求主题，补充单个用户的认识不足所丢失的信息需求；最后针对客观层，基于目前已知的医学专业知识和专家共识，例如医学教材、临床指南等知识数据，对各种疾病的客观认识构成知识库。知识库按知识元进行细粒度划分，可以与多维度需求特征相匹配。用户可以通过学习知识库中的知识内容补充对疾病管理方面的认识。这些与需求特征相关联的知识元内容即是用户隐性健康信息需求特征。

根据不同用户对医疗健康信息的掌握程度不同，本章将问句维度的用户健康信息需求特征划分为 3 个层次，如图 7-12 所示，从上到下，用户对健康管理从模糊到具体，用户的信息需求层次不一定是线性的过程，可能是跳跃性的，也可能是反复的。第一层需求是最模糊的，用户向医生咨询时不知道所患何种疾病，仅向医生提供身体健康描述信息来寻求医生的建议；第二层需求比第一层需求明确，用户向医生寻求诊断、治疗、预防等主题；第三层需求比第二层需求更为具体，寻求如药物治疗、临床表现等信息。

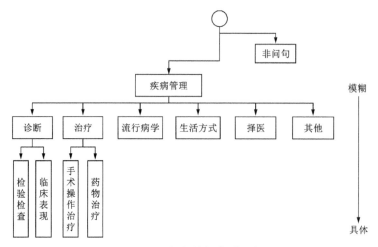

图 7-12　问句特征类别层次

　　基于多维度特征识别模型得到用户问句类型及问句中的需求特征标签信息，这是用户对于医疗健康问题最为关注的信息内容。通过上述的分析过程，如图 7-13 所示，用户显性信息需求获取方法的具体流程为：

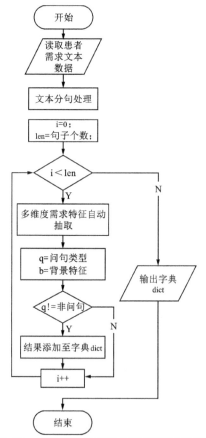

图 7-13　用户显性健康信息需求特征获取流程

（1）用户提问文本初始数据采集。基于 web 浏览器的文本框获取用户提交的用户提问文本数据。该数据即挖掘当前用户显性健康信息需求特征的原始数据。

（2）显性需求特征抽取。首先对模型输入数据进行中文分句的数据预处理操作；然后采用多维度需求特征抽取模型以句子为单位识别用户提交文本中的问句类型特征 q 和背景维度需求特征 b。

（3）用户显性需求特征精细化。模型循环遍历各个句子，对每个句子所对应的问句类型特征 q 进行判断，如果 q 不为"非问句"类型，那么 q 所对应句子符合条件，即将符合条件的句子中的全部背景维度特征 b 加入用户显性信息需求特征集 S0 中，进一步精细化用户的显性需求特征。

7.4.3　用户隐性信息需求特征自动挖掘

精准信息服务系统需要挖掘当前用户的健康信息需求特征，给用户提供相关健康知识，以辅助用户增进对疾病的认识，增强健康管理能力。由于用户对医疗健康知识的掌握程度不同，所需要的信息支持程度是不同的，支持程度不仅和用户已掌握的医疗健康信息有关，也和用户对健康管理的重视程度有关。显性信息需求可以通过多维度需求特征模型进行精细化识别。而隐性信息需求还需要通过用户个人或相似患病人群的群体特征反映出来。对于隐性健康信息需求来说，影响用户直接表达其健康信息需求可能有以下几种：①用户无法用适当的词汇表达其意识到的信息需求。用户能够意识到自己的健康信息需求，但由于个人知识结构或健康信息素养水平不足等造成用户的需求信息表达模糊和不准确，如用户表达"怎么办？"等描述较为抽象的问题而不是像"怎么治疗？怎么用药"等更为具体的问题。②用户无法明确认识到自己的健康信息需求。用户个人认识具有一定的片面性和局限性。相比于个人层面，群体层面的健康信息需求特征往往比用户个人想表达的信息需求内容更为丰富，只是用户自己还没有意识到。通过相似用户群体的健康信息需求特征挖掘，提高用户的认知，可以激发用户表达健康信息需求。③超出用户认知的健康信息需求。由于用户群体缺乏医学专业认识及医学知识的快速更新和迭代，超出了用户的认知能力而无法察觉这种需求。由这一原因产生的隐性健康信息需求最不容易被满足，因为客观需求已经超出了大部分用户的认知层面，很难从用户的提问文本信息中找到与客观需求相关联的线索。智能信息服务系统需要为用户设计知识导航体系，用户也要主动参与学习。等到用户学习积累了新知识后，再向系统积极表达自己的健康信息需求。因此，如图 7-14 所示，挖掘用户隐性信息需求可以从拓展用户的表达词汇、挖掘相似用户的需求特征和补充用户的医学知识入手。

7.4.3.1　拓展用户的表达词汇

语义相似性计算：Word2vec（即 word vectors）词向量模型是一种基于词共现矩阵的语义向量模型，Word2vec 利用上下文进行语义共现统计，根据用户需求语料数据集中词语间的语法和语义关系训练词向量。此外，Word2vec 模型在训练时能根据实验的语料数据建立共现矩阵，无须引入其他外部数据。因此，利用 Word2vec 模型不仅能识别出需求特征词之间的语义相似词，还灵活易用，模型训练速度比较快，减轻了人工操作负担。本章收集全部用户提问文本数据，将多维度特征识别模型抽取的实体词汇作为用户自定义词典，首先通过 Pycorrector 库进行用户书写错误纠正，然后再利用 Jieba 分词开源工具进行中文分词处理，接着基于 Gensim 库中 Word2vec 模型进行语义向量训练。考虑到语义向量中的词库大小会影响查询效率，本章筛选出现频次大于 10 的词并构建词典。Word2vec 模型将词典中各个词以 100 维的词向量形式进行语义表示。本章针对当前用户的提问文本信息，将识别出的需求相关实体与前 N 个语义相似度最大的词语进行关联，将隐性信息需求特征以图谱的形式展示给用户。考虑到如果 N 值过大，相关节点的数量增长从而加重用户的认知负担，因此系统将 N 的默认值设为 3。

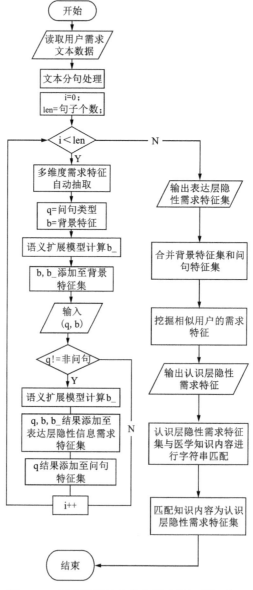

图 7-14　用户隐性健康信息需求特征获取流程

7.4.3.2　挖掘相似用户的需求特征

相似用户的需求特征需要考虑用户健康信息需求的多维度特点。因此，对相似用户的需求特征挖掘就是首先对不同用户两两之间从背景特征和问句特征方面进行相似度计算，然后对这两种类型的相似度计算结果进行融合，得到最终的用户与其他用户之间的相似度向量，最后基于相似度值的大小筛选前 N 个相似用户的需求文本内容和多维度的需求特征标签。

用户背景相似度计算：用户背景相似度计算来自于比较用户背景维度下的特征标签相似度。在用户提问文本中用户背景维度特征是由疾病、检验检查、社会人口学、药物、临床表现、生活方式、治疗、压力情绪 8 种实体类型的词项构成。本章借鉴文献的方法，引进用户建模概念，基于用户向量空间的模型表示用户，将其表示为一个 n 维的特征向量：$\{(t_1, w_1), (t_2, w_2), \cdots, (t_n, w_n)\}$，其中 t_i 表示第 i 个特征标签词，NLP 领域称之为词项，(t_i, w_i) 表示第 i 个词项和该词项所对应的词向量 w_i。

词袋模型是一种词向量表示方法。所形成的词向量长度为全部用户数量。如果词项在某用户背景特征中，则在该文本对应的向量位置标记为1，否则标记为0。虽然一个用户提问文本内容可以由多个健康问句构成，但是其内容长度相对较短，涵盖的特征标签词有限，导致词向量空间十分稀疏。而且需求文本中所包含的用户背景特征标签词是从各个用户生成的内容中自动抽取而来的。然而由于每个用户的用语习惯不尽相同，这导致特征标签词之间可能存在语义关联性，即特征标签词语无法充分揭示该需求文本所涉及的医学主题。

因此，本章在计算用户背景特征相似度时不能直接使用词袋模型进行背景维度需求特征之间的相似度计算，而是对每条需求记录中的用户背景特征标签词进行基于 Word2vec 词向量模型的相似语义扩展，然后在此基础上利用机器学习算法进行背景特征标签词（含扩展词）-主题-模型的概率分布表示。

隐含狄利克雷分布（latent dirichlet allocation，LDA）是一种文档主题生成模型，通过文档-主题-词项 3 层贝叶斯结构的概率分布模型，能够将词项空间的文档按主题数量进行降维表示，得到每篇文本所对应的各个主题的概率分布，即文本主题概率分布。然后再根据主题概率分布向量进行文本聚类或分类任务。本章借鉴潘有能等人利用 LDA 模型进行"健康问题"-"医学专家"推荐任务的研究思路，在本章中引入 LDA 主题模型对每条用户需求文本记录进行背景特征词-主题的概率计算，根据主题概率值的大小筛选得到重要主题。针对每一个重要主题再按照需求文档-主题概率分布获得代表高血压用户背景特征的主题向量。最后利用余弦相似度计算公式各个用户两两之间背景特征主题的相似性。

$$Sim_{背景(A, B)} = 1 - \frac{A \cdot B}{\|A\|\|B\|} \tag{7-17-a}$$

式中：A 表示用户 A 背景特征的主题向量；B 表示用户 B 背景特征的主题向量。

用户问句特征相似度计算：已知问句维度特征仅涵盖 11 种类型，直接将每条用户记录转换为问句特征-用户提问文本的词袋模型矩阵，最后采用 Jaccard 距离公式进行问句特征之间的相似度计算。

$$Sim_{问句(A, B)} = \frac{|A \cap B|}{|A \cup B|} \qquad\qquad (7\text{-}17\text{-}b)$$

式中：A 表示用户 A 在问句特征的标签词集合；B 表示用户 B 在问句特征的标签词集合。

考虑到问句特征和背景特征对于用户健康信息需求的影响程度不完全相同，问句特征要比背景特征更能表示用户的需求意愿，因此对用户需求相似度计算采用基于问句特征相似度和基于背景相似度的线性加权方式进行组合。权重系数 α 调节。

$$Sim_{(A, B)} = \alpha \cdot Sim_{问句(A, B)} + (1 - \alpha) \cdot Sim_{背景(A, B)} \qquad (7\text{-}17\text{-}c)$$

7.4.3.3 补充用户的医学知识

在自动挖掘用户显性健康信息需求特征和前面两层隐性健康信息需求特征结果的基础上，挖掘客观层的用户健康信息需求需要从挖掘医学知识特征入手。系统根据用户提问记录对多维度需求特征进行标签提取，根据标签与医学知识文本内容进行字符串相似度匹配，将自动匹配的特征标签结果在相关医学知识段落中高亮显示，为用户提供知识导航。医学知识按照主题树形式组织，方便用户对相关医学知识单元进行浏览和定位知识，供用户点击节点并浏览知识内容。知识导航形式能让用户了解专业的医学指南的知识结构体系，便于用户根据自己的需要快速定位某一知识内容，减轻用户的认知负担。

8

面向用户需求和资源聚合的我国网络健康精准信息服务模型构建

精准信息服务离不开信息技术的飞速发展。由互联网技术引发的网络信息服务改变了传统信息服务方式。在网络信息服务模式下，互联网突破了原来组成要素的单一性，它可充当信息服务模式中的各种组成要素，例如，前台服务者、中间用户、服务内容和服务策略。网络信息服务的四个要素之间的集成度更高，为实现个性化服务、交互式服务、便捷服务、知识服务等高性能服务提供了支持。网络信息服务正朝着智能化水平更高的方向发展。精准信息服务继网络信息服务发展而来，是人工智能技术与信息检索技术、信息过滤技术的融合，替代人类完成相关信息的采集、加工、组织、整理等工作，为广大用户提供更个性化、专业化、知识化的信息服务。本研究提出的精准信息服务模型是对以用户健康问题为中心开展的计算机系统提供健康信息服务活动这一过程的抽象表示，即对精准信息服务模型所涉及的构成要素以及要素之间作用关系的抽象表示。本章将从模型构建目标、模型构建原则、模型构成要素和模型结构进行阐述。

8.1 用户获取健康信息服务现状分析

8.1.1 用户搜寻健康信息服务过程

用户的健康信息搜寻行为被认为是用户主动参与医疗保健的重要标志，是一种有目的性的活动。本章借鉴伍淳华的研究思路，将用户的健康信息搜寻的一般过程进行模型化表示，如图 8-1 所示。

首先，用户向互联网提交查询请求（输入关键词或者一段文本），互联网根据用户提交的查询请求，经过计算机系统信息过滤之后返回备选文档集合结果，然后用户不断浏览备选项中的健康信息文档，直到寻找到满足需求的健康信息为止。r1 表示计算机系统从原始文档集合中按系统理解的用户需求进行过滤的过滤条件；r2 表示用户按照自己真实的需求进行文档筛选的过滤条件。由此可知，r1 和 r2 均来自用户的健康信息需求。计算机系统的主要功能就是根据用户提交的查询请求数据中理解用户的健康信息需求，再从互联网海量的原始健康文档集合中为用户挑选出备选项集。

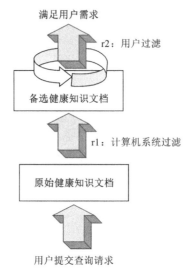

图 8-1　用户搜寻健康信息服务的一般过程

8.1.2　问题原因分析

目前网络健康信息服务平台为用户提供的信息服务主要是基于关键字匹配的查询和根据临床科室、人体解剖系统、疾病名称等目录索引浏览信息。分类体系设置过于宽泛即信息筛选条件设置过于宽泛，从而导致用户挑选的备选信息文档数量过多，增加了用户的认知负担，干扰用户获取对自己有价值的健康信息。

计算机为用户提供健康信息服务的过程是在一个人机交互系统内完成的。图 8-2 是用户与健康信息服务系统这两个主体发生人机交互的抽象描述。首先，用户将根据自己头脑中存在的健康信息需求，按照健康信息服务系统可理解的编码方式——文字或符号进行填写，并提交给健康信息服务系统。然后，该服务系统将用户提交的文字或符号内容进行解码，再从数据库中查找该服务系统内可以匹配的健康信息内容；服务系统将健康信息文

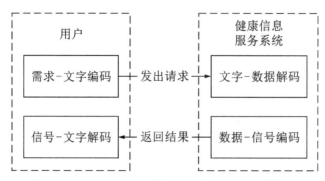

图 8-2　用户-健康信息服务系统的人机交互模型

档数据进行信号传输编码，发送给用户；用户接收健康信息服务系统的返回结果，并进行信号的解码。

从用户到健康信息服务系统的信息交互过程中，健康信息服务系统需要获取代表当前用户健康信息需求的查询请求，并根据此查询请求对系统知识库的信息内容进行过滤；从健康信息服务系统到用户的信息交互过程中，系统需要将查询到的健康信息向用户进行内容呈现。因此，健康信息服务系统需要解决信息过滤技术和信息呈现技术这两个关键问题。

8.1.2.1　信息过滤

信息过滤的关键技术是系统能理解用户提交的查询请求，并将查询请求与系统数据库中的信息内容进行匹配计算。现有用户-健康信息服务系统的人机交互过程表明，健康信息服务系统决定了用户向系统表达其健康信息需求的方式，使得用户获取健康信息的方式有限，如关键词搜索、按目录点击浏览。调查结果显示，慢性病用户健康信息素养水平偏低。虽然慢性病用户对健康信息内容的需求较强，但是其健康信息获取和应用能力不足，这部分用户也就很难向健康信息服务系统完整表达自己的健康信息需求。而且，用户的健康信息需求除了表达出来的显性特征，还要结合用户背景、疾病类型等特点挖掘用户需求的隐性特征。如老年人和青年人想要获取疾病知识时，这两类人群对于疾病的具体知识内容的关注度不完全相同，如青年人会更关注症状、诊断方面的知识，老年人往往合并有其他基础疾病，会更加注重合并症、并发症相关的知识内容。一般搜索引擎都是仅仅根据用户提交的查询文字来进行信息匹配。如果健康信息系统为信息过滤设置的限制条件过于宽泛，会导致信息冗余，从而增加用户的认知负担；但如果信息过滤设置的限制条件过于严苛，会导致部分相关健康信息难以呈现、传递给用户。

8.1.2.2　信息呈现

信息呈现过程中健康信息服务系统是编码者，用户是解码者，用户获得的健康信息是其感知信息有用性的依据，直接影响健康信息服务系统的可用性。现有健康信息服务平台在这方面所做的研究很少，一般都是直接将健康知识不加处理地全部显示给用户，也有搜索引擎能根据用户输入数据识别用户的问题，将用户想知道的答案展示在头条，但是如果用户提交的需求数据不规范、存在冗余噪声信息过多、服务系统数据库中的健康信息质量参差不齐等，容易导致健康信息服务系统传递给用户的信息内容跟用户的需求内容之间匹配不够准确。而且用户并不是对一篇健康知识文档中全部信息内容都感兴趣，传统的信息呈现没有体现出用户对该文档内容的全部兴趣特征，而是需要用户从大段文字信息中自己寻找与健康信息需求相匹配的知识点，这种呈现方式也增加了用户的认知负担。

综上所述，造成现有用户信息服务质量不高的原因主要有：

①系统片面理解用户健康信息需求。用户倾向于以咨询、提问的方式，用自然语言来表达自己的健康信息需求。然而一般的计算机系统对医学自然语言的语义理解水平不够，片面的理解需求造成信息服务系统给出的备选项集增大，冗余信息过多，从而增加了用户的认知负担；

②用户难以完整且准确地表达健康信息需求。大部分用户健康信息素养水平不高,为信息弱势群体,健康信息获取能力不足,难以表达计算机系统可理解的健康信息需求;

③系统查询结果显示单一,难以突出健康信息文档中的知识内容与用户健康信息需求之间相匹配的特征,使得用户不得不在整篇健康文档内容中寻找需求点,增加了用户获取所需健康信息的成本;

"知识迷航""信息过载"问题容易造成用户认知紊乱甚至崩溃。考虑到大多数用户不具有医学信息检索人员的专业能力,采用自然语言的提问形式比专业的信息检索式,更能清晰准确地描述用户健康信息需求。由此可知,片面地理解用户需求、用户难以完整且准确地表达健康信息需求和信息查询结果显示单一是造成健康信息服务系统服务效果不佳的重要原因。在图8-1中,健康信息服务系统根据 r1 条件过滤健康信息,将相关知识呈现给用户,而用户还需要根据 r2 条件再过滤相关知识,直到获取到对自己有用的健康信息。假设总的信息过滤条件 r = r1+r2,即健康信息服务系统中与用户健康信息需求匹配的信息量恒定。如果 r1 增加,则有 r2 减少。这就表示如果健康信息服务系统能挖掘用户更多的需求特征,则需要用户再挑选的信息量就会减少,从而提升健康信息服务系统的服务质量。

为了弥补以上缺点,我们将以深度学习为代表的自然语言理解技术应用于网络健康精准信息服务模型中,从而减轻用户的认知负担,并减少其获取健康信息的成本,有效满足用户的健康信息需求,提升健康信息服务质量。因此,本研究提出的网络健康精准信息服务模型是对传统健康信息服务系统的一种改进。该模型需要以海量用户需求数据为驱动,让计算机系统理解用户用自然语言表达的健康信息需求,提供满足其健康信息需求的健康知识,帮助用户解决健康问题。

8.2　模型构建目标

用户健康信息需求与优质健康信息资源供给之间存在不匹配问题,特别是针对慢性病用户。我国慢性病用户数量庞大,在其进行居家自我管理的时候,对健康信息服务的需求更为迫切。片面地理解用户健康信息需求和查询结果的单调显示,加重了用户的认知负担,影响了用户获取有用的健康信息。精准信息服务模型应用深度学习等信息技术,帮助减轻用户的认知负担,更好地辅助用户进行决策,帮助用户解决健康问题。因此,以用户健康信息需求为中心构建精准信息服务模型的总体目标是为了推进"健康中国 2030"建设,面向个人的健康信息需求问题提供信息支持,利用自然语言理解技术挖掘用户个性化健康信息需求,提高用户的健康素养水平,帮助用户进行自我健康管理,缓解我国医疗资源紧张的压力。具体是利用人工智能技术挖掘用户多层次健康信息需求特征;构建基于知识元的多源健康知识网络,以智能回答和主动推荐的交互形式为用户提供健康信息,满足其多层次的健康信息需求,达到帮助用户解决健康问题的目标。

分解后包括两个小目标:第一,要实现信息服务系统根据用户提交的需求文本数据,利用深度学习模型识别并表示该用户显性健康信息需求特征,系统在系统知识库的健康知识储备范围内能准确回答用户的问题，为用户答疑解惑；第二，系统通过分析需求文本数据中用户背景特征等情况，利用深度学习、机器学习、规则匹配、字典匹配等方法，对各个层次的隐性健康信息需求进行特征识别和表示，进而以主动推荐的服务形式分层次地推荐健康知识内容给目标用户，帮助用户解决健康问题，达到对用户进行个性化健康教育的效果。

8.3　模型构建原则

为了更好地实现精准信息服务模型的目标，本章以内容准确性、信息服务针对性、健康教育个性化为模型构建原则。

8.3.1　内容准确性

越来越多的用户通过网络获取健康信息，利用这些信息进行自我健康管理和健康教育。然而，不少用户缺乏健康信息素养，对于虚假、劣质、失实的健康信息缺少判断能力。因此，健康信息的内容准确性十分重要。面向用户的健康信息服务还需要关注健康信息的易读性。健康信息内容具有一定的专业性，而我国公众健康素养水平偏低。如果系统提供的健康信息对于用户来说是比较难阅读和理解的话，那么会导致公众误解信息甚至产生焦虑心理。

8.3.2　信息服务针对性

用户的健康信息需求会受到用户个人的健康信息素养水平、经济水平、疾病类型、疾病发展阶段等多种因素的影响，具有一定的规律性、个性化、动态发展等特点。对用户提交的原始需求文本数据进行多维度需求特征揭示并按步骤分层次递进式挖掘用户个人的多层次健康信息需求特征。该特征能充分揭示用户需求的个性化特点，根据用户个性化需求特征匹配相应的健康知识内容，有针对性地为用户提供个性化健康信息服务。

8.3.3　健康教育个性化

健康教育的核心是培养公众的健康意识，促使公众养成健康良好的行为和生活方式，从而减少或消除影响健康的风险因素。用户在进行健康问题描述时所暴露的不健康的行为和生活方式或疾病相关危险因素是有差异性的。通过多维度需求特征抽取模型可识别当前用户可能存在的不健康的行为生活方式、暴露的疾病危险因素，系统为用户提供健康行为和健康生活方式相关内容，帮助用户注意控制与疾病相关的危险因素，有针对性地帮助用户了解目前哪些行为或生活方式会影响自己的身体健康。

8.4　模型构成要素

　　网络健康精准信息服务模型是服务对象在一定环境作用下激发或者明晰了其健康信息需求，在合适的信息技术工具的支持下，实现信息需求与信息资源自动匹配。一方面提升网络健康信息资源的利用效率，另一方面帮助用户解决健康问题，增强用户自我健康管理的能力。网络健康精准信息服务模型由主体、客体、环境和技术四个要素构成。如图8-3所示。

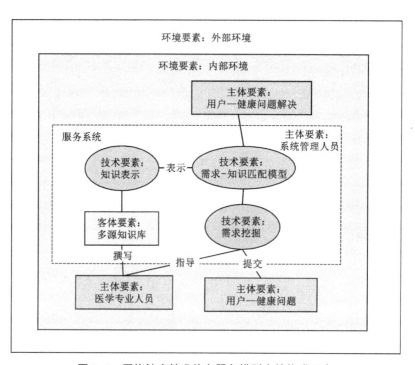

图8-3　网络健康精准信息服务模型中的构成要素

8.4.1　主体要素

　　模型主体包括用户、医学专业人员、系统管理人员。

8.4.1.1　用户

　　用户本人或其家属均是精准信息服务模型的服务对象，即健康信息消费者。我国公众健康素养较低，健康信息素养水平不高，因此，在本模型构建时系统要充分挖掘需求文本数据中用户所表达的显性健康信息需求，将知识库中的健康知识内容与健康信息需求匹配，有针对性地、准确地将健康知识内容组织后返回给用户。同时，通过挖掘用户多元化、多层次需求特征之间存在的关联关系，深入揭示用户的隐性健康信息需求特征，为提升用户健康素养，增强健康管理能力，推进个性化健康教育提供重要依据。

8.4.1.2　医学专业人员

医学专业人员是健康信息服务活动的健康信息生产者，承担着对健康信息内容的编辑、整合、审核、传递等工作，且通过用户的信息需求内容、形式和满意度反馈来调整健康信息服务的内容和形式。虽然医护专业人员在本精准信息服务系统中没有直接与用户进行交互，但是医学专业人员所撰写维护的内容，储存在多源知识库中的问答对案例知识中，此内容将被推荐给用户进行浏览和学习。

8.4.1.3　系统管理人员

系统管理人员设计智能系统的服务策略，向医学专业人员咨询用户多维度特征体系分类体系设计，对多来源的健康信息资源数据进行采集、加工、整理并存储，开发智能系统的自动问答模块和主动推荐模块，优化面向用户提供精准信息服务流程的各个环节。

8.4.2　客体要素

网络健康精准信息服务模型中的客体要素是指健康信息资源。健康信息资源是精准信息服务模型中的流动物质，是信息主体、信息环境、信息技术之间互动的媒介。更准确的、易读的健康信息资源能够拓宽用户原来的认知体系，提升其对疾病的认知和健康素养的水平。本章为满足用户多层次的健康信息需求，将多源健康知识网络作为智能信息服务系统的健康信息资源。然后根据模型构建目标和模型构建原则，挑选具有科普性质的医疗健康类百科网站、筛选优质的用户—医生间问答案例知识和易读性较好的疾病临床指南知识。精准信息服务模型利用知识表示模型，基于知识元理论对多源健康知识数据进行细粒度划分，所设计的知识元描述模型可与用户多层次、多维度的健康信息需求特征体系进行语义匹配。然后利用深度学习、规则匹配、字典匹配多种方法将知识元与不同层次下的多维度用户健康需求特征进行语义关联度计算，实现按不同层次的用户需求进行健康知识的动态匹配和组织，增强精准信息服务系统的可解释性，再以智能人机交互方式（自动问答、主动推荐）完成满足各层次用户健康信息需求的健康知识内容呈现。

8.4.3　环境要素

本章提出的网络健康精准信息服务模型的环境要素可从内部环境和外部环境两个维度来探讨。

该精准信息服务的内部环境主要表示为用户在健康信息服务活动中对于精准信息服务方式和健康信息决策的态度和接纳程度，是接受精准信息服务行为持续发展的重要前提和保障。以高血压用户为例，高血压用户具有庞大的人口基数、患病时间长、需要终身服药、用药依从性不高、以居家自我管理为主、健康信息素养普遍偏低等特点。通过精准信息服务方式，帮助用户利用网络获取健康信息内容，并且有针对性地为用户满足基于其信息需求的健康信息服务，减轻用户的认知负担。主动推荐的服务形式可以降低用户利用互联网获取健康知识的门槛，增进用户健康管理的意识和能力。

精准信息服务的外部环境主要包括当前社会经济文化水平、政策法规、信息技术等宏观环境因素。精准信息服务形式逐渐被公众所接受，得益于当下以"智能手机"为代表的网络通信工具的普及、快速发展的新兴 AI 技术、相关政策法规的扶持和来自社会各界人士的支持和投入。

8.4.4 技术要素

根据精准信息服务活动流程，智能信息技术主要涉及智能化的信息采集、信息传输、信息整合、信息组织、信息推送等技术。智能信息技术是精准信息服务模型区别于传统信息服务的关键要素。多种智能信息处理模型为精准信息服务的有效开展提供源源不断的动力。本章设计的精准信息服务模型中的技术要素有用户多层次需求特征挖掘、多源健康知识的知识表示及需求–知识匹配。

8.4.4.1 用户多层次需求特征挖掘

以信息需求状态理论为指导，用户健康信息需求特征可被划分为 S0：显性需求特征集，S1：表达层隐性需求特征集，S2：客观层隐性需求特征集和 S3：认识层隐性需求特征集。多维度需求特征识别是用户多层次需求特征挖掘的基础。多维度需求特征是从原始需求文本数据进行特征抽取而来的。原始需求文本数据以自然语言方式描述，将用户健康信息需求特征蕴含于用户提问文本中。计算机系统利用多维度需求特征自动抽取模型，从当前用户的提问文本数据中识别多维度用户健康信息需求特征。多维度用户健康信息需求特征被表示为由若干个需求特征标签词构成的词项集合，在此基础上进一步挖掘。首先，通过问句维度特征的条件筛选挖掘用户的显性信息需求特征；然后，通过扩展当前用户的语义表达、挖掘相似用户的需求特征及补充医学专业知识的方式进行其他层次的隐性健康信息需求特征挖掘；最终，该用户的健康信息需求特征被表示为多层次特征集合：$\{S0, S1, S2, S3\}$。

8.4.4.2 多源健康知识的知识表示

多源知识库知识表示是基于知识元理论对每个知识文档进行健康知识元描述。计算机系统需要结合多源知识库中各类型知识结构的特点，利用规则模板匹配、知识元字典匹配等方式，根据健康知识元语义描述模型中的构成要素——名称、属性、知识项、关系，从知识文档中进行内容抽取。最终将多源知识库中的每篇知识文档表示为<知识元，知识项，属性，关系>的四元组集合，实现多源健康知识内容的细粒度表示。

多源健康知识的知识表示过程主要是：首先，一篇知识文档即为一个主知识元；然后，根据文档的知识结构特点结合抽取规则模板，抽取该知识元对应的全部属性，以及各个属性下的知识项内容；接着，利用自动抽取模型识别的多维度需求特征构成一个庞大的特征类别字典作为相应类型的知识元名称。在此基础上，利用字典匹配方法对各知识项内容中的知识元名称和类型进行抽取，记录被抽取知识元所在位置对应的主知识元属性，根据该属性利用关系规则进行主知识元与被抽取知识元之间的关系分类。

以一篇知识文档举例，设有知识文档 $d1$，该知识文档描述了一个知识元 n_1，然后根据自身知识结构特点利用规则模板抽取其属性特征 c_i 和对应的知识项内容 k_i，再从知识项内容中基于字典匹配方法抽取相匹配的知识元名称 n_x，和 n_x 所在字典对应的知识元类型，接着识别知识元 n_x 所在位置相应的 n_1 属性 c_i 根据规则模板确定知识元 n_1 和 n_x 的关系类

型 r_i。最终 n_1 与若干个 n_x 构成了知识元集合 N，若干种属性名称 c_i 构成了属性集合 C，若干项知识内容 k_i 构成了知识项集合 K，若干种关系 r_i 构成了关系集合 R。最终，该知识文档模型被表示为四元组 $\langle N，C，K，R\rangle$，以知识图谱的方式存在于图数据库中。

8.4.4.3   需求−知识匹配

需求−知识匹配需要在各层次用户健康信息需求特征下与多源健康知识网络进行匹配计算。

首先，根据当前用户的 S0 显性健康信息需求特征结果，利用由问句维度的需求特征确定的分类规则来确定显性信息需求所属的问题查询类型。再根据 S0 集合中背景维度特征标签词项的类型和名称，与相应问题查询类型下的查询模板规则进行匹配。即利用规则将背景维度特征类型和标签词插入到图数据库查询语句中，从而实现根据用户 S0 显性健康信息需求特征集查询图数据库，将相匹配的多源知识网络中的知识内容返回给当前用户。

然后，用户 S1 隐性健康信息需求特征集 A 中的任一特征标签词 t_i 转换为 $(t_i，w_i)$ 的词向量表示，问答案例知识中的任一用户知识元的 S0 显性健康信息需求特征集 B 也按照相同方式进行表示，将与公式(8−1)进行相似度计算。

$$Sim = \frac{|A \cap B|}{|A^*|} \tag{8−1}$$

式中：A^* 为当前用户 S0 隐性健康信息需求特征集中的特征标签词集合，由问句类型特征词和问句相关的背景特征词组成。再根据当前用户与案例知识库中的各个用户知识元的相似度大小，返回最相似的前 N 个用户知识元给当前用户。最后将相匹配的用户知识元的问句维度特征标签词和背景维度特征标签词返回给当前用户。

接着，根据当前用户 S2 隐性需求特征集中的特征标签词 t_i，转换为 $(t_i，w_i)$ 的词向量表示。问答案例知识中的任一用户知识元的 S2 隐性健康信息需求特征集也按照相同方式进行表示。S2 隐性需求特征集由问句和背景这两个维度的词向量集合所组成，同样的多问答案例知识中的 S2 特征集也由问句词向量和背景词向量组成。将当前用户与案例知识库中的任一用户知识元对问句和背景维度分别进行相似度计算，基于相似度线性加权得到当前用户与案例知识库中的文档之间的相似度，再按照相似度大小将排名靠前的用户知识元返回给当前用户，并将相匹配的用户知识元的问句维度特征标签词和背景维度特征标签词返回给当前用户。

最后，以用户 S3 隐性需求特征集中的全部特征标签词为特征字典，查询多源健康知识网络中知识元属性为临床指南的全部疾病知识元，再将疾病知识元中下的全部知识项内容与特征字典进行内容匹配，将匹配的知识项内容和对应的知识元属性进行特殊标记后呈现给当前用户。

8.5   模型结构

如图 8-4 所示，本章提出的网络健康精准信息服务模型围绕着用户多层次健康信息需求特征挖掘、多源健康知识细粒度表示,在需求–知识匹配计算基础上,提供自动问答和主动推荐等信息服务来满足用户的多层次健康信息需求,达到帮助用户解决健康问题的目标。

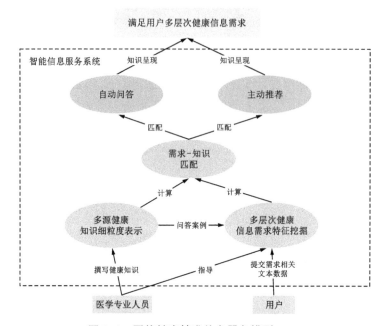

图8-4　网络健康精准信息服务模型

首先,用户向精准信息服务模型提交符合自己用语习惯的需求文本数据。一方面,模型利用多层次健康信息需求特征挖掘技术让计算机系统对用户需求文本数据中的多层次用户健康信息需求特征进行充分揭示。多层次用户健康信息需求特征是由多维度用户健康信息需求特征的元素组合而构建的。另一方面,模型利用多源健康知识表示技术将由医学专业人员撰写的健康知识数据进行细粒度的多源健康知识表示,构建多源健康知识网络。多源健康知识网络中的知识元节点是基于健康知识元语义描述模型构建的,可以与多维度需求特征进行匹配。然后,模型利用需求–知识匹配技术计算当前用户不同层次下的健康信息需求特征与多源健康知识网络中的各种知识元的匹配程度。最后,根据规则设计,模型让计算机系统以自动问答和主动推荐的服务形式为用户提供健康信息服务。

9

面向用户需求和资源聚合的我国网络
健康精准信息服务实证研究

本章在前面章节研究成果的基础上，选择以高血压用户作为精准信息服务模型的主要服务对象，以精准信息服务模型为指导进行智能信息服务系统的设计实现。以下从系统应用场景分析、总体架构设计、系统开发环境与工具、系统功能模块设计和系统功能展示进行详细说明。

9.1 系统应用场景分析

高血压是我国常见多发的慢性病之一，患病人数众多。面向用户健康信息需求的智能信息服务系统以高血压人群为服务对象，借助计算机技术、人工智能技术让计算机从符合用户用语习惯的提问文本数据中充分理解用户的健康信息需求，为用户提供健康信息服务，帮助用户解决健康问题。高血压用户作为智能信息服务系统的服务对象，在系统提示下输入提问文本，表达其想要获取的信息意图。用户使用智能信息服务系统时有两种应用场景。一种是用户需要向系统提交自己目前需要解决的相关健康问题，然后系统需要根据提问内容及时回复用户，为用户提供内容准确的相关健康知识；另一种是用户渴望获取更多与他们健康管理相关的健康知识，希望系统提供更多相关健康知识，如案例知识和专业医学知识。这两种应用场景都需要智能信息服务系统对用户提交的提问数据进行充分理解。

9.2 系统总体架构设计

智能信息服务系统采用 B/S 结构，利用浏览器向用户提供健康信息服务。该系统的特色主要有以下几点：①识别显性健康需求，根据高血压用户提交的提问文本信息，系统自动识别其显性健康信息需求，并返回相关的问题答案。②识别隐性健康需求，根据高血压用户的提问文本信息,系统自动挖掘当前用户多层次的隐性健康信息需求特征,以可视化的形式展示,帮助用户认识到其隐性健康信息需求。这种可视化方式也使得信息推荐服务具有可解释性。③主动推荐,针对用户多层次的隐性健康信息需求特征,系统有针对性的主动推荐相关信息供高血压用户阅读。

智能信息服务系统的总体架构由数据层、技术层、应用层组成(图9-1)。

首先是数据层,数据层为智能信息服务系统提供数据支持和模型训练基础。本章利用网络爬虫技术采集不同来源的健康信息资源,包括网络环境下用户-医生问答案例数据、医学百科类网页、医学指南知识数据。

然后是技术层,技术层是影响精准信息服务模型能否达到预期目标的关键。在技术层包括多层次需求特征自动挖掘模型、多源健康知识表示模型、需求-知识匹配模型。多层次需求特征自动挖掘模型的功能是实现从需求相关文本数据中自动挖掘多维度需求特征,针对多层次需求特征挖掘思路对需求相关文本数据进行多层次特征表示。多源健康知识表示模型的功能是实现从多源健康知识库中自动抽取各类型健康知识元、每个知识元的名称、属性、知识项,以及和其他知识元的关系,构建多源健康知识网络实现对多源健康知识的内容查询。需求-知识匹配模型实现不同层次下的用户健康信息需求特征与多源健康知识网络中的相关知识进行匹配度计算。

最后是应用层,应用层是智能信息服务系统与用户进行人机互动的窗口。应用层功能划分为自动问答功能和主动推荐功能。其中,自动问答应用的流程如下:①模拟用户的在线提问,利用多层次用户健康信息需求表示模型识别当前用户提问文本中的显性健康信息需求特征集合。②利用需求-知识匹配模型对显性健康信息需求特征集合进行识别,匹配模型根据人工定义的规则模板转换为知识网络图数据库查询语言。③将查询语句从多源健康知识网络图数据库中查询到的知识内容返回给当前用户。主动推荐应用的服务流程如下:①模拟用户的在线提问,利用多层次用户健康信息需求表示模型揭示当前用户在表达层、认识层、客观层的隐性健康信息需求特征集合。②利用需求-知识匹配模型分别对各层次的隐性健康信息需求特征集合进行处理,针对不同层次对多源数据库中的案例知识和指南知识进行知识内容与用户需求之间内容相似性计算。③经过相似度筛选,将符合条件的健康知识呈现给当前用户。

9.3 系统开发环境与工具

9.3.1 系统开发框架

本章面向高血压用户的智能信息服务系统采用 Django 框架开发,以 Web 服务的方式为高血压用户提供健康信息服务。Django 是基于 Python 编程语言编写的 Web 应用框架。Django 遵循模型-视图-控制器的 MVC 架构设计,提供的功能完整,能够满足开发人员的需求。Python 语言在深度学习模型构建和训练上具有优势。基于 Python 编写的 Django 应用框架能够帮助开发人员完成与机器学习相关的系统开发。

9.3.2 数据存储

本章采用 Neo4j 图数据库对多源健康知识网络进行存储。Neo4j 是一个高性能的 NOSQL 图形数据库。Neo4J 图数据库基于图数据模型，以高效、灵活和可扩展的方式完成对知识型数据进行查询和集成。生物医学数据往往具有高度相关性、半结构化和预测性，这些特点使得图数据模型比关系数据模型(SQL)更适合查询生物医学数据。在 Neo4j 图数据库中，由很多节点、关系和属性(键值对)构成的网络来表达领域知识。

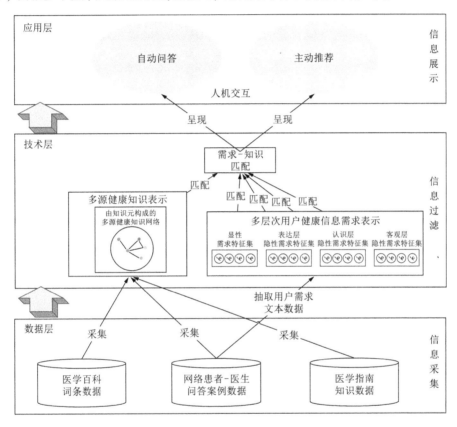

图 9-1 智能信息服务系统的总体架构

9.3.3 模型训练工具

本章采用网站集成开发环境 IDE 工具——PyCharm 社区免费版进行程序编写。在多维度健康信息需求特征自动抽取任务中，采用开源的 PyTorch 机器学习库进行多种深度学习组合模型的构建和训练。PyTorch 拥有简洁且高效的框架，支持复杂深度神经网络 GPU 计算和自动求导。PyTorch 版本的 Transformers 库封装了 BERT、GPT、GPT-2、Transformer-XL、XLNET、XLM 等主流的预训练模型。本章采用 Gensim、Jieba、Pycorrector、Transformers、Word2vec、LDA、完成分词、文本纠错、词嵌入等自然语言处理操作。另外，本章还采用 Py2neo 完成多源知识网络的构建和存储，采用开源项目 Doccano 进行多人协作的文本标注，在 QASystemOnMedicalKG 开源项目的基础上开发自动问答服务。

9.4 系统功能模块设计

9.4.1 高血压群体需求特征库构建模块

需求特征库构建模块是主动推荐模块的基础。该模块实现对网络问答知识中的用户提问进行多维度需求特征识别并保存为 excel 文件。多维度需求特征由背景维度特征和问句维度特征组成。其中问句维度特征分为 12 个类别：①诊断；②检验检查；③临床表现；④治疗；⑤手术操作治疗；⑥药物治疗；⑦疾病管理；⑧流行病学类；⑨生活方式；⑩就诊；⑪其他；⑫非问句。背景维度特征分为 8 个类别：①疾病；②药物；③检验检查；④生活方式；⑤临床表现；⑥社会人口学特征；⑦情绪；⑧治疗。

9.4.2 多源高血压健康知识网络构建模块

多源知识网络构建模块是为用户提供自动问答服务的基础。该模块实现从网络中自动采集健康知识，聚合来自百科词条类、网络问答类、医学指南类的多源健康知识，并生成多源健康知识网络存储在图数据库中。多源健康知识网络中的关系是基于用户自定义字典匹配相结合的方式来抽取的。首先，用 RBC 模型所抽取的每类需求相关特征分别匹配实体字典，再利用基于字典的正向最大匹配算法对每类主题下的每个百科类页面的知识项内容抽取医学命名实体，最后形成一个<知识元，知识项，关系，属性>的四元组。本章所构建的多源健康知识网络包含了 10 种类型的知识元，11 种语义关系。

9.4.3 多层次需求特征可视化模块

需求特征可视化模块是系统挖掘当前用户的多层次健康信息需求特征，并针对每一层次的健康信息需求特征以图谱的方式呈现给当前用户，让用户知道系统为其匹配相关健康知识的依据。该模块会在当前用户提交的需求文本中自动识别显性、表达层隐性、认识层隐性及客观层隐性健康信息需求特征。

9.4.4 自动问答模块

自动问答模块是为了满足用户的显性健康信息需求。当高血压用户在系统中输入自己的信息需求数据内容之后，该模块开始响应，自动从多源健康知识网络中组织相关内容，为高血压用户提供该问题的答案。

9.4.5 主动推荐模块

主动推荐模块是为了满足用户的隐性健康信息需求。该模块根据需求特征可视化结果，针对不同层次的隐性健康信息需求特征，将需求内容与需求特征库中的案例知识进行相似度匹配，为用户推荐相关案例知识。

9.5 系统功能展示

9.5.1 高血压人群需求特征库构建

9.5.1.1 需求数据获取

研究利用网络爬虫技术选取来自国内某知名的在线健康咨询社区的高血压用户与医生咨询交流的文本数据。一共采集了9968条高血压用户向医生咨询的数据记录，经HTML页面解析、删除无实义字符、去重等预处理操作后保留了8338条记录，形成"用户提问-医生回答"的问答对信息。其中，高血压用户的提问信息即需求特征库的原始数据。

9.5.1.2 多维度需求特征自动抽取

基于多维度需求特征自动抽取模型，从8338条高血压用户的提问文本记录中自动抽取高血压用户的背景特征和问句类型特征，结果见表9-1和表9-2。

表9-1　高血压用户健康信息需求的背景特征实体分布

维度名称	实体(前10)	数量/个	占比/%
疾病	高血压、糖尿病、高血脂、冠心病、脑出血、原发性高血压、脑梗、心脏病、脑梗死、妊娠高血压	3225	99.2
检验检查	血压、高压、低压、血压高、体检、心电图、血糖、量血压、血脂、血压升高	10005	87.1
社会人口学	大于半年、过敏、男、女、母亲、一月内、半年内、一周内、父亲、妈妈	4751	72.7
药物	降压药、倍他乐克、中药、拜新同、硝苯地平缓释片、阿司匹林、卡托普利、硝苯地平、络活喜、阿司匹林肠溶片	5785	68.2
临床表现	头晕、头痛、头疼、胸闷、心慌、失眠、呕吐、恶心、头昏、不舒服	7656	67.0
生活方式	停药、不吃药、运动、饮食、睡眠不好、锻炼、喝酒、没吃药、减肥、未服药	1759	29.1
治疗	手术、住院治疗、中医、药物治疗、保守治疗、输液、手术治疗、透析、支架、引产	1268	24.4
压力情绪	担心、紧张、怀疑、害怕、焦虑、着急、难受、劳累、痛苦、生气	567	14.5

经过模型自动抽取后，背景维度下的高血压用户健康信息需求特征分为8种实体类型，分别是疾病、检验检查、社会人口学、药物、临床表现、生活方式、治疗、压力情绪。所挖掘的8类实体类型在8338条记录中的特征分布如表9-1所示，疾病实体在样本集中

出现的频次最高，占比 99.2%；其次是检验检查类，占比 87.1%；社会人口学、药物、临床表现这三类实体占比在 50% 以上；生活方式实体占比 29.1%；占比在 25% 以下的为治疗压力情绪。

高血压用户健康信息需求中的问句特征分为药物、治疗、临床表现、其他、诊断、流行病学、检验检查、手术操作治疗、疾病管理、生活方式、就诊 11 种。问句特征分布结果如表 9-2 所示，出现频次最多前三位问句类型依次是药物问题（3535，42.4%）、治疗问题（2852，34.2%）和临床表现问题（2129，25.5%）。该结果与表 9-2 中人工标注数据结果［出现频次最多前三位问句类型依次是药物治疗问题（472，47.2%）、治疗问题（439，43.9%）和临床表现问题（176，17.6%）］基本一致。郭海红等人的研究结果也表明高血压相关问句类型数量较多的是治疗、治疗中的药物治疗和临床表现问题。由此可知，本章所挖掘的高血压用户问句维度特征能有效反映该人群的信息需求规律。高血压用户向医生咨询最多的是药物方面问题，高血压用药是高血压用户健康信息需求的重要内容。其次，高血压用户还比较关注治疗类问题和临床表现类问题。

表 9-2 高血压用户问句特征

维度名称	频次	占比/%
药物	3535	42.4
治疗	2852	34.2
临床表现	2129	25.5
其他	1028	12.3
诊断	1016	12.2
流行病学	914	11.0
检验检查	861	10.3
手术操作治疗	580	7.0
疾病管理	545	6.5
生活方式	538	6.5
就诊	436	5.2

9.5.1.3 基于问句特征的共现关联

通过对每条用户提问文本中涉及的问题类型数量进行统计后发现，用户在提问中会涉及多个问题。如图 9-2 所示，本样本中单个提问文本中问题数量大于 1 的样本数为 6018 条，占比 72.2%。结果显示大多数高血压用户在与医生进行沟通交流时，会向医生提出多个信息咨询问题。因此现根据以上 6018 条问题样本记录进行基于问句维度的共现分析。研究结果如图 9-3 所示，根据问句类型共现图颜色区域大小显示，药物、治疗和临床表现是最受用户关注的问题类型，且主要的问句类型共现关系对有治疗-药物、治疗-临床表现、治疗-诊断等。由此可知，高血压用户群体不会只关注某一个问句特征类型问题。通过挖掘相似用户的健康信息需求特征，可以弥补用户个人表达信息需求特征的不完整、不全面的缺陷。

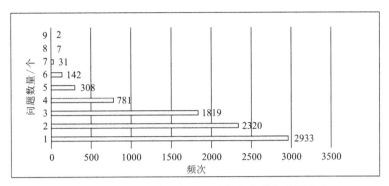

图 9-2　高血压用户单条记录中的问句特征数量分布

9.5.1.4　基于用户背景特征的 LDA 主题模型构建

基于已有研究成果，利用多维度需求特征抽取模型对 8338 条高血压用户提问文本中的背景特征标签进行背景特征主题抽取，如表 9-3 所示，利用 Python 编程语言对每个标签进行 Word2vector 词向量模型的语义相近词扩展，增加背景特征词汇表达的丰富性。

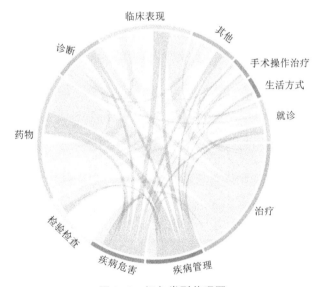

图 9-3　问句类型共现图

表 9-3　高血压用户背景维度需求特征抽取（部分）

需求文本	背景特征实体内容
患高血压 5 年，头晕	{' social' :, ' symptom' :}
原发性，我父亲有高血压	{' disease' :, ' social' :}
用过好几种药都不行，最后选用北京降压 0 号能降下来，但听说副作用很大	{' drug' :}
我心动过缓，最慢每分钟 40 次、最快每分钟 57 次	{' disease' :}
我用过的药有：厄贝沙坦、复方降压片、罗布麻、卡托普利、心痛定……	{' drug' :}

　　基于高血压用户背景特征的 LDA 主题建模是以 8338 条包含用户背景特征词和语义扩展词所构成的语料库为基础，监督学习构建文档-主题-词项的贝叶斯概率模型，采用 Gibbs 采样估计两个超参数 α 和 β。本章设置主题个数 K 从 1 到 500 每隔 2 个遍历，观察不同 K 值下所生成的 LDA 主题模型困惑度的变化曲线，如图 9-4 所示，通过肘部法确定最优主题个数 K。由图可知，随着需求主题数目的不断增加，模型的困惑度迅速减小并在 K =221 时趋于平缓，因此确定 LDA 主题模型的数量为 221 个。最后，将最优主题数量得到的 LDA 主题模型，作为高血压用户背景特征主题模型，保存至系统需求特库中。

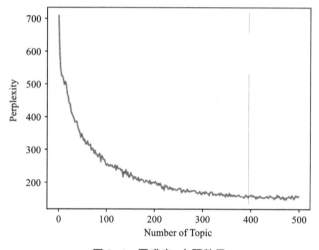

图 9-4　困惑度-主题数目

　　经过词向量语义建模后的部分结果如表 9-5 所示。结果表明，本章以 8338 条用户需求数据为语料库获得的词向量训练模型，一定程度上能够发现原有特征词的语义相近词。经过对单个用户记录进行语义扩展之后，能增加原来特征标签词的医学主题特征，改善由于用户用语习惯不同导致的医学主题揭示不足的问题。

　　经过 LDA 主题建模后的部分用户的 221 个背景需求主题分布如图 9-4 所示。图中的每个子图为一条用户需求文本记录中背景特征的 221 个主题分布，横坐标为主题类别，纵坐标为用户背景特征与各个主题类别的分布权重，其分布权重的大小对应气泡图中气泡节点的大小。从图 9-5 可以看出不同用户的背景特征主题分布不相同，这体现了用户需求个性化的特点。

9.5.2　多源高血压健康知识网络构建

　　本章将前述高血压用户与医生的网络问答数据作为案例知识作为多源健康知识网络构建的数据源之一。研究还选取了国内某家知名的面向大众提供专业医学科普知识的医学科普网站，所发布的健康信息内容由来自国内知名医院的医学专家撰写、维护，语言通俗易读。网站还为用户提供咨询医生服务，所包含的疾病健康科普信息资源丰富。该网站按疾病、症状、检查、治疗这些主题进行健康知识内容组织，可为本章的精准信息服务应用提供服务内容支持。

表 9-4 高血压用户需求背景特征标签词扩展后的 LDA 建模关键代码

```
importjieba
fromtqdm import tqdm
all_tongyici =
all_data =
for line intqdm( texts) :
    tongyici =
    all_ci =
    for item in line：
        if item notin wvmodel. wv. key_to_index. keys( ) :
            words =
            all_ci. append( item)
            words =
            tongyici. extend( words)
        else：
            df3 = pd. DataFrame( data = wvmodel. wv. most_similar( item, topn = 3) , columns = )
            t =
            all_ci. append( item)
            tongyici. extend( df3. target. values. tolist( ) )
        all_ci. extend( tongyici)
        all_tongyici. append( ' '. join( tongyici) )
all_data. append( ' '. join( all_ci) )

fromgensim import corpora, models
defldamodel( num_topics, corpus) :
    lda = models. LdaModel( corpus = corpus, id2word = dictionary,
random_state = 1, num_topics = num_topics)
    return lda
lda = ldamodel( num_topics, corpus)
```

表 9-5 基于 Word2vec 词向量模型的语义相近词扩展结果(部分)

背景特征标签词	语义相近词(3 个)
血压	高压、血压高、血压正常
高压	血压、血压正常、血压高
24 小时动态心电图	动态心电图、心电图、室早
高血压	有高血压、血压高、高血压病
抽烟	戒烟、喝酒、吸烟
胸闷	气短、走路、呼吸困难

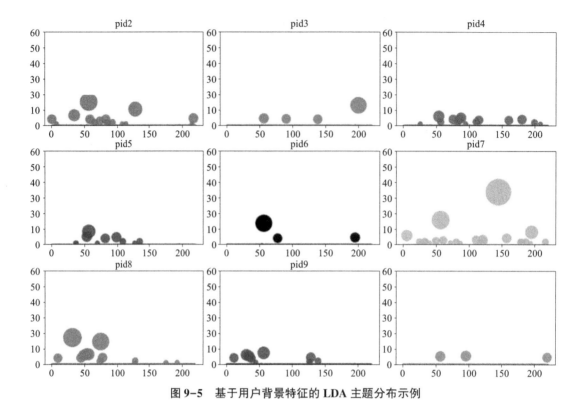

图 9-5　基于用户背景特征的 LDA 主题分布示例

知识网络构建还将《中国高血压防治指南(2018 年修订版)》中的知识内容加入了进来。该指南借鉴了世界卫生组织、中华医学会指南制订流程，结合我国高血压防治工作实践，围绕高血压的预防干预、诊断评估、治疗管理相关主题内容指导相关医护人员的临床实践活动。

基于以上知识数据源，构建了一个包含检验检查、科室、疾病、药物、情绪压力、生活方式、用户、社会人口学、症状体征、治疗操作共 10 种知识元构成和相关简介、相关科室、相关病因、相关临床表现、相关检验检查、诊断、鉴别诊断、治疗、有…风险危害、预防、相关共 11 种语义关系的多源高血压健康知识网络。该网络由 16737 个知识元节点和131563 条关系组成。以用户知识元为例，如图 9-6 所示，该用户知识元与其他来自百科类、防治指南类知识的各类型知识元产生了多种语义关联。

9.5.3　需求特征可视化

9.5.3.1　显性特征可视化

高血压用户是本系统提供智能化信息服务的目标用户。系统如图 9-7 所示，以清晰、友好的系统界面为用户提供支持自然语言输入的文本框，收集高血压用户的健康信息需求文本内容。

用户提交请求后，该需求文本内容作为数据打包发送给服务器。服务器首先启动多维度需求特征挖掘模块。该功能模型将需求文本内容首先以句子为单位进行分割、正则化去除标点符号等数据预处理操作；然后基于训练获得的最优多维度需求特征自动抽取模型，

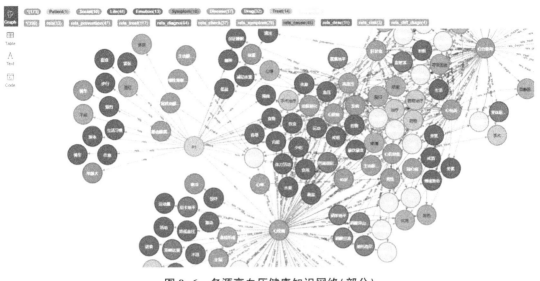

图 9-6　多源高血压健康知识网络(部分)

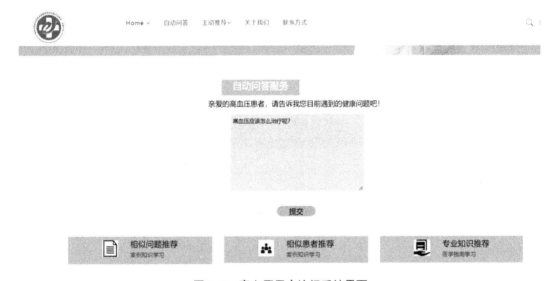

图 9-7　高血压用户访问系统界面

以句子为单位进行识别问句分类和背景特征实体识别；然后基于需求特征识别后的结果，获得具有需求意图的问句内容以及问句中包含的背景特征实体内容，返回至系统前端界面呈现给用户。如表 9-6 所示，用户在本系统中输入一段文本："患高血压 5 年，头晕。原发性，我父亲有高血压。用过好几种药都不行，最后选用北京降压 0 号能降下来，但听说副作用很大。我心动过缓；最慢每分钟 40 次、最快每分钟 57 次。我用过的药有厄贝沙坦、复方降压片、罗布麻、卡托普利、心痛定……都不见效。请问我总吃北京降压 0 号行吗?"智能信息服务系统所识别的显性需求特征为药物类型问题。该问题中的背景特征为属于药物类型的"北京降压 0 号"。

表 9-6 高血压用户显性信息需求特征抽取结果

问句	背景特征实体内容	问题特征
患高血压 5 年, 头晕	{'social':, 'symptom':}	非问句
原发性, 我父亲有高血压	{'disease':, 'social':}	非问句
用过好几种药都不行, 最后选用北京降压 0 号能降下来, 但听说副作用很大	{'drug':}	非问句
我心动过缓, 最慢每分钟 40 次、最快每分钟 57 次	{'disease':}	非问句
我用过的药有厄贝沙坦、复方降压片、罗布麻、卡托普利、心痛定……都不见效	{'drug':}	非问句
请问我总吃北京降压 0 号行吗	{'drug':}	药物

9.5.3.2　隐性特征可视化

本系统在多维度特征抽取的基础上, 对全部多维度需求特征实体进行进一步的处理。

首先, 从需求表达层的维度, 在当前用户提出的需求文本中利用多维度特征识别模型识别当前用户的问句类型和用户的背景维度特征词。对问句类型和背景维度特征进行共现统计, 对其中的背景维度的需求特征进行基于 Word2vec 词向量模型的语义相似度计算, 并将原特征关系词和语义拓展词以关系网络图的形式展示给用户, 形成如图 9-8 所示的当前用户表达层需求特征图谱。

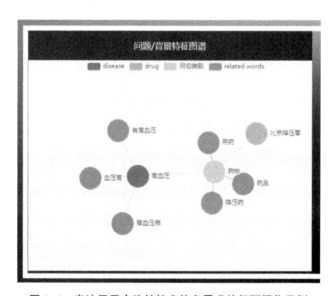

图 9-8　表达层用户隐性健康信息需求特征可视化示例

然后, 从需求认知层的维度, 如图 9-9 所示, 系统将当前提问用户的多维度需求特征标签集合与需求特征库中的各个用户的多维度需求特征标签集合进行用户相似度计算, 并将相似度值高的需求案例库中问答案例知识返回给系统前端界面, 并对案例知识库中的问句特征标签和背景特征标签进行高亮显示,方便用户查找、获取相关医学知识。

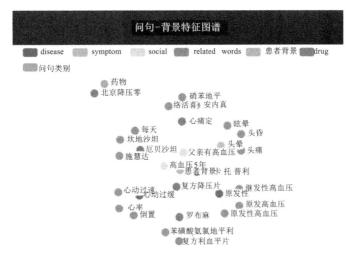

图9-9 认识层隐性健康信息需求特征可视化示例

最后,如图9-10所示,系统从需求客观层的维度,为用户提供高血压临床指南知识学习,将医学指南知识按照主题树结构进行知识导航设计,对指南知识、导航栏中出现的与当前用户多维度需求特征相匹配的词进行高亮显示,既为用户提供该指南知识的全部知识结构,又能根据不同用户的个性化需求特征进行知识学习引导,方便用户快速浏览和学习新知识,激发用户的隐性健康信息需求不断向显性转化。

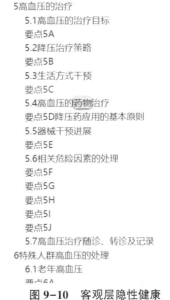

图9-10 客观层隐性健康信息需求特征可视化示例

9.5.4 自动问答服务

高血压用户的健康信息需求具有多层次、多元化、个性化的特点。智能信息服务系统在自动识别和挖掘用户多维度健康信息需求的基础上,还需要针对不同层次的健康信息需求有针对性地为用户提供相关信息,达到智能信息服务系统的目标。当高血压用户对系统输入自己的信息需求数据内容之后,智能信息服务系统的自动问答服务模块开始响应,自动从知识网络中组织信息,为高血压用户提供该问题的答案。基于知识网络的自动问答服务的系统流程如图9-11所示。

9.5.4.1 用户提问数据准备

用户进入智能信息服务系统界面并输入想要查询的关于高血压疾病相关问题,如"高血压应该吃什么药?""高血压的主要症状是什么?"等。系统接收来自用户的提问请求后,

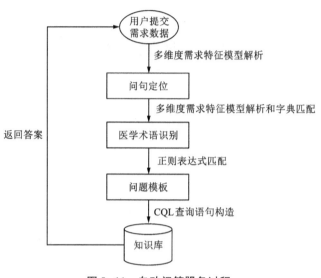

图 9-11　自动问答服务过程

开始对用户提交的内容进行数据预处理工作。数据预处理主要是对输入数据需要按照中文标点符号的特点,利用正则表达式对需求文本内容进行中文分句处理。

9.5.4.2　问句定位

将预处理后的数据以句子为分析单位,通过多维度需求特征模型对每个句子的问句分类进行自动抽取。自动问答服务模块仅对问句类型不是"非问句"类型的句子进行下一步的分析。

9.5.4.3　医学术语识别

在本章中,用户提问数据是医疗领域中的非结构化文本数据。为了更准确地识别用户的显性健康信息需求,需要在用户提问数据中问句定位的识别结果基础上,抽取问句中与该需求相关的实体,即对该医学实体对应的类型和出现的位置进行识别。为了解决这些问题,本章使用前序章节所构建的预测性能最优的 RBC 模型,实验数据证明了该模型在高血压用户提问文本的适用性。多维度需求特征识别模型以各个问句作为输入数据,将句子中的实体词进行背景特征维度的需求特征识别。

9.5.4.4　问题模板匹配

智能信息服务系统需要对问句进行各个需求特征实体之间的关系分析,识别多个需求特征实体之间的关系,如疾病和药物之间的关系,这是计算机系统对用户需求问题的一种理解形式。鉴于医学问题具有专业性和规则性,本章使用基于问题模板匹配方法解析问句。自动问答模块利用正则表达式将用户表达的问句和人工设计的医学问题模板进行匹配。这种基于模板的规则匹配不需要大量数据训练也能实现问题–答案的正确匹配。而且规则模板可以扩展,适合应用于专业领域的自动问答服务。不同需求特征实体的问题模板见附录 C。

9.5.4.5 基于图数据库的查询

图数据库中查询使用的是 Cypher 语言。Cypher 语句由规则模板类型和问句中的需求实体类型共同决定。已知一个头实体名 e 和关系名称 r，查询跟 e 有 r 关系的尾实体的 Cypher 语句模板如下：Match（head）—（tail） where head. name = e return tail. name. 其中，r 表示关系类型，e 表示问句中已知的实体名称。例如，对于问题"哪些药物可以治疗高血压？"系统识别出属于疾病类型的高血压实体，再根据问题模板进行匹配，得出该问句的问题类型是"药物治疗"关系。接着对模板中的实体名和关系名进行替换，生成对应的 Cypher 语句："Match（a：Drug）—（b：Disease） where b. name =' 高血压' return a. name"。

9.5.4.6 生成答案

由问题类型规则模板可以确定相应的答案规则模板。根据图数据库查询结果，在答案规则模板中的指定替换位置进行内容填充，可保证生成的答案能准确回答用户提问，且语句通顺、符合逻辑。在前述例子中，根据 Cypher 语句查询到的结果，系统生成一段自然语言形式的回答返回给用户，如"可以治疗[高血压]的药物有[……]等"。其中[]表示指定可替换的内容位置。

9.5.4.7 模型输出结果与分析

模拟用户向系统提交需求问题，自动问答服务中的智能机器人模拟人类与用户交流，回答用户的问题。以"我想了解高血压的知识"的需求问题为例，自动问答服务如图 9-12 所示，智能机器人可以理解用户的显性信息需求，将多源知识库存在的知识内容传递给用户。

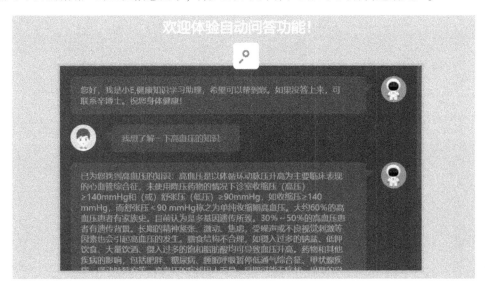

图 9-12 模拟用户提问的自动问答服务

本章从设计"什么是高血压""高血压应该吃什么药""哪些药物可以治疗高血压""怎么知道得了高血压""需要到哪个科室就诊""怎么诊断高血压""怎么预防高血压"等高血压用户关心的问题进行了测试，回答结果与知识库中的内容一致。

9.5.5 主动推荐服务

自动问答的效果依赖于医学知识图谱的知识表示粒度是否精细,问题答案模板设计是否涵盖广泛等方面。而面向用户的信息推荐为用户提供更加广泛的信息,可以弥补现有自动问答方式存在的知识面不足的缺点。在用户提出问题之后,可以对提问内容进行深度挖掘,全面考虑用户的患病背景,根据当前需求内容与需求特征库中的各案例进行相似匹配,为用户推荐相关案例知识,推荐信息的组织形式根据用户的需求特征的变化而变化,从而实现面向用户的个性化信息推荐,为用户提供真正对其有价值的医疗信息。

本章根据网络上真实的高血压用户向医生咨询数据来设计个性化主动推送服务模块,结构如图 9-13 所示。该模块通过利用机器学习等人工智能算法深入分析高血压用户的提问文本特征,以信息需求状态理论为指导,层层递进式深入挖掘当前用户的隐性健康信息需求特征。智能信息服务系统中的主动推荐服务能根据当前用户提交的需求数据,动态化组织问答案例知识和医学指南知识以供高血压用户学习、阅读。高血压用户作为智能信息服务系统的目标用户,其提交的需求文本数据是主动推荐服务模块所需的输入数据。主动推荐服务模块在接收用户数据之后,调用模型库中多维度需求特征识别模型、Word2vec 词向量模型、LDA 主题模型等多种模型,对当前用户在认知层、表达层和客观层的隐性健康信息需求特征进行深入挖掘,将相关问答知识、医学指南知识进行各层次需求特征下的相似度匹配,最终将问答案例知识、医学指南知识及匹配的需求特征标签显示至用户浏览器,完成主动信息推荐服务。

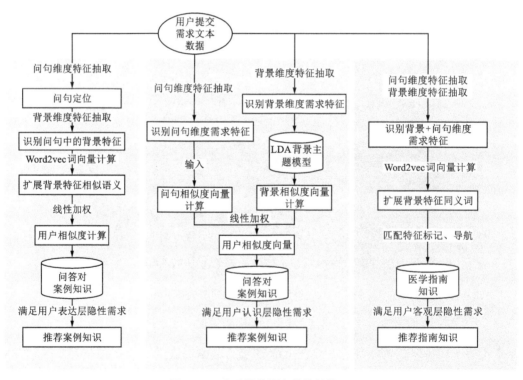

图 9-13　主动推荐服务模块结构

9.5.1.1　多维度需求数据特征抽取

用户在智能信息服务系统提交高血压疾病相关的信息需求文本数据后，主动推荐服务模块便开始响应。系统接收来自用户的提问请求，开始对用户提交内容进行数据预处理工作。数据预处理主要是对输入数据需要按照中文标点符号的特点，利用正则表达式对需求文本内容进行中文分句处理。特征抽取模型以中文句子为分析单元，自动对用户提交的提问文本数据中句子进行问句分类，将用户提交的原始数据划分为问句特征标签、问句中背景特征标签和非问句的背景特征标签三类特征标签集合。

9.5.1.2　表达层隐性信息需求的主动推荐

主动推荐服务模块的首要任务是对用户的表达层隐性健康信息需求进行识别，系统从需求库中搜索与该需求特征最大程度匹配的案例知识数据，推送至系统界面，供高血压用户进行浏览和获取知识。系统利用模型库中的词向量模型对需求特征标签进行语义扩展，在原有问句特征标签、问句中的背景标签的特征词集合的基础上，增强对用户问句语义的详细表达。该服务模块还将该层次下的隐性健康信息需求特征与原有需求特征进行关联，以关系网络图谱的方式呈现给用户。在此基础上，主动推荐服务模块基于 Jaccard 相似度计算公式计算当前用户需求特征集合和案例库中的各个特征集合的相似度，按相似度排序后，服务模型将前 5 个最相似的案例知识推送至智能信息服务系统的前端页面，在相匹配的案例知识内容呈现上，系统会将这些案例的咨询标题、问句特征和背景特征优先显示，方便用户按照自己的兴趣进行文章的浏览、学习等。服务效果如图 9-14 所示。

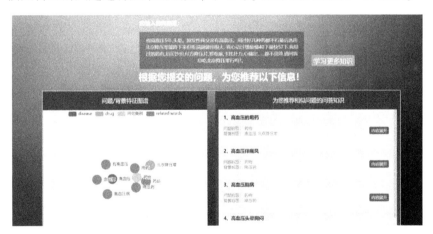

图 9-14　表达层隐性信息需求的主动服务效果

9.5.1.3　认识层隐性信息需求的主动推荐

主动推荐服务模块继续对高血压用户的健康信息需求特征进行深入挖掘。一方面，服务模块需要引入已构建的问句类型关联规则库，对当前用户的问句类型进行类别的关联，形成新的问句特征标签集，然后基于 Jaccard 相似度计算公式对案例库中的各个用户问句特征标签集进行相似度计算，得到当前用户与需求案例库中的其他用户之间基于问句的相似度向量；另一方面，服务模块需要引入 LDA 主题模型对当前用户的背景特征集进行主题概率分布值计算。然后利用余弦相似度计算公式得到当前用户的背景特征集主题概率向量与需求案例库中的需求特征集的主题概率向量之间的相似度大小。最后再对问句特征相似度和背景特征相似度进行系数 $\alpha = 0.8$ 的线性加权,得到最终的用户相似度向量。如图 9-15 所示,该服务模块按照相似度排序后将前 20 个相似用户案例推送至前端页面,供用户浏览、查看。

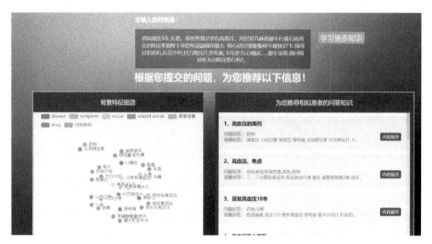

图 9-15　认识层隐性信息需求的主动推荐服务效果

9.5.1.4　客观层隐性信息需求的主动推荐

主动推荐服务模块将当前用户需求特征最大集合中的特征词与高血压防治指南中的信息内容进行基于字符串的相似匹配。服务模块对自动匹配结果进行指南文章内容的高亮显示和文章目录导航条的高亮显示,如图 9-16 所示。为了激发用户的隐性健康信息需求向显性化转换,服务模块在系统前端页面提供了搜索框,供高血压用户进行知识的搜索查询,以保证高血压用户作为智能信息服务系统的目标用户,其健康信息需求尽可能地得到充分满足。

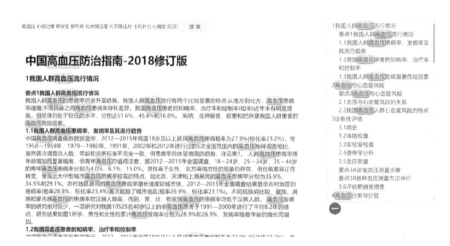

图 9-16　客观层隐性信息需求的主动推荐服务效果

　　本章对高血压患者使用智能信息服务系统场景进行分析，以智能信息服务模型为理论指导，开展面向高血压患者的智能信息服务系统架构设计，将系统划分为数据层、技术层、应用层三个部分，并对系统的开发环境和使用工具进行介绍。接着设计了系统的功能模块，包括需求特征库构建、多源健康知识网络构建、多层次需求特征可视化、自动问答和主动推荐五个子模块。最后，对各个功能模块的实现进行了介绍，各个模块协同工作，为高血压患者提供个性化的健康信息服务。

10

网络疑病症现状调查及对策研究

10.1 调查对象

本研究的调查对象为湖南省长沙市城区居民。具体指长沙所辖芙蓉区、天心区、岳麓区、开福区、雨花区、望城区的常住居民人口。纳入标准如下：①自愿参与本研究，并能独立完成问卷填写；②年龄 18 岁以上；③有网络健康信息搜索经历。排除标准如下：①答题时间小于 300 秒(低于正常答题时长)；②IP 地址非长沙市属；③在长沙居住时间不足 6 个月；④重复的 IP 地址；⑤测谎题回答错误。

10.2 调查方法

10.2.1 样本量的计算

以预调查中《中文简版网络疑病症量表》(C-CSS-12)的平均得分(28.11±7.96)为结果计算样本量，采用以下公式进行样本量的估计：

$$n = \left(\frac{\mu_{\alpha/2}\sigma}{\delta}\right)^2$$

式中：n 为样本量，σ 为总体标准差，估计值 $\sigma = 7.96$，本研究检验水准 $\alpha = 0.05$，取双侧检验，$\mu\alpha/2 = \mu0.05/2 = 1.96$，容许误差值 $\delta = 0.5$，代入公式计算得到 $n = 974$，考虑到 25% 的样本流失率，可明确本研究需要的样本量为 1218 份。同时为了探讨网络疑病症现状及影响因素的多变量分析，样本含量至少为问卷单题数目的 5~10 倍，本研究的问卷共包含单题 108 个，考虑 10% 的样本流失率，因此至少需发放 594 份方可满足需求。综上所述，本研究发放正式问卷数量大于 1218 份即满足样本量需求。

10.2.2　抽样采集方法

本研究采用随机抽样及便利抽样相结合的方法，在长沙市所辖6区中每区各随机抽取2个居民小区作为调查社区，通过联系社区办公室或小区业主委员会，发动所辖区域内居民参与本研究。本研究的问卷采集时间为2021年1月11日至2021年2月11日，通过问卷星平台制作正式问卷，通过微信群聊的社区或小区群向居民发送问卷链接或问卷二维码，愿意参与调查的居民需要填写在线知情同意声明，问卷提交后每个参与者将会获得本次的评估报告以及随机红包补贴(1~3元人民币)。

10.2.3　统计分析方法

(1)本研究运用 SPSS 25.0 统计软件，对调查问卷采集到的社会人口学与个人健康情况、居民网络健康信息搜索行特征、居民对网络健康信息的态度与网络环境感知情况、网络疑病症量表及相关量表进行描述分析，分类变量以 $N(\%)$ 表示，连续变量以 $M\pm SD$ 表示；使用百分数来描述 C－CSS－12 总分得分的分布情况；通过 t 检验或方差分析(ANOVA)比较两组或两组以上正态分布连续变量的差异性；采用 Pearson 相关系数，对网络疑病症与相关可能的影响因素量表的相关性进行分析；采用多元线性回归对网络疑病症的影响因素进行分析。

(2)本研究运用 Amos 23.0 软件，建立结构方程模型，探讨健康焦虑、无法忍受不确定性、躯体症状、病理性网络使用、医患关系、社会支持对网络疑病症的影响机制和作用路径。

10.3　结果

本研究共收集到调查问卷 1610 份，依照排除、纳入标准和测谎题的回答情况，同时还检查了所收集问卷的逻辑性和完整性，共删除 329 份，最终筛选出有效问卷 1281 份(80%)，满足本研究的样本量要求。

10.3.1　社会人口学资料

本研究的整体社会人口学特征如表 10-1 所示。调查结果显示，男性 435 人，占比 34%，女性 846 人，占比 66%；年龄范围为 18 岁至 81 岁，平均年龄为 35.53±13.83 岁；文化程度主要集中在本科/大专学历 642 人，占比 50.1%，高中/中专及以下学历 375 人，占比 29.3%，硕士及以上学历 264 人，占比 20.6%；婚姻状况中，已婚 761 人，占比 59.4%，未婚 443 人，占比 34.6%；职业构成占比中，国家公务员占比 4.1%(52 人)，国企/事业单位员工占比 29.1%(373 人)，外企/私企员工占比 14.1%(181 人)，个体经营者占比 6.8%(87 人)，自由职业者占比 8.4%(108 人)，学生占比 23%(294 人)；月平均收入中，2000 元及以下占比 25.2%(232 人)，2001~4000 元占比 23.3%(298 人)，4001~6000 元占比 18.7%(240 人)，6001~8000 元占比 12.9%(165 人)，大于 8000 元占比 19.9%(255 人)；有医保的居民占比 93.5%(1198 人)；健康自评中，有 62.1%(796 人)的居民认为自身处于亚健康状态(719 人)，或疾病前驱状态(41 人)，或疾病状态(36 人)；而居民患病占比前 6 位的疾病是慢性胃炎、消化性溃疡(7.5%)，高血压(7.3%)，幽门螺杆菌感染

(4.9%)、妇科疾病(4.7%)、糖尿病(3.3%)、慢性支气管炎、肺气肿(2.9%)。

表 10-1 调查居民社会人口学情况($N=1281$ 人)

类别	条目	样本量/人	百分比/%	类别	条目	样本量/人	百分比/%
性别	男	435	34	有无医保	有	1198	93.5
	女	846	66		无	83	6.5
年龄/岁	≤20	149	11.6	月平均收入/元	≤2000	323	25.2
	21~30	391	30.5		2001~4000	298	23.3
	31~40	357	27.9		4001~6000	240	18.7
	41~50	201	15.7		6001~8000	165	12.9
	51~60	91	7.1		>8000	255	19.9
	>60	92	7.2	患病情况（前6位）	慢性胃炎消化性溃疡	96	7.5
文化程度	高中/中专及以下	375	29.3		高血压	93	7.3
	本科/大专	642	50.1		幽门螺杆菌感染	63	4.9
	硕士及以上	264	20.6		妇科疾病	60	4.7
婚姻状况	已婚(含同居)	761	59.4		糖尿病	42	3.3
	未婚	443	34.6		慢性支气管炎、肺气肿	37	2.9
	离异	55	4.3	健康自评	健康状态	485	37.9
	丧偶	22	1.7		亚健康状态	719	56.1
职业	国家公务员	52	4.1		疾病前驱状态	41	3.2
	国企/事业单位员工	373	29.1		疾病状态	36	2.8
	外企/私企员工	181	14.1				
	个体经营者	87	6.8				
	自由职业者	108	8.4				
	学生	294	23.0				
	其他	186	14.5				

10.3.2 居民网络健康信息搜索特征

本研究的居民网络健康信息搜索特征如表 10-2 所示。调查结果显示，针对搜索情境，有 44.3%(568 人)的居民在"日常生活中"会上网搜索健康信息，77.7%(995 人)的居民会在"身体出现问题时"查询，而 31.3%(401 人)和 20.9%(268 人)的居民会在"疾病治疗前"和"疾病治疗后"进行搜索。搜索动机，主要为有目的的搜索，73%(935 人)的居民主要是为了自身原因，而 67.6%(866 人)的居民也会为了家人、朋友等原因进行搜索，无搜索动机的居民仅占比 28.8%（369 人）。搜索频率中，有 65.7%（842 人）的居民在线搜索健康信息的频率每月小于 3 次，28.4%（364 人）的居民每周搜索 1~3 次，每天搜索健康信息 1~3 次和 3 次以上的居民分别占比 3%（39 人）、2.8%（36 人）。搜索时长中，主要集中在每次 10~30 分钟段，有 46.2%（592 人）的居民处于该段，也有 43.6%（558 人）的居民每次搜索小于 10 分钟，大于 30 分钟的居民有 10.2%（693 人）。搜索类别中，居民搜索前 5 位类别分别为"疾病的症状与表现"（80%/1025 人）、"疾病的预防"（57%/730 人）、"健康生活方式"（48.6%/622 人）、"疾病检查/检验方法"（47.2%/604 人）、"如何诊断"（42.8%/548 人）。搜索疾病主题中，居民搜索前 5 位主题分别为"心血管疾病"（32.8%/420 人）、"胃肠道疾病"（30.5%/391 人）、"妇科疾病"（21.8%/279 人）、"慢性呼吸系统疾病"（20.2%/259 人）、"糖尿病"（15.2%/195 人）、"恶性肿瘤"（14.7%/188 人）、"性传播疾病"（7.5%/96 人）、"不孕不育"（4.0%/51 人）。常用的在线健康信息搜索渠道中，居民普遍（86.7%/1110 人）使用百度/搜狗等一般搜索引擎，35.3%（452 人）的居民会使用微信/微博等社交媒体，使用丁香园/好大夫/医院网媒等医疗健康平台的居民占比 31.5%（404 人），而使用知乎/豆瓣等问答平台、今日头条等新闻类 app、抖音/快手等短视频三种渠道的居民分别占到 18.6%（238 人）、17.3%（221 人）、14.7%（188 人）。

表 10-2　调查居民网络健康信息搜索特征表（N = 1281 人）

类别	条目	样本量/人	百分比/%	类别	条目	样本量/人	百分比/%
搜索情境	日常生活中	568	44.3	搜索疾病主题	心血管疾病	420	32.8
	身体出现问题时	995	77.7		胃肠道疾病	391	30.5
	疾病治疗前	401	31.3		妇科疾病	279	21.8
	疾病治疗后	268	20.9		慢性呼吸系统疾病	259	20.2
搜索动机	为了自身	935	73		糖尿病	195	15.2
	为了他人	866	67.6		恶性肿瘤	188	14.7
	无明确动机	369	28.8		不孕不育	51	4.0
搜索频率/次	每月<3	842	65.7		性传播疾病	96	7.5
	每周 1~3	364	28.4	搜索信息渠道	百度/搜狗等一般搜索引擎	1110	86.7
	每天 1~3	39	3.0		微信/微博等社交媒体	452	35.3
	每天>3	36	2.8		丁香园/好大夫/医院网媒等医疗健康平台	404	31.5
搜索时长/分钟	小于 10	558	43.6		知乎/豆瓣等问答平台	238	18.6
	10~30	592	46.2		今日头条等新闻类 app	221	17.3
	30 以上	693	10.2		抖音等短视频	188	14.7

续表10-2

类别	条目	样本量/人	百分比/%	类别	条目	样本量/人	百分比/%
搜索类别	症状与表现	1025	80.0				
	疾病的预防	730	57.0				
	健康生活方式	622	48.6				
	检查/检验方法	604	47.2				
	如何诊断	548	42.8				
	治疗及疗效	391	30.5				
	健康服务	288	22.5				
	医疗资讯	214	16.7				

10.3.3 居民对网络健康信息的态度与网络环境感知情况

本研究的居民对网络健康信息的态度与感知情况如表10-3所示。调查结果显示，超过半数（54.7%/701人）的居民对于网络健康信息可靠性感知持中立，比较同意或完全同意"互联网是一个可靠的健康信息来源"的居民占28.5%（365人）。而对于网络健康信息易用性感知而言，有66.1%（847人）的居民比较同意或完全同意"使用互联网获取健康信息较书本和电视更方便"。同时，对于网络健康信息有用性感知，超过半数（52.5%/673人）的居民比较同意或完全同意"大部分从医生那里获得的健康信息，我可以上网获取"。对于主动搜索来说，39.2%（502人）的居民表示"比较同意"或"完全同意"会积极主动在网上搜索，35.4%（453人）的表示中立。对于网络健康信息搜索结果期望，48.2%（617人）的居民表示"有时"希望通过在线搜索健康信息后缓解相关健康问题疑虑，36.5%（468人）表示"从不"或"偶尔"，而15.3%（196人）的居民表示"经常"或"总是"希望能通过在线健康信息搜索缓解健康疑虑。在网络健康信息搜索后就医驱动方面，有43.1%（552人）的居民表示有时会想去看医生，38.3%（491人）的居民表示偶尔或从不会因为搜索后想就医，18.6%（238人）的居民表示会经常或总是会想就医。另外，对于线上问诊接受度，40.2%（515人）的居民持中立态度，37.3%（477人）的居民比较同意或完全同意，22.6%（289人）的居民比较不同意或完全不同意。

表10-3 居民网络健康信息搜索态度与感知情况表（N=1281人）

类别	具体描述	样本量/人（%）				
		完全不同意	比较不同意	中立	比较同意	完全同意
网络健康信息可靠性感知	互联网是一个可靠的健康信息来源	39(3.0)	176(13.7)	701(54.7)	334(26.1)	31(2.4)

续表10-3

类别	具体描述	样本量/人(%)				
		完全不同意	比较不同意	中立	比较同意	完全同意
网络健康信息易用性感知	与书本/电视等途径相比，使用互联网获取健康信息更方便	27(2.1)	66(5.2)	341(26.6)	628(49.0)	219(17.1)
网络健康信息有用性感知	大部分从医生那里获得的健康信息，我可以上网获取	37(2.9)	129(10.1)	442(34.5)	537(41.9)	136(10.6)
网络健康信息主动搜索	我积极主动地在网上搜索健康信息	100(7.8)	226(17.6)	453(35.4)	404(31.5)	98(7.7)
网络健康信息搜索结果期望	希望通过在线健康信息搜索，缓解对相关健康问题的疑虑	64(5.0)（从不）	404(31.5)（偶尔）	617(48.2)（有时）	171(13.3)（经常）	25(2.0)（总是）
网络健康信息搜索就医驱动	在网上查找健康信息后，你想看医生的可能性多大	110(8.6)（从不）	381(29.7)（偶尔）	552(43.1)（有时）	191(14.9)（经常）	47(3.7)（总是）
线上问诊接受度	对于医生线上问诊看病您是否接受	55(4.3)（完全不接受）	234(18.3)（比较不接受）	515(40.2)（中立）	408(31.9)（比较接受）	69(5.4)（完全接受）

10.3.4　居民网络疑病症得分描述性分析

10.3.4.1　居民网络疑病症得分整体情况

本研究的居民网络疑病症量表(C-CSS-12)得分整体情况如表10-4所示。居民 C-CSS-12 量表总分平均值为(28.61±7.78)分，"过度反复"维度的得分平均值为(8.77±2.44)分，强迫冲动维度的得分平均值为(6.21±2.49)分，"痛苦抑郁"维度的得分平均值为(6.79±2.66)分，"安慰寻求"维度的得分平均值为(6.85+2.38)分。

表 10-4 居民网络疑病症量表（C-CSS-12）得分整体情况表（N=1281 人）   单位：分

量表及维度	分值区间	均值（M）	标准±偏差
总分	12~60	28.61	7.78
过度反复	3~15	8.77	2.44
强迫冲动	3~15	6.21	2.49
痛苦抑郁	3~15	6.79	2.66
安慰寻求	3~15	6.85	2.38
T1：如果我感到身体不适，我会上网搜索	1~3	3.17	1.010
T2：上网查询我的症状或我认为可能患的疾病，会让我无心阅读网络新闻/体育/娱乐类文章	1~3	2.31	1.069
T3：针对我认为可能患的疾病，我会搜索阅读不同网页	1~3	3.07	1.042
T4：当我上网搜索，发现我的症状与罕见/严重疾病表现相似时，我开始恐慌	1~3	2.43	1.066
T5：上网查询我的症状或我认为可能患的疾病，我会向社区/基层医生咨询	1~3	2.47	1.127
T6：我不止一次在线搜索同一症状	1~3	2.53	0.990
T7：上网查询我的症状或我可能患的疾病，会中断我的工作（如写邮件、处理文档或电子表格）	1~3	2.06	1.044
T8：原以为自己状况良好，直到上网看到某种严重疾病，我开始感觉不好	1~3	2.15	0.992
T9：上网查询我的症状或我可能患的疾病，我感觉更加焦虑或痛苦	1~3	2.21	1.015
T10：上网查询我的症状或我患的疾病，会妨碍我的社交活动（如减少了与朋友/家人在一起的时间）	1~3	1.83	1.005
T11：我向医生建议，我可能需要接受某种在网上读到的诊断方法（如活检/特殊的血液检查）	1~3	1.78	0.942
T12：上网查询我的症状或我可能患的疾病，我会向专科医生咨询（综合医院或专科医院）	1~3	2.60	1.123

10.3.4.2 居民网络疑病症量表得分分布情况

居民网络疑病症得分分布情况如表 10-5 所示。通过四分位数法，描述得出居民 C-CSS-12 量表得分的分布情况。调查结果显示，25.4%（326 人）的居民 C-CSS-12 量表得分为 12~23 分，51.8%（664 人）的居民的 C-CSS-12 量表总得分为 24~34 分，22.8%（291 人）的居民 C-CSS-12 量表得分为 35~60 分。

表 10-5 居民网络疑病症量表(C-CSS-12)得分分布情况表($N=1281$ 人)

量表得分百分位数分段/%	具体分值/分	样本量/人(%)
前 25 区间	12 ~ 23	326(25.4)
25 ~ 75 区间	24 ~ 34	664(51.8)
后 75 区间	35 ~ 60	291(22.8)

10.3.5 居民网络疑病症的影响因素分析

10.3.5.1 居民网络疑病症的社会人口学和个人健康情况差异性分析

1)不同性别间网络疑病症得分情况

采用独立样本 t 检验比较不同性别间网络疑病症量表及各维度得分,调查结果显示,不同性别间网络疑病症量表总得分、"过度反复"维度得分、"强迫冲动"维度得分、"安慰寻求"维度得分无明显差异($P>0.05$),但在"痛苦抑郁"维度的得分上有统计学差异($P<0.05$),女性得分[(6.94±2.63)分]略高于男性[(6.50±2.69)分]。详见表 10-6。

表 10-6 不同性别间网络疑病症量表(C-CSS-12)及各维度的得分情况($N=1281$ 人)

性别	样本数/人	量表总分/分	过度反复/分	强迫冲动/分	痛苦抑郁/分	安慰寻求/分
男	435	28.45±8.14	8.86±2.50	6.17±2.65	6.50±2.69	6.93±2.51
女	846	28.69±7.59	8.73±2.41	6.22±2.41	6.94±2.63	6.80±2.31
t		−0.535	0.874	−0.347	−2.871	0.916
P		0.593	0.382	0.729	0.004*	0.892

注:* 表示 $P<0.05$。

2)不同年龄段间网络疑病症得分情况

采用 ANOVA 单因素检验比较不同年龄段间网络疑病症量表及各维度得分,调查结果显示,不同年龄段间网络疑病症量表总得分及四个维度上均有统计学差异($P<0.05$),量表总分上,31~40 岁段得分最高[(30.06±7.40)分];"过度反复"维度、"强迫冲动"维度上,21~30 岁段得分最高,分别为(9.04±2.53)分、(6.33±2.53)分;"痛苦抑郁"维度、"安慰寻求"维度上,31~40 岁段得分最高,分别为(7.20±2.55)分、(7.22±2.24)分(详见表 10-7)。

表 10-7 不同年龄段间网络疑病症量表(C-CSS-12)及各维度的得分情况($N=1281$ 人)

年龄段/岁	样本数/人	量表总分/分	过度反复/分	强迫冲动/分	痛苦抑郁/分	安慰寻求/分
20 及以下	149	29.08±9.36	8.71±2.82	6.26±2.67	7.15±3.17	6.95±2.77
21 ~ 30	391	28.82±7.57	9.04±2.53	6.33±2.53	6.80±2.62	6.66±2.34
31 ~ 40	357	30.06±7.40	9.03±2.24	6.62±2.53	7.20±2.55	7.22±2.24

续表10-7

年龄段/岁	样本数/人	量表总分/分	过度反复/分	强迫冲动/分	痛苦抑郁/分	安慰寻求/分
41~50	201	27.60±7.33	8.45±2.31	5.88±2.22	6.48±2.56	6.79±2.33
51~60	91	27.22±7.38	8.48±2.22	5.78±2.38	6.41±2.53	6.55±2.35
60以上	92	24.95±7.08	7.74±2.87	5.14±2.12	5.62±2.19	6.45±2.36
F		8.216	6.070	6.900	6.931	3.121
P		0.000*	0.000*	0.000*	0.000*	0.008*

注：*表示$P<0.05$。

3）不同文化程度间网络疑病症得分情况

采用ANOVA单因素检验比较不同文化程度间网络疑病症量表及各维度得分，调查结果显示，不同文化程度间网络疑病症量表总得分、"过度反复"维度得分、"强迫冲动"维度得分有统计学差异（$P<0.05$），但在"痛苦抑郁"维度和"安慰寻求"维度的得分上差异无统计学意义（$P>0.05$）。硕士及以上学历的量表总分得分及"过度反复"维度、"强迫冲动"维度得分最高，分别为（29.69±7.32）分、（9.38±2.40）分、（6.57±2.51）分（详见表10-8）。

表10-8　不同文化程度间网络疑病症量表（C-CSS-12）及各维度的得分情况（$N=1281$人）

文化程度	样本数/人	量表总分/分	过度反复/分	强迫冲动/分	痛苦抑郁/分	安慰寻求/分
高中/中专及以下	375	27.76±8.30	8.27±2.53	6.01±2.52	6.68±2.79	6.79±2.54
本科/大专	642	28.67±7.60	8.81±2.35	6.17±2.45	6.84±2.65	6.84±2.28
硕士及以上	264	29.69±7.32	9.38±2.40	6.57±2.51	6.80±2.49	6.93±2.37
F		4.825	16.607	4.115	0.442	0.245
P		0.008*	0.000*	0.017*	0.643	0.783

注：*表示$P<0.05$。

4）不同婚姻状况间网络疑病症得分情况

采用ANOVA单因素检验比较不同婚姻状况间网络疑病症量表及各维度得分，调查结果显示，不同婚姻状况间网络疑病症量表总得分及各维度得分均无统计学差异（$P>0.05$）（详见表10-9）。

表10-9　不同婚姻状况间网络疑病症量表（C-CSS-12）及各维度的得分情况（$N=1281$）

婚姻类型	样本数/人	量表总分/分	过度反复/分	强迫冲动/分	痛苦抑郁/分	安慰寻求/分
已婚（含同居）	761	28.44±7.54	8.69±2.34	6.12±2.42	6.72±5.58	6.92±2.33
未婚	443	28.99±8.23	8.96±2.64	6.36±2.61	6.97±2.81	6.71±2.42
离异	55	27.49±7.45	8.44±2.16	6.11±2.60	6.24±2.62	6.71±2.47

续表10-9

婚姻类型	样本数/人	量表总分/分	过度反复/分	强迫冲动/分	痛苦抑郁/分	安慰寻求/分
丧偶	22	29.59±7.10	8.86±2.14	6.45±2.36	7.00±2.09	7.27±2.86
F			0.976	1.523	0.981	1.722	1.061
P			0.403	0.207	0.401	0.161	0.364

5)不同职业间网络疑病症得分情况

采用 ANOVA 单因素检验比较不同职业间网络疑病症量表及各维度得分,调查结果显示,不同职业间网络疑病症量表总分及在"强迫冲动"维度、"痛苦抑郁"维度、"安慰寻求"维度上的得分均无统计学差异($P>0.05$),仅在"过度反复"维度的得分上存在差异($P<0.05$)。学生群体得分最高,为(9.10±2.70)分(详见表10-10)。

表 10-10　不同职业间网络疑病症量表(C-CSS-12)及各维度的得分情况(N=1281 人)

职业类型	样本数/人	量表总分/分	过度反复/分	强迫冲动/分	痛苦抑郁/分	安慰寻求/分
国家公务员	52	29.13±8.01	8.88±2.18	6.44±2.75	6.81±2.72	7.00±2.33
国企、事业单位员工	373	28.80±7.67	8.84±2.41	6.21±2.47	6.73±2.63	7.03±2.32
外企、私企员工	181	28.81±7.32	8.95±2.30	6.06±2.36	6.96±2.40	6.85±2.30
个体经营者	87	28.49±7.57	8.69±2.50	5.90±2.25	6.82±2.78	7.09±2.40
自由职业者	108	28.87±7.66	8.41±2.25	6.44±2.69	7.07±2.60	6.95±2.28
学生	294	29.11±8.36	9.10±2.70	6.43±2.56	6.93±2.90	6.66±2.54
其他	186	27.01±7.47	8.17±2.25	5.95±2.45	6.34±2.49	6.55±2.35
F		1.640	3.428	1.283	1.359	1.378
P		0.132	0.002*	0.262	0.228	0.220

注: * 表示 $P<0.05$。

6)不同月收入间网络疑病症得分情况

采用 ANOVA 单因素检验比较不同月收入人群间网络疑病症量表及各维度得分,调查结果显示,不同月收入间网络疑病症量表总分及"过度反复"维度、"痛苦抑郁"维度、"安慰寻求"维度得分均有统计学差异($P<0.05$),但在"强迫冲动"维度得分上无明显差异($P>0.05$)。月收入在8000元以上在量表总分、"过度反复"维度、"安慰寻求"维度得分最高,分别为(29.56±7.18)分、(9.23±2.17)分、(7.09±2.25)分;月收入在2000元及以下组在"痛苦抑郁"维度得分最高,为(7.00±2.85)分(详见表10-11)。

表 10-11　不同月收入间网络疑病症量表(C-CSS-12)及各维度的得分情况(N=1281 人)

月收入/元	样本数/人	量表总分/分	过度反复/分	强迫冲动/分	痛苦抑郁/分	安慰寻求/分
2000 及以下	323	29.31±8.35	8.96±2.65	6.46±2.59	7.00±2.85	6.89±2.66
2001～4000	298	27.13±7.54	8.22±2.34	5.94±2.46	6.50±2.67	6.46±2.15
4001～6000	240	29.05±7.78	8.85±2.49	6.22±2.43	6.93±2.62	7.05±2.46
6001～8000	165	27.84±7.56	8.57±2.34	6.04±2.62	6.44±2.46	6.78±2.19
8000 以上	255	29.56±7.18	9.23±2.17	6.29±2.35	6.95±2.53	7.09±2.25
F		4.971	6.915	1.902	2.502	3.165
P		0.001*	0.000*	0.108	0.041*	0.013*

注：＊表示 $P<0.05$。

7) 有无医保间网络疑病症得分情况

采用独立样本 t 检验比较有无医保间网络疑病症量表及各维度得分情况,调查结果显示,有无医保在量表总分及"强迫冲动"维度、"痛苦抑郁"维度得分上有统计学差异($P<0.05$),但在"过度反复"维度、"安慰寻求"维度得分上无明显差异($P>0.05$)。无医保组在量表总分、"强迫冲动"维度、"痛苦抑郁"维度得分较有医保组高,分别为(30.57±8.40)分、(7.19±2.79)分、(7.70±2.93)分(详见表 10-12)。

表 10-12　有无医保间网络疑病症量表(C-CSS-12)及各维度的得分情况(N=1281 人)

医保	样本数/人	量表总分/分	过度反复/分	强迫冲动/分	痛苦抑郁/分	安慰寻求/分
有医保	1198	28.48±7.72	8.79±2.42	6.14±2.46	6.73±2.63	6.83±2.35
无医保	83	30.57±8.40	8.54±2.76	7.19±2.79	7.70±2.93	7.13±2.78
t		−2.370	0.887	−3.750	−3.238	−1.135
P		0.018*	0.375	0.000*	0.001*	0.257

注：＊表示 $P<0.05$。

8) 不同患病对网络疑病症得分情况的影响

采用独立样本 t 检验比较不同患病对网络疑病症量表及各维度得分情况的影响,调查结果显示,是否患慢性胃炎/消化性溃疡在量表总分及各维度得分上均有统计学差异($P<0.05$),患该病的居民网络疑病症量表总分及各维度得分均高于未患该病者,分别为(32.39±8.40)分、(9.89±2.34)分、(7.19±3.15)分、(7.84±2.97)分、(7.45±2.76)分。是否患高血压在量表总分及各维度得分上均无统计学差异($P>0.05$)。是否患有妇科疾病在量表总分及各维度得分上均有统计学差异($P<0.05$),患该病的居民网络疑病症量表总分及各维度得分均高于未患该病者,分别为(34.42±6.56)分、(9.58±2.68)分、(8.20±2.63)分、(8.43±2.78)分、(8.20±2.18)分。是否患糖尿病在量表总分、"强迫冲动"维度、"痛苦抑郁"维度、"安慰寻求"维度得分上均有统计学差异($P<0.05$),但在"过度反复"维度得分上无明显差异($P>0.05$),患该病的居民网络疑病症量表总分及"强迫冲动"维度、"痛苦抑郁"维度、"安慰寻求"维度得分均高于未患该病者,分别为(32.88±

6.41)分、(7.41±2.98)分、(7.76±2.75)分、(8.29±2.50)分。是否患慢性支气管炎/肺气肿在量表总分、"强迫冲动"维度、"痛苦抑郁"维度、"安慰寻求"维度得分上均有统计学差异($P<0.05$)，但在"过度反复"维度得分上无明显差异($P>0.05$)，患该病的居民网络疑病症量表总分及"强迫冲动"维度、"痛苦抑郁"维度、"安慰寻求"维度得分均高于未患该病者，分别为(32.51±9.30)分、(7.78±3.22)分、(7.81±3.20)分、(7.73±2.84)分。是否患幽门螺杆菌感染在量表总分、"强迫冲动"维度、"痛苦抑郁"维度、"安慰寻求"维度得分上有统计学差异($P<0.05$)，但在"过度反复"维度得分上无明显差异($P>0.05$)，患该病的居民组网络疑病症量表总分及"强迫冲动"维度、"痛苦抑郁"维度、"安慰寻求"维度得分均高于未患该病者，分别为(31.98±7.91)分、(7.21±2.84)分、(7.56±2.75)分、(8.06±2.69)分。是否患恶性肿瘤在量表总分、"强迫冲动"维度、"痛苦抑郁"维度得分上有统计学差异($P<0.05$)，但在"过度反复"和"安慰寻求"维度得分上无明显差异($P>0.05$)，患该病的居民组网络疑病症量表总分、"强迫冲动"维度、"痛苦抑郁"维度得分均高于未患该病者，分别为(32.26±6.33)分、(7.71±2.96)分、(7.97±2.40)分。是否患不孕不育在量表总分、"强迫冲动"维度、"痛苦抑郁"维度、"安慰寻求"维度得分上有统计学差异($P<0.05$)，但在"过度反复"维度得分上无明显差异($P>0.05$)，患该病的居民组网络疑病症量表总分、"强迫冲动"维度、"痛苦抑郁"维度、"安慰寻求"维度得分均高于未患该病者，分别为(35.62±6.53)分、(9.81±2.75)分、(8.67±2.87)分、(8.43±2.58)分(详见表10-13)。

表10-13　不同患病对网络疑病症量表(C-CSS-12)及各维度的得分情况影响($N=1281$人)

疾病名称	无/有	样本数/人	量表总分/分	过度反复/分	强迫冲动/分	痛苦抑郁/分	安慰寻求/分
慢性胃炎/消化性溃疡	无	1185	28.31±7.65	8.68±2.43	6.13±2.41	6.70±2.61	6.80±2.34
	有	96	32.39±8.40	9.89±2.34	7.19±3.15	7.84±2.97	7.45±2.76
	t		−4.986	−4.683	−3.224	−4.069	−2.675
	P		0.000*	0.000*	0.002*	0.000*	0.008*
高血压	无	1188	28.54±7.75	8.78±2.45	6.18±2.46	6.77±2.65	6.82±2.36
	有	93	29.55±8.15	8.72±2.40	6.56±2.86	7.06±2.78	7.20±2.56
	t		−1.205	0.212	−1.248	−1.040	−1.510
	P		0.229	0.832	0.215	0.298	0.131
妇科疾病	无	1221	28.33±7.72	8.73±2.42	6.11±2.44	6.71±2.63	6.78±2.37
	有	60	34.42±6.56	9.58±2.68	8.20±2.63	8.43±2.78	8.20±2.18
	t		−6.000	−2.643	−6.450	−4.955	−4.555
	P		0.000*	0.008*	0.000*	0.000*	0.000*
糖尿病	无	1239	28.47±7.78	8.75±2.44	6.17±2.46	6.76±2.65	6.80±2.36
	有	42	32.88±6.41	9.43±2.37	7.41±2.98	7.76±2.75	8.29±2.50
	t		−3.633	−1.774	−2.664	−2.418	−4.015
	P		0.000*	0.076	0.011*	0.016*	0.000*

续表10-13

疾病名称	无/有	样本数/人	量表总分/分	过度反复/分	强迫冲动/分	痛苦抑郁/分	安慰寻求/分
慢性支气管炎/肺气肿	无	1244	28.50±7.70	8.76±2.42	6.16±2.45	6.76±2.64	6.82±2.36
	有	37	32.51±9.30	9.19±3.21	7.78±3.22	7.81±3.20	7.73±2.84
	t		-3.106	-0.806	-3.039	-2.378	-2.299
	P		0.002*	0.425	0.004*	0.018*	0.022*
幽门螺杆菌感染	无	1218	28.44±7.74	8.75±2.42	6.15±2.46	6.75±2.65	6.78±2.34
	有	63	31.98±7.91	9.16±2.86	7.21±2.84	7.56±2.75	8.06±2.69
	t		-3.544	-1.290	-3.281	-2.353	-4.196
	P		0.000*	0.197	0.001*	0.019*	0.000*
恶性肿瘤	无	1250	28.52±7.79	8.77±2.43	6.17±2.47	6.76±2.66	6.83±2.38
	有	31	32.26±6.33	8.94±2.80	7.71±2.96	7.97±2.40	7.65±2.26
	t		-2.647	-0.377	-3.416	-2.506	-1.897
	P		0.008*	0.706	0.001*	0.012*	0.058
不孕不育	无	1260	28.50±7.75	8.77±2.43	6.15±2.44	6.76±2.64	6.82±2.37
	有	21	35.62±6.53	8.71±3.00	9.81±2.75	8.67±2.87	8.43±2.58
	t		-4.189	0.089	-6.801	-3.277	-3.087
	P		0.000*	0.930	0.000*	0.001*	0.002*

注：*表示 $P<0.05$。

10.3.5.2 个体因素对网络疑病症的影响分析

1)个体不同健康自评对网络疑病症得分情况的影响

采用 ANOVA 单因素检验比较个体不同健康自评间网络疑病症量表及各维度得分，调查结果显示，个体不同健康自评间网络疑病症量表总分及"过度反复"维度、"痛苦抑郁"维度、"强迫冲动"维度得分上均有统计学差异（$P<0.05$），但在"安慰寻求"维度得分上无明显差异（$P>0.05$）。疾病前驱状态在量表总分、"过度反复"维度、"强迫冲动"维度、"痛苦抑郁"维度上得分最高，分别为（32.58±9.68）分、（9.63±2.70）分、（7.68±3.30）分、（8.58±3.53）分（详见表10-14）。

表10-14 个体不同健康自评对网络疑病症量表（C-CSS-12）及各维度的得分情况的影响（N=1281人）

健康自评	样本数/人	量表总分/分	过度反复/分	强迫冲动/分	痛苦抑郁/分	安慰寻求/分
健康状态	485	27.45±7.66	8.39±2.48	5.96±2.35	6.38±2.51	6.71±2.36
亚健康状态	719	29.10±7.56	8.99±2.34	6.26±2.46	6.94±2.63	6.92±3.35
疾病前驱状态	41	32.58±9.68	9.63±2.70	7.68±3.30	8.58±3.53	6.68±2.73
疾病状态	36	29.92±8.78	8.67±2.99	6.78±3.08	7.22±3.09	7.25±2.68

续表10-14

健康自评	样本数/人	量表总分/分	过度反复/分	强迫冲动/分	痛苦抑郁/分	安慰寻求/分
F		8.631	7.721	7.180	11.449	1.106
P		0.000*	0.000*	0.000*	0.000*	0.346

注：*表示 $P<0.05$。

2)个体不同搜索动机对网络疑病症得分情况的影响

采用独立样本 t 检验比较不同搜索动机对网络疑病症量表及各维度得分情况的影响，调查结果显示，"随便看看"在量表总分及各维度得分上均有统计学差异（$P<0.05$），随便看看、不带目地搜索网络健康信息的居民在量表总分及各维度的得分均较有明确动机进行搜索的居民低，分别为（27.28±7.75）分、（8.36±2.47）分、（5.89±2.41）分、（6.45±2.65）分、（6.57±2.35）分（详见表10-15）。

表 10-15　个体不同搜索动机对网络疑病症量表（C-CSS-12）及各维度的得分情况的影响（$N=1281$ 人）

搜索动机	否/是	样本数/人	量表总分/分	过度反复/分	强迫冲动/分	痛苦抑郁/分	安慰寻求/分
随便看看	否	912	29.15±7.73	8.94±2.41	6.33±2.51	6.93±2.65	6.96±2.38
	是	369	27.28±7.75	8.36±2.47	5.89±2.41	6.45±2.65	6.57±2.35
	t		3.917	3.833	2.882	2.908	0.583
	P		0.000*	0.000*	0.004*	0.004*	0.010*

注：*表示 $P<0.05$。

3)个体网络健康信息搜索的结果期望（健康疑虑缓解）对网络疑病症得分情况的影响

采用 ANOVA 单因素检验比较个体网络健康信息搜索的结果期望对网络疑病症量表及各维度的得分情况的影响，调查结果显示，结果期望分级在量表总分、"过度反复"维度、"安慰寻求"维度得分上有统计学差异（$P<0.05$），但在"强迫冲动"维度、"痛苦抑郁"维度得分上无明显差异（$P>0.05$）。"总是"期望能通过网络健康信息搜索缓解焦虑的居民反而在量表总分及"安慰寻求"维度上得分最高，分别为（31.04±11.93）分、（7.92±3.46）分；"经常"期望能通过网络健康信息搜索缓解焦虑的居民反而在"过度反复"维度上得分最高，为（10.16±2.04）分（详见表10-16）。

表 10-16 网络健康信息搜索的结果期望（健康疑虑缓解）对网络
疑病症量表（C-CSS-12）及各维度的得分情况的影响（$N=1281$ 人）

结果期望 （健康疑虑缓解）	样本数 /人	量表总分/分	过度反复/分	强迫冲动/分	痛苦抑郁/分	安慰寻求/分
从不	64	27.28±10.41	7.87±3.19	5.95±2.77	7.14±3.58	6.31±2.94
偶尔	404	26.93±7.19	8.02±2.39	5.98±2.29	6.55±2.48	6.38±2.19
有时	617	29.11±7.46	8.95±2.22	6.29±2.46	6.84±2.60	7.03±2.29
经常	171	30.93±7.49	10.16±2.04	6.50±2.69	6.92±2.52	7.33±2.47

续表3-16

结果期望 （健康疑虑缓解）	样本数 /人	量表总分/分	过度反复/分	强迫冲动/分	痛苦抑郁/分	安慰寻求/分
总是	25	31.04±11.93	9.16±3.61	6.52±3.75	7.44±4.46	7.92±3.46
F		10.494	29.160	1.862	1.655	8.769
P		0.000*	0.000*	0.115	0.158	0.000*

注：*表示 $P<0.05$。

4)个体网络健康信息的主动搜索对网络疑病症得分情况的影响

采用 ANOVA 单因素检验比较个体网络健康信息的获取主动性对网络疑病症量表及各维度的得分情况的影响，调查结果显示，获取主动性的分级在量表总分、"过度反复"维度、"安慰寻求"维度、"强迫冲动"维度、"痛苦抑郁"维度得分上均有统计学差异（$P<0.05$），获取网络健康信息主动性程度最高的居民组在量表总分及各维度的得分均最高，分别为（33.37±9.69）分、（10.29±2.69）分、（7.11±3.34）分、（7.74±3.54）分、（8.22±2.86）分（详见表10-17）。

表 10-17 网络健康信息的获取主动性对网络疑病症量表
（C-CSS-12）及各维度的得分情况的影响（$N=1281$ 人）

信息获取 主动性	样本数 /人	量表总分/分	过度反复/分	强迫冲动/分	痛苦抑郁/分	安慰寻求/分
从不	100	24.50±8.00	7.45±2.98	5.11±2.43	5.74±2.53	6.20±2.34
偶尔	226	27.06±7.16	8.19±2.20	5.89±2.39	6.47±2.59	6.51±2.25
有时	453	27.73±7.19	8.39±2.18	6.04±2.27	6.64±4.46	6.66±2.28
经常	404	30.34±7.24	9.49±2.26	6.62±2.41	7.17±2.57	7.07±2.29
总是	98	33.37±9.69	10.29±2.69	7.11±3.34	7.74±3.54	8.22±2.86
F		26.844	34.629	12.707	10.609	13.292
P		0.000*	0.000*	0.000*	0.000*	0.000*

注：*表示 $P<0.05$。

5)个体健康焦虑与网络疑病症的相关分析

采用 Pearson 双变量相关分析，分析个体健康焦虑与网络疑病症的相关性。调查结果显示，居民健康焦虑量表 SHAI 总分均值为（18.46±7.62）分，大于健康焦虑临界值15分，"患病可能"维度得分均值为（14.42±6.17）分，"负面结果"维度得分均值为（4.03±2.04）分。健康焦虑 SHAI 量表总分与网络疑病症 C-CSS-12 量表总分及各子维度均呈正相关（$P<0.01$），相关系数分别为0.558、0.430、0.459、0.550、0.289。健康焦虑 SHAI 量表"患病可能"维度与 C-CSS-12 量表总分及各维度均呈正相关（$P<0.01$），相关系数分别为0.554、0.431、0.453、0.543、0.290。健康焦虑 SHAI 量表"负面结果"维度与 C-CSS-12 量表总分及各维度亦均呈正相关（$P<0.01$），相关系数分别为0.409、0.304、0.346、0.411、0.203（详见表10-18）。

表10-18　个体健康焦虑感、无法忍受不确定性、躯体症状与网络疑病症的相关分析

单位：分

	均值±标准差	SHAI总分	SHAI患病可能	SHAI负面结果	IUS-12总分	IUS-12预期性	IUS-12抑制性	PHQ-15总分	C-CSS-12总分	过度反复	强迫冲动	痛苦抑郁	安慰寻求
SHAI总分	18.46±7.62	1											
SHAI患病可能	14.42±6.17	0.978**	1										
SHAI负面结果	4.03±2.04	0.777**	0.629**	1									
IUS-12总分	28.77±8.46	0.518**	0.505**	0.409**	1								
IUS-12预期性	16.94±5.29	0.524**	0.511**	0.413**	0.963**	1							
IUS-12抑制性	11.83±3.66	0.441**	0.429**	0.349**	0.921**	0.781**	1						
PHQ-15总分	8.33±5.71	0.420**	0.429**	0.272**	0.279**	0.283**	0.237**	1					
CSS-12总分	28.61±7.78	0.558**	0.554**	0.409**	0.406**	0.409**	0.348**	0.285**	1				
过度反复	8.77±2.44	0.430**	0.431**	0.304**	0.283**	0.287**	0.240**	0.122*	0.725**	1			
强迫冲动	6.21±2.49	0.459**	0.453**	0.346**	0.394**	0.398**	0.335**	0.286**	0.833**	0.428**	1		
痛苦抑郁	6.79±2.66	0.550**	0.543**	0.411**	0.394**	0.405**	0.327**	0.320**	0.842**	0.461**	0.708**	1	
安慰寻求	6.85±2.38	0.289**	0.290**	0.203**	0.185**	0.175**	0.176**	0.151**	0.713**	0.381**	0.448**	0.423**	1

注：**在0.01级别（双侧），相关性显著；*在0.05级别（双侧），相关性显著。

6）个体躯体症状与网络疑病症的相关分析

采用 Pearson 双变量相关分析，分析个体躯体症状与网络疑病症的相关性。调查结果显示，居民躯体症状量表 PHQ-15 总分均值为 8.33±5.71 分。躯体症状 PHQ-15 量表总分与网络疑病症 C-CSS-12 量表总分及各维度均呈正相关（$P<0.01$），相关系数为 0.285、0.122、0.286、0.320、0.151（详见表 10-18）。

7）个体无法忍受不确定性与网络疑病症的相关分析

采用 Pearson 双变量相关分析，分析个体无法忍受不确定性与网络疑病症的相关性。调查结果显示，居民无法忍受不确定性 IUS-12 量表的总分均值为（28.77±8.46）分，"预期性"维度得分均值为（14.42±6.17）分，"抑制性"维度得分均值为（11.83±3.66）分。无法忍受不确定性 IUS 量表总分与网络疑病症 C-CSS-12 量表总分及各维度均呈正相关（$P<0.01$），相关系数分别为 0.406、0.283、0.394、0.394、0.185。IUS 量表"预期性"维度得分与 C-CSS-12 量表总分及各维度均呈正相关（$P<0.01$），相关系数分别为 0.409、0.287、0.398、0.405、0.175。IUS 量表"抑制性"维度得分与 C-CSS-12 量表总分及各维度亦呈正相关（$P<0.01$），相关系数分别为 0.348、0.240、0.335、0.327、0.176（详见表 10-18）。

8）小结

从上述结果我们可以发现，不同的搜索动机、结果期望和健康自评可能与网络疑病症相关，假设 Ha5 成立；主动搜索与网络疑病症呈正相关，假设 Ha4 成立；健康焦虑与网络疑病症呈正相关，假设 Ha1 成立；躯体症状与网络疑病症呈正相关，假设 Ha2 成立；无法忍受不确定性与网络疑病症呈正相关，假设 Ha3 成立。

10.3.5.3 行为因素对网络疑病症的影响分析

1）不同搜索频率间网络疑病症得分情况

采用 ANOVA 单因素检验比较不同搜索频率间网络疑病症量表及各维度的得分情况，调查结果显示，不同搜索频率在量表总分及各维度得分上有统计学差异（$P<0.05$）。每天搜索网络健康信息多于 3 次的居民组在"量表总分"、"过度反复"维度、"强迫冲动"维度、"痛苦抑郁"维度、"安慰寻求"维度得分最高，分别为（34.89±8.66）分、（9.97±2.76）分、（7.86±3.09）分、（8.50±3.45）分、（8.56±2.59）分（详见表 10-19）。

表 10-19　不同搜索频率间网络疑病症量表（C-CSS-12）及各维度的得分情况（$N=1281$ 人）

搜索频率/次	样本数/人	量表总分/分	过度反复/分	强迫冲动/分	痛苦抑郁/分	安慰寻求/分
每月少于 3	842	27.46±7.41	8.39±2.39	5.96±2.35	6.56±2.55	6.58±2.24
每周 1～3	364	30.04±7.36	9.45±2.27	6.45±2.47	6.98±2.59	7.15±2.41
每天 1～3	39	33.64±11.18	9.54±2.93	7.77±3.53	8.28±3.50	8.05±3.28
每天多于 3	36	34.89±8.66	9.97±2.76	7.86±3.09	8.50±3.45	8.56±2.59
F		24.378	21.326	14.851	12.081	15.503
P		0.000*	0.000*	0.000*	0.000*	0.000*

注：*表示 $P<0.05$。

2)不同搜索时长间网络疑病症得分情况

采用 ANOVA 单因素检验比较不同搜索时长间网络疑病症量表及各维度的得分情况,调查结果显示,不同搜索时长在量表总分及各维度得分上有统计学差异($P<0.05$)。每次在线搜索健康信息大于 30 分钟的居民组在量表总分、"过度反复"维度、"强迫冲动"维度、"痛苦抑郁"维度、"安慰寻求"维度得分上均最高,分别为(31.51 ± 8.42)分、(9.46 ± 2.79)分、(7.08 ± 2.88)分、(7.49 ± 2.90)分、(7.48 ± 2.69)分(详见表 10-20)。

表 10-20　不同搜索频率间网络疑病症量表(C-CSS-12)及各维度的得分情况($N=1281$ 人)

搜索时长/分钟	样本数/人	量表总分/分	过度反复/分	强迫冲动/分	痛苦抑郁/分	安慰寻求/分
小于 10	558	26.70±7.40	8.09±2.34	5.85±2.34	6.37±2.47	6.39±2.25
10~30	592	29.78±7.56	9.26±2.30	6.35±2.48	7.03±2.72	7.14±2.34
大于 30	131	31.51±8.42	9.46±2.79	7.08±2.88	7.49±2.90	7.48±2.69
F		34.348	40.983	15.139	14.485	19.868
P		0.000*	0.000*	0.000*	0.000*	0.000*

注:* 表示 $P<0.05$。

3)不同搜索信息类型间网络疑病症得分情况

采用独立样本 t 检验比较不同搜索信息类型对网络疑病症量表及各维度的得分情况。调查结果显示,搜索"疾病症状与表现"类型在量表总分、"过度反复"维度、"强迫冲动"维度、"痛苦抑郁"维度得分上有统计学差异($P<0.05$),但在"安慰寻求"维度无明显差异($P>0.05$)。搜索"疾病症状与表现"的居民组得分在量表总分、"过度反复"维度、"强迫冲动"维度、"痛苦抑郁"维度得分上较不搜该信息类型者高,分别为(29.06 ± 7.66)分、(9.06 ± 2.38)分、(6.24 ± 2.48)分、(6.87 ± 2.67)分。搜索"疾病的预防"类型在量表总分、"过度反复"维度、"安慰寻求"维度得分上有统计学差异($P<0.05$),但在"强迫冲动"和"痛苦抑郁"维度上无明显差异。搜索"疾病的预防"的居民组在量表总分、"过度反复"维度、"安慰寻求"维度得分上较不搜该信息类型者高,分别为(29.24 ± 7.73)分、(8.99 ± 2.40)分、(7.08 ± 2.38)分。搜索"健康生活方式"类型在"过度反复"维度、"安慰寻求"维度得分上有统计学差异($P<0.05$),但在"强迫冲动"及"痛苦抑郁"维度无明显差异($P>0.05$)。搜索"健康生活方式"的居民组得分在"过度反复"维度、"安慰寻求"维度较不搜该信息类型者高,分别为(8.96 ± 2.41)分、(7.04 ± 2.38)分。搜索"疾病检查/检验方法"类型在量表总分及各维度得分上有统计学差异($P<0.05$),搜索"疾病检查/检验方法"的居民组在量表总分及各维度的得分较不搜该信息类型者高,分别为(30.02 ± 7.66)分、(9.34 ± 2.33)分、(6.41 ± 2.59)分、(7.05 ± 2.74)分、(7.22 ± 2.43)分。搜索"疾病诊断"类型在量表总分及各维度得分上有统计学差异($P<0.05$),搜索"疾病诊断"的居民组在量表总分及各维度的得分较不搜该信息类型者高,分别为(30.25 ± 7.74)分、(9.40 ± 2.40)分、(6.53 ± 2.60)分、(7.16 ± 2.73)分、(7.15 ± 2.41)分。搜索"疾病治疗与疗效"类型在量表总分及各维度得分上有统计学差异($P<0.05$),搜索"疾病治疗与疗效"的居民组在量表总分及各维度的得分较不搜该信息类型者高,分别为(31.18 ± 7.68)分、(9.57 ± 2.22)分、(6.70 ± 2.64)分、(7.26 ± 2.77)分、(7.60 ± 2.47)分。搜索"健康服务信息"类型在量表总分及各维

度得分上有统计学差异($P<0.05$)，搜索"健康服务信息"的居民组在量表总分及各维度的得分较不搜该信息类型者高，分别为(30.87±7.91)分、(9.56±2.43)分、(6.69±2.72)分、(7.24±2.78)分、(7.38±2.49)分。搜索"医疗资讯"类型在量表总分及各维度得分上有统计学差异($P<0.05$)，搜索"医疗资讯"的居民组在量表总分及各维度的得分较不搜该信息类型者高，分别为(30.64±8.28)分、(9.39±2.48)分、(6.66±2.68)分、(7.00±2.89)分、(7.60±2.49)分(详见表10-21)。

表10-21　不同搜索信息类型对网络疑病症量表(C-CSS-12)及各维度的得分情况影响(N=1281人)

搜索信息类型	不搜/搜	样本数/人	量表总分/分	过度反复/分	强迫冲动/分	痛苦抑郁/分	安慰寻求/分
疾病症状与表现	不搜	256	26.82±8.01	7.61±2.35	6.06±2.54	6.46±2.60	6.68±2.44
	搜	1025	29.06±7.66	9.06±2.38	6.24±2.48	6.87±2.67	6.89±2.36
	t		−4.157	−8.767	−1.031	−2.207	−1.224
	P		0.000*	0.000*	0.000*	0.027*	0.221
疾病的预防	不搜	551	27.78±7.78	8.48±2.47	6.07±2.44	6.70±2.65	6.54±2.34
	搜	730	29.24±7.73	8.99±2.40	6.31±2.53	6.86±2.66	7.08±2.38
	t		−3.355	−3.750	−1.758	−1.092	−4.068
	P		0.001*	0.000*	0.079	0.275	0.000*
健康生活方式	不搜	659	28.23±7.83	8.60±2.46	6.19±2.46	6.78±2.66	6.67±2.36
	搜	622	29.01±7.71	8.96±2.41	6.23±2.52	6.79±2.65	7.04±2.38
	t		−1.797	−2.634	−0.310	−0.054	−2.799
	P		0.073	0.009*	0.757	0.957	0.005*
疾病检查/检验方法	不搜	677	27.35±7.68	8.26±2.43	6.02±2.39	6.56±2.56	6.51±2.28
	搜	604	30.02±7.66	9.34±2.33	6.41±2.59	7.05±2.74	7.22±2.43
	t		−6.227	−8.124	−2.783	−3.293	−5.427
	P		0.000*	0.000*	0.005*	0.001*	0.000*
疾病诊断	不搜	733	27.39±7.58	8.30±2.37	5.96±2.38	6.51±2.57	6.62±2.32
	搜	548	30.25±7.74	9.40±2.40	6.53±2.60	7.16±2.73	7.15±2.41
	t		−6.599	−8.181	−4.011	−4.363	−3.998
	P		0.000*	0.000*	0.000*	0.000*	0.000*
疾病治疗与疗效	不搜	890	27.50±7.57	8.42±2.45	5.99±2.39	6.58±2.58	6.52±2.26
	搜	391	31.18±7.68	9.57±2.22	6.70±2.64	7.26±2.77	7.60±2.47
	t		−7.850	−8.253	−4.548	−4.244	−7.677
	P		0.000*	0.000*	0.000*	0.000*	0.000*
健康服务信息	不搜	993	27.96±7.62	8.54±2.40	6.06±2.40	6.66±2.61	6.69±2.32
	搜	288	30.87±7.91	9.56±2.43	6.69±2.72	7.24±2.78	7.38±2.49
	t		−5.664	−6.307	−3.549	−3.284	−4.347
	P		0.000*	0.000*	0.000*	0.001*	0.000*

续表10-21

搜索信息类型	不搜/搜	样本数/人	量表总分/分	过度反复/分	强迫冲动/分	痛苦抑郁/分	安慰寻求/分
医疗资讯	不搜	1067	28.21±7.61	8.65±2.42	6.11±2.44	6.75±2.61	6.70±2.32
	搜	214	30.64±8.28	9.39±2.48	6.66±2.68	7.00±2.89	7.60±2.49
	t		−4.215	−4.067	−2.776	−1.165	−5.121
	P		0.000*	0.000*	0.006*	0.245	0.000*

注：* 表示 $P<0.05$。

4) 不同搜索疾病主题对网络疑病症得分的影响

采用独立样本 t 检验比较不同搜索疾病主题对网络疑病症量表及各维度的得分情况，调查结果显示，搜索"心血管疾病"信息主题在量表总分、"安慰寻求"维度得分上有统计学差异（$P<0.05$），但在"过度反复"维度、"强迫冲动"维度、"痛苦抑郁"维度得分上无明显差异（$P>0.05$），搜索"心血管疾病"主题的居民组在量表总分、"安慰寻求"维度得分上较未搜索该主题者高，分别为（29.38±7.86）分、（9.00±2.41）分、（7.13±2.45）分。搜索"胃肠道疾病"信息主题在量表总分、"过度反复"维度、"强迫冲动"维度、"安慰寻求"维度得分上有统计学差异（$P<0.05$），但在"痛苦抑郁"维度无明显差异（$P>0.05$），搜索"胃肠道疾病"信息的居民组在量表总分、"过度反复"维度、"强迫冲动"维度、"安慰寻求"维度得分上较未搜索该主题者高，分别为（29.94±7.84）分、（9.37±2.32）分、（6.43±2.67）分、（7.16±2.46）分。搜索"妇科疾病"信息主题在量表总分及各维度得分上均有统计学差异（$P<0.05$），搜索"妇科疾病"主题的居民组得分较未搜索该主题者高，分别为（31.10±7.62）分、（9.38±2.31）分、（6.88±2.57）分、（7.64±2.72）分、（7.21±2.42）分。搜索"慢性呼吸系统疾病"信息主题在量表总分、"过度反复"维度、"强迫冲动"维度、"安慰寻求"维度得分上有统计学差异（$P<0.05$），但在"痛苦抑郁"维度得分上无明显差异（$P>0.05$），搜索"慢性呼吸系统疾病"信息主题的居民组在量表总分、"过度反复"维度、"强迫冲动"维度、"安慰寻求"维度得分上较为搜索该主题者高，分别为（29.93±7.64）分、（9.29±2.47）分、（6.53±2.60）分、（7.18±2.50）分。搜索"糖尿病"信息主题在量表总分、"过度反复"维度、"痛苦抑郁"维度、"安慰寻求"维度得分上有统计学差异（$P<0.05$），但在"强迫冲动"维度得分上无明显差异（$P>0.05$），搜索"糖尿病"主题的居民组在量表总分、"过度反复"维度、"痛苦抑郁"维度、"安慰寻求"维度得分上较未搜该主题者高，分别为（30.47±7.54）分、（9.40±2.32）分、（7.22±2.65）分、（7.32±2.38）分。搜索"恶性肿瘤"信息主题在量表总分及各维度得分上有统计学差异（$P<0.05$），搜索"恶性肿瘤"主题的居民组在量表总分及各维度得分上较未搜该主题者高，分别为（30.84±8.03）分、（9.53±2.50）分、（6.71±2.65）分、（7.34±2.72）分、（7.27±2.61）分。搜索"不孕不育"信息主题在量表总分、"强迫冲动"维度、"痛苦抑郁"维度、"安慰寻求"维度得分上有统计学差异（$P<0.05$），但在"过度反复"维度无明显差异（$P>0.05$），搜索"不孕不育"主题的居民组在量表总分、"强迫冲动"维度、"痛苦抑郁"维度、"安慰寻求"维度得分上较未搜该主题者高，分别为（34.04±6.72）分、（8.16±2.90）分、（8.45±2.66）分、（8.25±2.42）分。搜索

"性传播疾病"信息主题在量表总分及各维度得分上有统计学差异($P<0.05$)，搜"性传播疾病"主题的居民组在量表总分及各维度得分上较未搜该主题者高，分别为(32.63 ± 8.40)分、(9.86 ± 2.58)分、(6.97 ± 2.83)分、(7.85 ± 3.02)分、(7.94 ± 2.74)分(详见表10-22)。

表10-22　同搜索疾病主题对网络疑病症量表(C-CSS-12)及各维度的得分情况影响($N=1281$人)

搜索疾病主题	不搜/搜	样本数/人	量表总分/分	过度反复/分	强迫冲动/分	痛苦抑郁/分	安慰寻求/分
心血管疾病	不搜	861	28.24±7.72	8.66±2.45	6.13±2.47	6.74±2.66	6.71±2.33
	搜	420	29.38±7.86	9.00±2.41	6.37±2.52	6.88±2.66	7.13±2.45
	t		−2.458	−2.289	−1.912	−0.892	−3.005
	P		0.014*	0.22	0.107	0.372	0.003*
胃肠道疾病	不搜	890	28.03±7.68	8.51±2.45	6.11±2.40	6.71±2.66	6.71±2.33
	搜	391	29.94±7.84	9.37±2.32	6.43±2.67	6.97±2.66	7.16±2.46
	t		−4.060	−5.895	−2.094	−1.638	−3.129
	P		0.000*	0.000*	0.037*	0.102	0.002*
妇科疾病	不搜	1002	27.92±7.68	8.60±2.45	6.02±2.44	6.55±2.59	6.75±2.35
	搜	279	31.10±7.62	9.38±2.31	6.88±2.57	7.64±2.72	7.21±2.42
	t		−6.125	−4.713	−5.145	−6.122	−2.882
	P		0.000*	0.000*	0.000*	0.000*	0.004*
慢性呼吸系统疾病	不搜	1022	28.28±7.78	8.64±2.42	6.12±2.46	6.75±2.66	6.76±2.34
	搜	259	29.93±7.64	9.29±2.47	6.53±2.60	6.93±2.64	7.18±2.50
	t		−3.071	−3.869	−2.367	−0.937	−2.547
	P		0.002*	0.000*	0.018*	0.349	0.011*
糖尿病	不搜	1086	28.28±7.78	8.66±2.46	6.15±2.45	6.71±2.65	6.76±2.37
	搜	195	30.47±7.54	9.40±2.32	6.52±2.68	7.22±2.65	7.32±2.38
	t		−3.632	−4.198	−1.932	−2.470	−3.053
	P		0.000*	0.000*	0.054	0.014*	0.002*
恶性肿瘤	不搜	1093	28.23±7.67	8.64±2.41	6.12±2.45	6.69±2.64	6.77±2.33
	搜	188	30.84±8.03	9.53±2.50	6.71±2.65	7.34±2.72	7.27±2.61
	t		−4.279	−4.657	−2.997	−3.063	−2.425
	P		0.000*	0.000*	0.003*	0.002*	0.016*
不孕不育	不搜	1230	28.39±7.74	8.76±2.45	6.13±2.44	6.72±2.64	6.79±2.36
	搜	51	34.04±6.72	9.18±2.14	8.16±2.90	8.45±2.66	8.25±2.42
	t		−5.134	−1.207	−5.779	−4.594	−4.350
	P		0.000*	0.227	0.000*	0.000*	0.000*
性传播疾病	不搜	1185	28.29±7.64	8.68±2.41	6.14±2.45	6.70±2.61	6.76±2.32
	搜	96	32.63±8.40	9.86±2.58	6.97±2.83	7.85±3.02	7.94±2.74
	t		−5.310	−4.594	−2.775	−3.634	−4.100
	P		0.000*	0.000*	0.007*	0.000*	0.000*

注：* 表示 $P<0.05$。

5) 不同搜索信息渠道对网络疑病症的得分影响

采用独立样本 t 检验比较不同搜索信息渠道对网络疑病症量表及各维度的得分情况，调查结果显示，使用"百度/搜狗等一般搜索引擎"搜索渠道在量表总分、"过度反复"维度、"痛苦抑郁"维度得分上有统计学差异($P<0.05$)，但在"强迫冲动"及"安慰寻求"维度得分上无明显差异($P>0.05$)。使用"微信/微博等社交媒体"搜索渠道在量表总分及"过度反复"维度、"强迫冲动"维度和"安慰寻求"维度得分上有统计学差异($P<0.05$)，但在"痛苦抑郁"维度无明显差异($P>0.05$)。使用"丁香园/好大夫医院网媒等医疗健康平台"搜索渠道在量表总分、"过度反复"维度、"安慰寻求"维度得分上有统计学差异($P<0.05$)，但在"强迫冲动"和"痛苦抑郁"维度无明显差异($P>0.05$)。使用"知乎/豆瓣等问答平台"搜索渠道在量表总分及各维度得分上均有统计学差异($P<0.05$)。使用"今日头条等新闻类App"搜索渠道在量表总分、"过度反复"维度、"强迫冲动"维度、"痛苦抑郁"维度得分上无明显差异($P>0.05$)，仅在"安慰寻求"维度得分上有统计学差异($P<0.05$)。使用"抖音/快手等短视频"搜索渠道在量表总分、"强迫冲动"维度、"痛苦抑郁"维度得分上有统计学差异($P<0.05$)，但在"过度反复"维度、"安慰寻求"维度得分上无明显差异($P>0.05$)(详见表10-23)。

表 10-23　不同搜索信息渠道对网络疑病症量表(C-CSS-12)及各维度的得分情况影响($N=1281$ 人)

搜索信息渠道	不搜/搜	样本数/人	量表总分/分	过度反复/分	强迫冲动/分	痛苦抑郁/分	安慰寻求/分
百度/搜狗等一般搜索引擎	不搜	171	26.92±8.92	7.89±2.82	6.05±2.62	6.30±2.82	6.68±2.59
	搜	1110	28.87±7.76	8.91±2.35	6.23±2.47	6.86±2.63	6.87±2.34
	t		−2.710	−4.465	−0.898	−2.597	−0.889
	P		0.007*	0.000*	0.369	0.010*	0.375
微信/微博等社交媒体	不搜	829	28.09±7.75	8.60±2.40	6.04±2.45	6.74±2.66	6.72±2.34
	搜	452	29.57±7.75	9.09±2.49	6.52±2.54	6.88±2.66	7.08±2.42
	t		−3.259	−3.464	−3.319	−0.893	−2.627
	P		0.001*	0.001*	0.001*	0.372	0.009*
丁香园/好大夫医院网媒等医疗健康平台	不搜	877	28.11±7.87	8.55±2.38	6.12±2.45	6.79±2.67	6.65±2.35
	搜	404	29.71±7.47	9.26±2.51	6.38±2.57	6.79±2.63	7.28±2.38
	t		−3.450	−4.897	−1.733	0.012	−4.490
	P		0.001*	0.000*	0.083	0.990	0.000*
知乎/豆瓣等问答平台	不搜	1043	28.06±7.58	8.58±2.38	6.06±2.39	6.67±2.60	6.75±2.34
	搜	238	31.03±8.19	9.63±2.53	6.84±2.80	7.29±2.87	7.27±2.50
	t		−5.369	−6.094	−3.941	−3.237	−3.081
	P		0.000*	0.000*	0.000*	0.001*	0.002*

续表10-23

搜索信息渠道	不搜/搜	样本数/人	量表总分/分	过度反复/分	强迫冲动/分	痛苦抑郁/分	安慰寻求/分
今日头条等新闻类app	不搜	1060	28.52±7.75	8.76±2.41	6.21±2.46	6.77±2.64	6.78±2.36
	搜	221	29.06±7.93	8.81±2.58	6.19±2.65	6.88±2.74	7.18±2.45
	t		−0.947	−0.254	0.105	−0.577	−2.306
	P		0.344	0.800	0.916	0.564	0.021*
抖音/快手等短视频	不搜	1093	28.38±7.69	8.76±2.39	6.11±2.42	6.71±2.63	6.81±2.36
	搜	188	29.96±8.17	8.85±2.71	6.79±2.79	7.24±2.77	7.08±2.46
	t		−2.582	−0.480	−3.147	−2.553	−1.460
	P		0.010*	0.631	0.002*	0.011*	0.145

注：* 表示 $P < 0.05$。

6) 搜索渠道多样化对网络疑病症的得分影响

采用 ANOVA 单因素检验搜索渠道多样化程度间网络疑病症量表及各维度的得分情况，调查结果显示，搜索渠道多样化在量表总分及各维度得分上有统计学差异（$P < 0.05$）。总是使用不同渠道搜索网络健康信息的居民组在量表总分、"过度反复"维度、"强迫冲动"维度、"痛苦抑郁"维度、"安慰寻求"维度得分均最高，分别为（33.07±9.03）分、（10.64±2.44）分、（7.05±3.12）分、（7.60±2.26）分、（7.79±2.75）分（详见表10-24）。

表 10-24 搜索渠道多样化程度间网络疑病症量表及各维度的得分情况（$N = 1281$ 人）

我使用不同渠道搜索网络健康信息	样本数/人	量表总分/分	过度反复/分	强迫冲动/分	痛苦抑郁/分	安慰寻求/分
从不	90	25.04±8.00	7.53±2.85	5.33±2.45	5.94±2.73	6.23±2.45
偶尔	245	28.26±7.37	8.53±2.21	6.20±2.45	6.95±2.56	6.58±2.34
有时	449	27.28±7.50	8.24±2.28	5.88±2.35	6.51±2.57	6.65±2.35
经常	370	29.80±6.98	9.23±2.23	6.53±2.32	6.95±2.49	7.10±2.16
总是	127	33.07±9.03	10.64±2.44	7.05±3.12	7.60±2.26	7.79±2.75
F		22.093	37.274	10.069	7.136	9.316
P		0.000*	0.000*	0.000*	0.000*	0.000*

注：* 表示 $P < 0.05$。

7) 病理性网络使用与网络疑病症的相关分析

采用 Pearson 双变量相关分析，分析病理性网络使用与网络疑病症的相关性。调查结果显示，病理性网络使用 PIUQ-SF 量表的总分均值为（20.22±6.77）分，"忽视"维度得分为(6.95±2.58)分,"强迫"维度得分为(6.03±2.79)分,"控制紊乱"维度得分为(7.25±2.51)分。病理性网络使用 PIUQ-SF 量表总分与网络疑病症 C-CCS-12 量表总分及各维度均呈正相关($P<0.01$),相关系数分别为 0.458、0.353、0.409、0.438、0.217。PIUQ-SF 量表"忽视"维度得分与 C-CSS-12 量表总分及各维度均呈正相关($P<0.01$),相关系数分别为 0.403、0.343、0.359、0.386、0.160。PIUQ-SF 量表"强迫"维度得分与 C-CSS-12 量表总分及各维度均呈正相关($P<0.01$),相关系数分别为 0.407、0.284、0.388、0.391、0.195。PIUQSF 量表"控制紊乱"维度得分与 C-CSS-12 量表总分及各维度均呈正相关($P<0.01$),相关系数分别为 0.370、0.286、0.304、0.353、0.204(详见表 10-25)。

8)小结

从上述结果我们可以得知,不同搜索行为特征(频率、时长、类型、疾病主题、信息渠道的选择)与网络疑病症相关,Hb1 假设成立;病理性网络使用与网络疑病症呈正相关,Hb2 假设成立。

10.3.5.4　被感知环境因素对网络疑病症的影响分析

1)感知网络健康信息可靠性对网络疑病得分的影响

采用 ANOVA 单因素检验比较不同感知网络健康信息可靠性间网络疑病症量表及各维度的得分情况,调查结果显示,不同感知网络健康信息可靠性在量表总分及各维度得分上有统计学差异($P<0.05$)。"完全同意互联网是一个可靠的健康信息来源"的居民组在量表总分及各维度得分均最高,分别为(34.97±10.20)分、(9.65±3.59)分、(8.65±3.60)分、(8.16±3.53)分、(8.52±2.55)分(详见表 10-26)。

2)感知网络健康信息易用性对网络疑病得分的影响

采用 ANOVA 单因素检验比较不同感知网络健康信息易用性间的网络疑病症量表及各维度的得分情况,调查结果显示,不同感知网络健康信息易用性在量表总分及各维度得分上有统计学差异($P<0.05$)。完全同意"与书本/电视等途径相比,使用互联网获取健康信息更方便"的居民组在量表总分、"过度反复"维度、"痛苦抑郁"维度、"安慰寻求"维度得分均最高,分别为(31.37±8.25)分、(10.05±2.51)分、(7.49±3.03)分、(7.34±2.63)分,而完全不同意"与书本/电视等途径相比,使用互联网获取健康信息更方便"的居民组在"强迫冲动"维度得分最高,为(7.37±3.40)分(详见表 10-27)。

3)感知网络有用性对网络疑病症得分的影响

采用 ANOVA 单因素检验比较不同感知网络健康信息有用性间的网络疑病症量表及各维度的得分情况,调查结果显示,不同感知网络健康信息有用性在量表总分及各维度得分上有统计学差异($P<0.05$)。完全同意"大部分从医生那里获得的健康信息,我可以上网获取"的居民组在量表总分及各维度得分均最高,分别为(32.42±8.83)分、(10.21±2.64)分、(6.82±3.07)分、(7.69±3.23)分、(7.71±2.64)分(详见表 10-28)。

单位：分

表10-25 病理性网络使用与网络疑病症的相关分析

	均值±标准差	PIUQ-SF总分	忽视维度	强迫维度	控制紊乱维度	C-CSS-12总分	过度反复	强迫冲动	痛苦抑郁	安慰寻求
PIUQ-SF总分	20.22±6.77	1								
忽视维度	6.95±2.58	0.881**	1							
强迫维度	6.03±2.79	0.845**	0.602**	1						
控制紊乱维度	7.25±2.51	0.858**	0.685**	0.553**	1					
C-CSS-12总分	28.61±7.78	0.458**	0.403**	0.407**	0.370**	1				
过度反复	8.77±2.44	0.353**	0.343**	0.284**	0.286**	0.725**	1			
强迫冲动	6.21±2.49	0.409**	0.359**	0.388**	0.304**	0.833**	0.428**	1		
痛苦抑郁	6.79±2.66	0.438**	0.386**	0.391**	0.353**	0.842**	0.461**	0.708**	1	
安慰寻求	6.85±2.38	0.217**	0.160**	0.195**	0.204**	0.713**	0.381**	0.448**	0.423**	1

注：**在0.01级别（双侧），相关性显著，*在0.05级别（双侧），相关性显著。

表 10-26 不同感知网络健康信息可靠性间网络疑病症
量表(C-CSS-12)及各维度的得分情况(*N*=1281 人)

互联网是一个可靠的健康信息来源	样本数/人	量表总分/分	过度反复/分	强迫冲动/分	痛苦抑郁/分	安慰寻求/分
完全不同意	39	27.21±7.52	7.74±3.35	6.18±2.73	6.41±2.82	6.87±2.67
比较不同意	176	27.87±7.72	8.80±2.62	5.94±2.43	6.62±2.66	6.51±2.22
中立	701	28.16±7.56	8.59±2.32	6.12±2.34	6.68±2.57	6.77±2.37
比较同意	334	29.54±7.74	9.18±2.25	6.31±2.58	7.03±2.68	7.02±2.37
完全同意	31	34.97±10.20	9.65±3.59	8.65±3.60	8.16±3.53	8.52±2.55
F		7.836	6.066	8.463	3.471	5.421
P		0.000*	0.000*	0.000*	0.008*	0.000*

注:*表示 *P*<0.05。

表 10-27 不同感知网络健康信息易用性间网络疑病症
量表(C-CSS-12)及各维度的得分情况(*N*=1281 人)

与书本/电视等途径相比,使用互联网获取健康信息更方便	样本数/人	量表总分/分	过度反复/分	强迫冲动/分	痛苦抑郁/分	安慰寻求/分
完全不同意	27	30.07±10.87	8.48±4.17	7.37±3.39	7.30±3.15	6.93±2.76
比较不同意	66	29.00±6.62	8.59±2.29	6.62±2.18	6.80±2.23	6.98±2.25
中立	341	27.01±7.64	7.80±2.37	6.11±2.30	6.42±2.46	6.68±2.37
比较同意	628	28.42±7.39	8.89±2.14	6.06±2.41	6.72±2.60	6.75±2.26
完全同意	219	31.37±8.25	10.05±2.51	6.50±2.89	7.49±3.03	7.34±2.64
F		11.241	31.598	3.383	5.856	3.118
P		0.000*	0.000*	0.009*	0.000*	0.014*

注:*表示 *P*<0.05。

表 10-28 不同感知网络健康信息有用性间网络疑病症
量表(C-CSS-12)及各维度的得分情况(*N*=1281 人)

大部分从医生那里获得的健康信息,我可以上网获取	样本数/人	量表总分/分	过度反复/分	强迫冲动/分	痛苦抑郁/分	安慰寻求/分
完全不同意	37	27.05±9.26	8.08±3.76	5.95±2.96	6.03±2.81	7.00±2.95
比较不同意	129	26.75±6.92	8.19±2.41	5.66±2.32	6.41±2.51	6.49±2.19

续表10-28

大部分从医生那里获得的健康信息，我可以上网获取	样本数/人	量表总分/分	过度反复/分	强迫冲动/分	痛苦抑郁/分	安慰寻求/分
中立	442	27.65±7.63	8.17±2.38	6.22±2.28	6.61±2.54	6.64±2.36
比较同意	537	29.00±7.36	9.09±2.11	6.19±2.48	6.85±2.56	6.87±2.28
完全同意	136	32.42±8.83	10.21±2.64	6.82±3.07	7.69±3.23	7.71±2.64
F		12.837	24.960	3.739	5.969	6.143
P		0.000*	0.000*	0.005*	0.000*	0.000*

注：*表示 $P<0.05$。

4）不同搜索情境间网络疑病症的得分情况

采用独立样本 t 检验比较不同搜索情境间网络疑病症量表及各维度的得分情况，调查结果显示，"日常生活中"搜索网络健康信息在量表总分及各维度得分上无明显差异（$P>0.05$）。"身体出现问题时"搜索网络健康信息在量表总分、"过度反复"维度、"强迫冲动"维度、"痛苦抑郁"维度得分上有统计学意义（$P<0.05$），但在"安慰寻求"维度得分上无明显差异，"身体出现问题时"搜索的居民组得分在量表总分、"过度反复"维度、"强迫冲动"维度、"痛苦抑郁"维度得分上均较非此情境搜索组高，分别为（29.30±7.58）分、（9.03±2.37）分、（6.36±2.51）分、（7.00±2.65）分。"疾病治疗前"搜索网络健康信息在量表总分及各维度得分上均有统计学差异（$P<0.05$），"疾病治疗前"搜索的居民组得分在量表总分及各维度上均较非此情境搜索组高，分别为（30.48±7.73）分、（9.45±2.41）分、（6.55±2.62）分、（7.19±2.75）分、（7.28±2.33）分。"疾病治疗后"搜索的居民组得分在量表总分及各维度得分上均有统计学差异（$P<0.05$），"疾病治疗后"搜索的居民组得分在量表总分及各维度上均较非此情境搜索组高，分别为（31.21±7.73）分、（9.65±2.43）分、（6.83±2.71）分、（7.32±2.72）分、（7.42±2.50）分（详见表10-29）。

表 10-29　不同搜索信息渠道对网络疑病症量表（C-CSS-12）及各维度的得分情况影响（N=1281）

搜索情境	是/否	样本数/人	量表总分/分	过度反复/分	强迫冲动/分	痛苦抑郁/分	安慰寻求/分
日常生活中	是	568	28.49±7.96	8.74±2.44	6.17±2.52	6.64±2.67	6.95±2.37
	否	713	28.71±7.64	8.80±2.44	6.24±2.47	6.91±2.65	6.77±2.38
	t		-0.485	-0.404	-0.520	-1.775	1.358
	P		0.628	0.687	0.603	0.076	0.175
身体出现问题时	是	995	29.30±7.58	9.03±2.37	6.36±2.51	7.00±2.65	6.90±2.37
	否	286	26.26±8.03	7.86±2.49	5.66±2.34	6.06±2.57	6.67±2.38
	t		5.892	7.284	4.255	5.292	1.416
	P		0.000*	0.000*	0.000*	0.000*	0.158

续表10-29

搜索情境	是/否	样本数/人	量表总分/分	过度反复/分	强迫冲动/分	痛苦抑郁/分	安慰寻求/分
疾病治疗前	是	401	30.48±7.73	9.45±2.41	6.55±2.62	7.19±2.75	7.28±2.33
	否	880	27.76±7.66	8.46±2.40	6.05±2.42	6.60±2.60	6.65±2.37
	t		5.863	6.842	3.259	3.686	4.461
	P		0.000*	0.000*	0.001*	0.000*	0.000*
疾病治疗后	是	268	31.21±7.73	9.65±2.43	6.83±2.71	7.32±2.72	7.42±2.50
	否	1013	27.92±7.65	8.54±2.39	6.04±2.41	6.65±2.63	6.69±2.32
	t		6.253	6.728	4.330	3.608	4.302
	P		0.000*	0.000*	0.000*	0.000*	0.000*

注：* 表示 $P<0.05$。

4）线上问诊接受度对网络疑病症得分的影响

采用 ANOVA 单因素检验比较对于线上问诊不同接受程度网络疑病症量表及各维度的得分情况，调查结果显示，线上问诊不同接受程度在量表总分及各维度得分上有统计学差异（$P<0.05$）。"完全接受线上问诊"的居民组在量表总分及各维度得分均最高，分别为（32.35±9.93）分、（9.97±3.02）分、（7.32±3.57）分、（7.62±3.54）分、（7.45±2.74）分（详见表10-30）。

表 10-30　线上问诊不同接受度间网络疑病症量表（C-CSS-12）及各维度的得分情况（$N=1281$ 人）

线上问诊接受度	样本数/人	量表总分/分	过度反复/分	强迫冲动/分	痛苦抑郁/分	安慰寻求/分
完全不接受	55	24.91±8.19	7.67±3.06	5.05±2.22	6.16±2.70	6.05±2.58
比较不接受	234	27.38±6.97	8.62±2.33	5.83±2.34	6.62±2.57	6.31±2.19
中立	515	28.34±7.65	8.57±2.37	6.19±2.41	6.71±2.58	6.86±2.35
比较接受	408	29.54±7.56	9.06±2.34	6.40±2.40	6.93±2.59	7.14±2.35
完全接受	69	32.35±9.93	9.97±3.02	7.32±3.57	7.62±3.54	7.45±2.74
F		10.466	9.798	8.536	3.102	7.397
P		0.000*	0.000*	0.000*	0.015*	0.000*

注：* 表示 $P<0.05$。

5）网络健康信息搜索后不同就医驱动对网络疑病症得分的影响

采用 ANOVA 单因素检验比较对于搜索网络健康信息后不同就医驱动网络疑病症量表及各维度的得分情况，调查结果显示，网络健康信息搜索后不同就医驱动在量表总分及各维度得分上有统计学差异（$P<0.05$）。"在网上查找健康信息后，总是想去看医生"的居民组在量表总分、"痛苦抑郁"维度、"安慰寻求"维度得分均最高，分别为（32.06±10.48）分、（7.56±3.64）分、（8.81±2.91）分，而"在网上查找健康信息后，经常想去看医生"的居民组在"过度反复"维度和"强迫冲动"维度上得分最高，分别为（9.57±2.50）分、（6.73±2.64）分（详见表10-31）。

表 10-31　搜索后不同就医驱动间网络疑病症量表（C-CSS-12）及各维度的得分情况（N=1281 人）

在网上查找健康信息后，你想去看医生的可能性多大	样本数/人	量表总分/分	过度反复/分	强迫冲动/分	痛苦抑郁/分	安慰寻求/分
从不	110	22.05±7.68	6.92±2.65	5.04±2.42	5.33±2.63	4.76±2.23
偶尔	381	26.72±6.97	8.41±2.36	5.81±2.25	6.36±2.44	6.14±2.09
中立	552	29.97±7.12	9.07±2.09	6.51±2.44	7.13±2.58	7.26±2.17
经常	191	31.38±7.40	9.57±2.50	6.73±2.64	7.31±2.60	7.77±2.23
总是	47	32.06±10.48	9.28±3.43	6.38±3.21	7.56±3.64	8.81±2.91
F		42.727	27.759	13.197	16.724	57.621
P		0.000*	0.000*	0.000*	0.000*	0.000*

注：*表示 $P<0.05$。

6）医患关系与网络疑病症的相关分析

采用 Pearson 双变量相关分析，分析医患关系与网络疑病症的相关性。调查结果显示，居民医患关系 PDRQ-9 量表的总分均值为 28.17±5.41 分。医患关系 PDRQ-9 量表总分与网络疑病症 C-CSS-12 量表总分无明显相关（$P>0.05$），但与"过度反复"维度和"安慰寻求"维度呈正相关（$P<0.01$），相关系数为 0.072、0.116；而与"强迫冲动"维度和"痛苦抑郁"维度呈负相关（$P<0.01$），相关系数为 -0.119、-0.115（详见表 10-32）。

7）社会支持与网络疑病症的相关分析

采用 Pearson 双变量相关分析，分析社会支持与网络疑病症的相关性。调查结果显示，居民社会支持 PSSS 量表的总分均值为（59.91±12.48）分，"家庭支持"维度得分均值为（20.76±4.82）分，"朋友支持"维度得分均值为（19.81±4.70）分，"其他人支持"维度得分均值为（19.34±4.56）分。社会支持 SSSS 量表总分与 C-CSS-12 量表总分无明显相关（$P>0.05$），但与"过度反复"维度和"安慰寻求"维度呈正相关（$P<0.01$），相关系数分别为 0.123、0.080；而与"强迫冲动"和"痛苦抑郁"维度呈负相关（$P<0.01$），相关系数分别为 -0.093、-0.084。"家庭支持"维度与 C-CSS-12 量表总分无明显相关（$P>0.05$），但与"过度反复"维度呈正相关（$P<0.01$），相关系数为 0.092；与"安慰寻求"维度呈正相关（$P<0.05$），相关系数为 0.061；而与"强迫冲动"和"痛苦抑郁"维度呈负相关（$P<0.01$），相关系数分别为 -0.081、-0.086。"朋友支持"维度与 C-CSS-12 量表总分无明显相关（$P>0.05$），但与"过度反复"维度和"安慰寻求"维度呈正相关（$P<0.01$），相关系数分别为 0.100、0.079；而与"强迫冲动"呈负相关（$P<0.05$），相关系数为 -0.070；与"痛苦抑郁"无明显相关（$P>0.05$）。"其他人支持"维度与 C-CSS-12 量表总分无明显相关（$P>0.05$），但与"过度反复"维度呈正相关（$P<0.01$），相关系数为 0.137；与"安慰寻求"维度呈正相关（$P<0.05$），相关系数为 0.072；而与"强迫冲动"和"痛苦抑郁"维度呈负相关（$P<0.01$），相关系数为 -0.096、-0.085（详见表 10-32）。

表 10-32　医患关系、社会支持与网络疑病症的相关分析

单位：分

	均值±标准差	PDRQ-9总分	PSSS总分	家庭支持	朋友支持	其他人支持	C-CSS-12总分	过度反复	强迫冲动	痛苦抑郁	安慰寻求
PDRQ-9总分	28.17±5.41	1									
PSSS总分	59.91±12.48	0.317**	1								
家庭支持	20.76±4.82	0.240**	0.861**	1							
朋友支持	19.81±4.70	0.299**	0.897**	0.629**	1						
其他人支持	19.34±4.56	0.305**	0.904**	0.654**	0.761**	1					
C-CSS-12总分	28.61±7.78	-0.020	0.005	-0.008	0.015	0.005	1				
过度反复	8.77±2.44	0.072*	0.123**	0.092**	0.100**	0.137**	0.725**	1			
强迫冲动	6.21±2.49	-0.119**	-0.093**	-0.081*	-0.070*	-0.096**	0.833**	0.428**	1		
痛苦抑郁	6.79±2.66	-0.115**	-0.084*	-0.086*	-0.051	-0.085*	0.842**	0.461**	0.708**	1	
安慰寻求	6.85±2.38	0.116**	0.080**	0.061	0.079**	0.072*	0.713**	0.381**	0.448**	0.423**	1

注：**在 0.01 级别（双侧），相关性显著，*在 0.05 级别（双侧），相关性显著。

8）小结

分析上述结果我们得知，网络健康信息的可靠性/易用性/有用性的不同感知水平与网络疑病症相关，Hc1 假设成立；不同搜索情境与网络疑病症相关，Hc2 假设成立；医患关系量表总分与网络疑病症无明显相关，Hc3 不成立，但医患关系与网络疑病症的"过度反复"维度和"安慰寻求"维度呈正相关，"强迫冲动"维度和"痛苦抑郁"维度呈负相关；社会支持量表总分与网络疑病症无明显相关，H4 不成立，但社会支持与网络疑病症"过度反复"维度和"安慰寻求"维度呈正相关，与"强迫冲动"和"痛苦抑郁"维度呈负相关。因此仍然将医患关系和社会支持纳入多元线性回归做进一步的讨论。

10.3.5.5 网络疑病症的影响因素多元线性回归分析

为进一步探讨网络疑病症的多因素影响模型，将网络疑病症 C-CCS-12 量表总得分作为因变量，将在上述社会人口学变量、个人因素、行为因素、被感知环境因素指标中，通过单因素分析及独立样本 t 等检验发现具有统计学意义的指标作为自变量，并将其中为非连续变量的指标进行哑变量化后，进行多元线性回归分析。自变量涵盖健康焦虑 SHAI 量表总分、无法忍受不确定性 IUS-12 量表总分、躯体症状 PHQ-15 量表总分、病理性网络使用 PIUQ-SF 量表总分、医患关系 PDRQ-9 量表总分、社会支持 PSSS 量表总分、年龄、学历、月收入、有无医保、个人患病情况、有无搜索动机、结果期望、主动搜索、搜索频率、搜索时长、搜索信息类别、搜索疾病主题、搜索信息渠道、搜索情境、感知网络健康信息可靠性、易用性、有用性、线上问诊接受度、搜索后就医驱动等。

调查结果显示，该回归模型的整体回归效果的 F 值为 23.245，在统计学上显著（$P<0.001$）。SHAI 总分（$\beta=0.288$，$P<0.001$）、IUS 总分（$\beta=0.090$，$P<0.001$）、PIUQSF 总分（$\beta=0.240$，$P<0.001$）、31～40 岁（$\beta=1.022$，$P=0.031$）、结果期望（$\beta=0.598$，$P=0.004$）、主动搜索（$\beta=0.447$，$P=0.020$）、搜索疾病的治疗与疗效（$\beta=1.153$，$P=0.004$）、搜索性传播疾病（$\beta=1.369$，$P=0.041$）、身体出现问题时搜索（$\beta=0.878$，$P=0.036$）、感知网络健康信息有用性（$\beta=0.514$，$P=0.015$）是网络疑病症的独立危险因素，PDRQ-9 总分（$\beta=-0.156$，$P<0.001$）、无明确搜索动机（$\beta=-0.955$，$P=0.008$）、搜索时长每次小于 10 分钟（$\beta=-1.301$，$P=0.025$）、搜索渠道通过丁香园、医院网媒等医疗健康平台/App（$\beta=-0.802$，$P=0.040$）是网络疑病症的独立保护因素（详见表 10-33）。

表 10-33　网络疑病症影响因素多元线性回归分析

变量	回归系数	标准误	标准化回归系数	t	P
（常量）	7.283	2.117		3.441	0.001
SHAI 总分	0.288	0.028	0.282	10.358	0.000**
IUS-12 总分	0.090	0.023	0.098	3.961	0.000**
PHQ-15 总分	0.052	0.032	0.038	1.630	0.103
PIUQ-SF 总分	0.240	0.029	0.209	8.286	0.000**

续表10-23

变量		回归系数	标准误	标准化回归系数	t	P
PDRQ-9 总分		-0.156	0.032	-0.109	-4.900	0.000**
PSSS 总分		0.009	0.014	0.015	0.684	0.494
年龄/岁	20 及以下	1.006	0.731	0.041	1.375	0.169
	21~30	-0.001	0.526	0.000	-0.001	0.999
	31~40	1.022	0.474	0.061	2.157	0.031*
	41~50	0.107	0.492	0.005	0.217	0.828
	51~60	0.333	0.621	0.012	0.537	0.591
	60 以上	0				
学历	高中/中专以下	0.364	0.586	0.021	0.621	0.535
	本科/大专	-0.298	0.449	-0.019	-0.663	0.507
	硕士及以上	0				
月收入/元	2000 及以下	-0.102	0.575	-0.006	-0.178	0.859
	2001~4000	-0.616	0.527	-0.033	-1.169	0.243
	4001~6000	0.151	0.516	0.008	0.292	0.770
	6001~8000	-0.469	0.566	-0.020	-0.829	0.407
	8000 以上	0				
有无医保	无医保	-0.711	0.722	-0.023	-0.984	0.325
患病情况	慢性胃炎/消化性溃疡	0.183	0.666	0.006	0.275	0.784
	妇科疾病	1.108	0.849	0.030	1.305	0.192
	糖尿病	0.627	1.026	0.014	0.611	0.541
	慢性支气管炎/肺气肿	1.818	1.046	0.039	1.738	0.083
	HPV 感染	-0.067	0.772	-0.002	-0.087	0.931
	恶性肿瘤	0.160	1.198	0.003	0.134	0.893
	不孕不育	0.944	1.654	0.015	0.571	0.568
有无动机	随便看看	-0.955	0.358	-0.056	-2.669	0.008**
结果期望	希望搜索后健康疑虑缓解	0.598	0.209	0.063	2.858	0.004**
主动搜索	积极主动获取网络健康信息	0.447	0.193	0.060	2.322	0.020*

续表10-23

变量		回归系数	标准误	标准化回归系数	t	P
搜索频率/次	每月少于 3	−1.816	1.005	−0.111	−1.807	0.071
	每周 1 至 3	−0.967	1.000	−0.056	−0.968	0.333
	每天 1 至 3	1.076	1.303	0.024	0.826	0.409
	每月 1	0				
搜索时长/分钟	小于 10 分钟	−1.301	0.580	−0.083	−2.243	0.025 *
	10~30	0.022	0.554	0.001	0.040	0.968
	30 以上	0				
搜索信息类别	疾病的症状与表现	−0.099	0.447	−0.005	−0.222	0.825
	疾病的预防	0.468	0.347	0.030	1.350	0.177
	疾病的检查/检验方法	0.354	0.373	0.023	0.949	0.343
	疾病如何诊断	0.252	0.367	0.016	0.686	0.493
	疾病的治疗及疗效	1.153	0.402	0.068	2.865	0.004 **
	健康服务(在线挂号与问诊/医生导荐等)	0.546	0.416	0.029	1.312	0.190
	医疗资讯(医疗机构/政策等)	−0.432	0.482	−0.021	−0.896	0.371
搜索疾病主题	心血管疾病(高血压、冠心病等)	0.241	0.377	0.015	0.640	0.523
	胃肠道疾病(慢性胃炎/消化性溃疡)	−0.553	0.380	−0.033	−1.455	0.146
	妇科疾病	0.506	0.419	0.027	1.208	0.227
	慢性呼吸系统疾病(慢性支气管炎等)	−0.701	0.440	−0.036	−1.592	0.112
	糖尿病	−0.136	0.495	−0.006	−0.275	0.783
	恶性肿瘤	−0.220	0.496	−0.010	−0.444	0.657
	不孕不育	1.198	0.913	0.030	1.313	0.190
	性传播疾病(艾滋/尖锐湿疣等)	1.369	0.669	0.046	2.046	0.041 *
搜索渠道多样化程度	我使用不同网络平台搜索健康信息	0.254	0.181	0.035	1.404	0.161

续表10-23

变量		回归系数	标准误	标准化回归系数	t	P
搜索渠道种类	百度/搜狗等一般搜索引擎	0.529	0.494	0.023	1.070	0.285
	微信/微博、小红书等社交媒体	−0.299	0.348	−0.018	−0.859	0.390
	丁香园/好大夫在线/医院网媒等医疗健康平台/App	−0.802	0.390	−0.048	−2.056	0.040 *
	知乎/豆瓣等问答平台/App	0.772	0.442	0.039	1.746	0.081
	抖音/快手等短视频App	−0.451	0.472	−0.021	−0.955	0.340
搜索情境	身体出现问题时	0.878	0.417	0.047	2.105	0.036 *
	疾病治疗前	−0.223	0.428	−0.013	−0.521	0.602
	疾病治疗后	−0.260	0.490	−0.014	−0.530	0.596
感知网络健康信息可靠性		0.020	0.237	0.002	0.086	0.931
感知网络健康信息易用性		−0.193	0.205	−0.022	−0.940	0.347
感知网络健康信息有用性		0.514	0.211	0.060	2.442	0.015 *
线上问诊接受度		0.800	0.180	0.096	4.453	0.000 **
搜索后就医驱动		1.743	0.177	0.210	9.854	0.000 **
R^2				0.534		
F				22.494		
P				0.000 **		
自变量：C-CSS-12总分						

10.4　讨论

　　网络疑病症是信息时代下的"新兴社会问题"。随着互联网的日益广泛使用，健康信息获取途径出现了革命性转变，这一变化的确带来了积极影响，使人们能够更便捷地了解与健康、医疗有关的知识，并使他们能更有效地与医疗卫生保健人员互动与沟通。然而，在线健康搜索却也存在潜在的负面影响，尤其是健康信息需求与供给的不平衡，健康的安慰寻求无法满足有可能引起焦虑并升级。研究发现，网络疑病症与功能损害、医疗保健费用、生活质量等相关，提示其对公共卫生健康的负面威胁不容忽视，网络疑病症可能成为

网络健康信息资源聚合与精准信息服务研究

公共卫生负担。前述研究提示，它的发生发展不仅涉及个体认知、行为方式等，也还必须考虑社会环境因素对其的影响，应置于特定的社会环境背景下来探讨。

10.4.1 居民网络疑病症现状的讨论

本文以湖南省长沙市居民为调查对象，湖南省作为全国中部地区的重要省份，长沙是其省会城市，也是国务院批复确定的长沙中游地区重要的中心城市，常住人口约为1000万人。本文1218份居民样本结果显示，居民C-CSS-12量表总分平均值为(28.61±7.78)分，有22.8%的居民的网络疑病症量表得分处于35分以上段。对比文献，我们发现，目前关于网络疑病症的患病情况的研究不多，很多都是针对学生群体，研究对象为一般居民的研究较少；且由于测量工具的选择不同(如选用CSS量表、CSS-12简版量表、CS量表等)，因此数据水平也不太一样。美国一项关于骨科病人网络疑病的研究(选用CSS量表，33题，总分区间为33~165分)显示，平均值在60±16分；而另一项瑞典关于强迫性网络行为与网络疑病症的研究(选用CSS量表)，网络招募志愿者的总得分平均值为(72.98±22.98)分；Fergus TA等美国学者研究病理性网络使用与网络疑病的关系(选用CSS量表)时发现，招募的网络志愿者的总分平均值为(60.79±20.68)分。有学者运用CCS-12对COVID-19疫情下的德国、伊朗居民的疑病情况进行观测，总得分水平在(22.45±7.28)分、(26.27±9.19)分。从上述文献数据可以推断，长沙市居民样本的网络疑病症总得分是高于基线分的，这可能与不同的地域背景下经济、文化等因素有关。也有另一项针对中国453名志愿网民的在线研究发现疫情下CSS-12总分为(42.50±6.01)分，高于本研究，主要原因可能与样本人群不一致、疫情下对于新冠疾病的恐惧所致在线搜索更频繁有关，但也从另一个角度反映了目前我国的网络疑病问题的确广泛存在，不容忽视。

本研究发现，性别与网络疑病症总分无关，这与部分研究一致，仅在"痛苦抑郁"维度上有差异，女性的略高于男性。但也有研究发现，网络疑病症得分在性别上是有差异的，或男性高于女性，或女性高于男性。一些研究指出，由于缺乏共识定义，网络疑病症与社会人口学变量(比如性别和年龄)的关系研究结果可能存在不一致或矛盾现象。我们的研究显示，年龄与网络疑病症总分有关，总得分最高值、四个维度得分的最高值集中在21~40岁年龄段时间。这可能与年轻人较老年人更偏好使用互联网获取健康信息，这也与学者Doherty-Torstrick等人和Bajcar等人的研究结果一致。在欧洲进行的一项调查中，年轻的受试者(30~44岁)被报告为最活跃的互联网用户。同时本文发现，31~40岁年龄段是网络疑病症的独立危险因素。这可能是由于该年龄段的居民处于中年，一般来说是家庭的顶梁柱，来自工作、学习、家庭的压力较其他年龄段的群体更高，据《2019国民健康洞察报告》显示，焦虑已经成为70~90后人群的主要困扰，且该群体大部分是独生子女一代，必须独立承受抚养双方老人和养育多胎小孩的职责，因此对于健康的担忧可能更甚。当然，也有研究报告年龄与CSS总分无关，这可能与不同国情和样本来源有关系。

本研究还发现，文化程度、月收入水平与网络疑病症总分有关，硕士及以上学历以及月收入在8000元以上的群组得分最高，这可能由于学历越高，对健康的关注程度更高，对健康信息搜索需求更深入有关。而婚姻、职业与网络疑病症总分无关。有意思的是，有无医保与网络疑病症的总分有关，无医保的群组的C-CSS-12的总分及"强迫冲动""痛苦抑

202

郁"子维度的得分较有医保者高。医保作为居民就医支付的重要保障，对居民的健康起着举足轻重的作用。没有医保的群组可能在健康的安慰保障上较有医保者更缺乏，因此更容易造成健康焦虑。有其他学者研究发现，医保类型也与焦虑相关，不同医疗付费方式之间的焦虑水平不同，医保为新农合的群组焦虑程度最高，原因可能与新农合报销比例较低有关。这也和我们的研究结果较为一致。

此外，我们发现，该样本个人患病前五为慢性胃炎/消化性溃疡、高血压、幽门螺杆菌感染、妇科疾病、糖尿病，这与《中国居民营养与慢性病状况报告（2020 年）》报告较为一致。是否患有妇科疾病、糖尿病、慢性支气管炎/肺气肿、幽门螺杆菌感染、恶性肿瘤、不孕不育疾病与网络疑病症相关，患有以上疾病的群组网络疑病症得分较高。就这几类疾病而言，有的临床症状较为明显，有的存在癌变的可能性，有的并发症繁杂，有的与后代孕育密切相关，这些，都可能引起居民的担忧与程度加重的恐惧，导致得分较高。

10.4.2　网络疑病症影响因素的讨论

10.4.2.1　网络疑病症与个体因素的讨论

前述结果显示：①是否有搜索动机（带有目的性的搜索还是随便看看）、是否带有结果期望（期待健康疑虑缓解）和主动搜索与网络疑病症是网络疑病症的独立影响因素；②健康焦虑与网络疑病症呈中度正向相关，而且是网络疑病症的独立危险因素；③躯体症状与网络疑病症呈低度正向相关；④无法忍受不确定性与网络疑病症呈中度正向相关，而且是网络疑病症的独立危险因素。

1）网络疑病症与搜索动机、结果期望、主动搜索

通过研究我们发现，无明确搜索动机（在线健康搜索仅仅是"随便看看"），是网络疑病症的独立保护因素，而"为了自身原因"和"为了他人原因"而搜索的群组的网络疑病症量表得分呈现更高的趋势。这提示个人动机和目标的确会影响网络疑病症。班杜拉认为，信念是人类动机的基础和行动。从社会认知的视角分析，相较于不带搜索动机的"随便看看"，具有明确意图的人群可能在搜索前就存在希望能通过在线健康信息搜索，获得对某些个人或家人健康与疾病状况的知识，或是需要寻求对相关健康疑惑的解答。为了寻求这种解答，可能会引起不停地浏览网页和信息，一旦无法满足这种安慰的寻求，就有可能导致对健康担忧的升级。同时，我们发现，主动搜索是网络疑病症的独立危险因素。这也与文献探讨的网络疑病症的内涵一致，几乎所有的网络疑病症患者均存在在线搜索过度的问题，且这种搜索是主动的，而不是被动地接触在线健康内容。这也提示，个人的认知主导了行动的方式，有目的、有动机地主动搜索，才有可能导致搜索行为的过度与升级问题。同时，是否存在结果期望却是网络疑病症的危险因素。我们发现，"总是"期望能通过网络健康信息搜索缓解焦虑的人群反而在网络疑病症的量表总分及"安慰寻求"维度上得分最高。换言之，越是希望能缓解焦虑的人却会在搜索后更焦虑。这的确值得深思，这部分人群很大可能也是具有明确的搜索动机的，并且希望能在网络上寻求到安慰，那么这份结果期望有可能促使这部分人群去主动地搜索在线健康信息。然而，网络的安慰寻求却不同于人际安慰，互联网的开放性及低成本或无成本的访问特征决定了它无法保证提供的所有信息是明确的而无冲突的。因此，如果人们无法过滤虚假干扰信息，分辨出有效正确信息，就有可能使得"信息中毒"的现象发生，导致结果期望都无法满足，形成恶性循环。

2）网络疑病症与健康焦虑

通过前述的结果我们发现，该样本人群的健康焦虑水平是大于 SHAI 量表诊断健康焦虑的临界值 15 分的，P50 值为 18 分，提示超过 50%的居民存在健康焦虑。《2019 国民健康洞察报告》也显示，焦虑是 70~90 后人群的主要健康困扰之一。这提示，对于健康的担忧的确成为了近年来居民群体中一个不容忽视的现象。这可能与当下现代人的生活节奏越来越快，压力越来越大，亚健康状态前移，各类疾病趋于年轻化，癌症发病率逐年升高等状况有关。2018 年度《中国网民科普需求搜索行为报告》报告显示，健康与医疗科普查询比例占总体的 66.83%，位居第一，是用户最关注的科普主题。这一方面反映了网民的健康意识普遍升高，另一方面也体现了网民对健康问题的关注极大增加。然而，对于那些对自身健康存在担忧的人群，有部分关注可能是过度和不必要的，会引发焦虑的情绪，这种情绪可能影响对健康信息的理解力、判断力及决策力，从而影响在线搜索行为。与网络健康信息的密切接触，将常见的、可能无害的症状不同程度地升级为相对严重的内容去搜索对照，可能使其对自身健康的担忧不断升级，甚至是更加焦虑或恐惧。

我们的结果还发现，网络疑病症和健康焦虑之间存在中度正向相关性（$r=0.558$），且健康焦虑是网络疑病症的独立危险因素。这与许多研究结果类似。健康焦虑属于个人情绪范畴，可能会引发安慰寻求行为，以期缓解焦虑。这种行为在互联网时代极大可能体现为在线健康信息搜索，希望从互联网健康信息中寻求到安慰。有研究发现，那些健康焦虑感相对高的人会进行更多的搜索。人们进行健康信息搜索的初衷是为了获取更多有效信息和知识，加深对自身健康状况的了解，缓解对某些疾病的焦虑，然而，互联网的信息超载、信息冲突、信息误导等情况，却使得人们难以分辨提取有效信息，从而可能引发持续的搜索，而这种过度的在线搜索有可能使这种焦虑继续加深，导致网络疑病。

3）网络疑病症与躯体症状、健康自评

前述章节显示，网络疑病症与躯体症状间存在低度正向相关（$r=0.285$），且躯体症状正向直接影响网络疑病症。这与部分文献结果相一致。躯体症状是个体生理状况的反映，亦与个体心理状态交互影响。有研究发现，心理状态是躯体症状的前因变量，而改善躯体症状亦能减轻负面情绪。文中结果显示，样本的 PHQ-15 量表平均得分为 8.33±5.71 分，而 P50 值为 7 分，提示超过一半的居民处于轻度躯体症状的分段。而主要症状集中在睡眠问题、感到疲劳和无精打采、腹泻/便稀/便秘、头痛等症状。的确，我们通过健康自评，也发现有 56.1%的居民认为自身处于亚健康状态，而在自认为亚健康状态的人群中，20~40 岁的占比 64.4%，提示亚健康状态感趋于年轻化。而《2019 国民健康洞察报告》也显示，96%的公众表示自己存在健康相关的困扰，颈痛、腰痛、偏头痛、腰痛等均入驻健康困扰问题的排名前 10。可以看出，当下大多数居民的确存在不同程度的健康相关困扰，尤其是 80、90 后的年轻人，而我们的多元线性回归分析也证实了这一点，30~40 岁年龄段正是网络疑病症的独立危险因素。而这种躯体症状与网络疑病症的"过度反复""强迫冲动""痛苦抑郁""安慰寻求"均呈正相关。此提示，个体的躯体症状因素可能是在线健康搜索的一个重要原因。正因为这些躯体症状的存在，才导致患者上网搜索对这些症状的合理解释。然而，网络信息的难以过滤、引擎推荐的倾向性排序等，使得人们倾向将常见的、可能无害的症状不同程度地升级为相对严重的内容去搜索对照，从而增强了不必要的担忧。

4）网络疑病症与无法忍受不确定性

前述结果显示，网络疑病症与无法忍受不确定性间存在中度正向相关（$r=0.406$），且无法忍受不确定性是网络疑病症的独立危险因素。这与部分研究结果一致。无法忍受不确定性是指被"对给定情况的未知方面作出反应时所经历的主观负面情绪"，它代表两层内涵，既代表一种对"认知闭合"的需要，对"给定主题的答案"的渴望，也代表一种"认为负面事件的发生是不可接受的和具有威胁的，而不管发生的可能性有多大"的倾向，内核是对所需信息的缺乏存在不安全感。它是一种认知偏差，会影响个体对于有关不确定性情境和事件的感知、解释和行为，而且其作为一种个性特征，体现人对于不确定性的消极信念。信息时代下，互联网的便捷性、开放性、低成本性使得越来越多的人试图通过互联网寻找问题的答案来应对健康相关的不确定性，然而互联网却并不能像人际安慰寻求一样，信息超载、信息冲突普遍存在，一旦安全感无法满足，出现对不确定性的消极态度，就有可能出现应对困难、缺乏有效应对的技巧而引发持续的搜索和焦虑的升级。同时，无法忍受不确定性的两个维度都与网络疑病症正相关，"抑制性"维度代表对不确定性的感觉"瘫痪"或被威胁占据，这种"瘫痪"可能导致日常生活被干扰或中断；而"预期性"维度则代表对不确定性的焦虑和对未来事件可预测性的需求，希望寻求更多的信息以减少这种不确定性。

10.4.2.2　网络疑病症与行为因素的讨论

前述结果显示：①在线搜索频率、时长、部分信息类型、部分疾病主题、选择部分信息渠道与网络疑病症相关，搜索时长小于10分钟、选择丁香园/医院网媒等专业医疗网站或平台是网络疑病症的独立保护因素，而搜索"疾病的治疗及疗效"信息类型、"性传播疾病"疾病主题是网络疑病症的独立危险因素；②病理性网络使用与网络疑病症呈中度正向相关，并且是网络疑病症的独立危险因素。

1）网络疑病症与搜索行为特征

前述结果显示，在线搜索频率、时长与网络疑病症有关，每天搜索多于3次的群组及每次搜索大于30分钟的群组网络疑病症量表得分最高，尤其在"过度反复"的维度得分较其他维度得分更高，由此证实了过度、反复的在线健康搜索与网络疑病症的相关性，也就是说，搜索频率越高，时间越长，网络疑病症越明显。这在很多研究中也得到了证实。报道显示，与疾病相关的信息搜索可能会导致对个人健康的担忧或焦虑，频繁地与网络健康信息的密切接触与焦虑症状呈现正相关。有学者认为，这可能与这种过度关注健康信息刺激会使大脑分泌多巴胺产生的快乐失去活性，降低兴奋阈值，导致情绪障碍，削弱情绪调节和处理能力，从而导致负面情绪，如焦虑。这也契合社会认知理论中"行为会反作用于主体的情感因素"的构念。有学者曾提出，基于健康焦虑和网络疑病症之间的中到强关联，"中度–重度健康焦虑"患者应该避免使用互联网获取健康相关信息。然而，在数字时代，这是不可能的。但我们注意到，多元线性回归表明，每次搜索时间小于10分钟是网络疑病的独立保护因素，这可能是一种上网搜索健康信息的建议与推荐的方法。

我们还发现，部分信息类型、部分疾病主题、选择部分信息渠道与网络疑病症有关。结果显示，搜索疾病症状与表现、疾病的预防、疾病检查/检验方法、疾病诊断、疾病治疗与疗效、健康服务信息、医疗资讯与网络疑病症量表总分显著相关，而搜索"疾病的治疗及疗效"这个信息类型是网络疑病症的独立危险因素。这可能是因为相较于"疾病诊断/症状与表现/检验检查方法"这类信息网络上可以搜索到较为公认的临床诊断标准，"疾病的治疗与疗效"的信息却较为五花八门。这与医学的发展、治疗措施的日新月异、新技术新药物不断涌现有关。因此，在网络上搜索有效的治疗方法对于并不具有医学专业知识的居民来说的确难以分辨；加之"疾病治疗与疗效"又可能存在利益驱使成分，因此该类信息的冲突、虚假、误导情况可能更甚，这种情况可能还体现在搜索引擎的付费推荐靠前排序上，前些年的"魏则西"寻求所谓肿瘤免疫方法则是案例。

同时，搜索"性传播疾病"的疾病主题也是网络疑病症的独立危险因素。近年来，随着人们价值观的改变，常见性病的发病率总体上呈现明显升高的趋势。然而，出现问题羞于就诊，"谈性病色变"的现象却仍然存在，网络成了更多人了解该类疾病甚至于自诊的最便捷途径。我们发现，网络上关于"性传播疾病"的相关信息的确五花八门，各类机构推送、治疗方法推荐，等等，都可能是不良商家的广告。在这种情况下，搜索并过滤出该类信息中的有效和可靠的信息，的确非常难，信任哪一条成了一场猜谜游戏，当个人信息负载量和处理能力不足以应对时，便有可能产生一系列自我强迫、焦虑或紧张的情绪，进而引发心理、生理反应。

此外，最常使用的渠道排名前三位的是百度/搜狗等一般搜索引擎(86.7%)、微信/微博等社交媒体(35.3%)、丁香园/好大夫/医院网媒等专业医疗健康网站或平台(31.5%)。这与部分文献结果一致。有文献也报道，大多数健康信息搜索用户(66%)偏爱使用"谷歌"或"Yahoo"等通用搜索引擎开始搜索，27%倾向使用特定的健康信息相关网站。这提示大部分居民在网络搜索健康相关信息时，会倾向首选一般搜索引擎类渠道。这可能与搜索引擎信息来源广、使用便捷有关。然而，该渠道由于开放程度高，信息的一致性较差，信息的准确性和完整性差异也较大。有报道称，用户通过搜索引擎查询得到大量虚假医院信息、医药信息等的事例不胜枚举。有研究指出，用户在搜索信息过程中，还可能更倾向于查看和点击含有潜在危险医学术语的标题，这也可能与焦虑的升级有关。也有研究表明，用户的搜索策略会影响他们选择访问的网页不同，继而影响他们获得表达不同立场的信息。我们确实发现，使用这类渠道搜索的群组网络疑病症得分较高。而值得我们关注的是，选择丁香园/医院网媒等专业医疗网站或平台是网络疑病症的独立保护因素。这可能与该类渠道的信息大多是经过正规医疗机构认证或专业医生认可的，信息的权威性和质量相对较高，能够提供相对可靠的医疗知识和建议，用户在浏览时对于健康问题的疑惑能得到较为明确的解释。

2) 网络疑病症与病理性网络使用

前述结果显示，病理性网络使用与网络疑病症存在中等强度的正相关($r=0.458$)，病理性网络使用可正向直接影响网络疑病症，是网络疑病症的独立危险因素。这也与部分文献结果一致：网络疑病症和 PIU 之间的相关性非常强，范围在 0.43~0.59。同时，病理性网络使用行为的三个子维度"忽视""强迫""控制紊乱"都与网络疑病症正相关。这些相关性反映出了网络强迫症和病理性网络使用的共同特征，如过度网络搜索、对网络搜索行为的控制不足(尽管会产生负面影响但在线搜索行为仍然持续)、对线下活动的干扰等。只是说网络疑病症的驱动因素是对健康威胁的放大认知，表现为一种寻求安慰行为，而这种PIU 行为在很大程度上强化了在线搜索信息的频率和时长，强迫性、无法控制的搜索引发持续关注健康危险，从而导致健康焦虑升级。同时，患有网络疑病症的人更有可能参加其他类型的 PIU，如游戏成瘾等。

10.4.2.3　网络疑病症与被感知环境因素的讨论

前述结果显示：①网络健康信息的可靠性、易用性、有用性、搜索情境与网络疑病症相关；②医患关系是网络疑病症的独立保护因素。

1) 网络疑病症与被感知信息特性、搜索情境

前述结果显示，感知到信息的易用性、可靠性、有用性与网络疑病症有关。有 66% 的居民比较或完全认同"与传统书本/电视等途径相比，使用互联网获取健康信息更方便"，这种易用性的感知，可能就是互联网成为越来越多的人用于了解自身健康和疾病的最受欢迎的途径的原因之一。据报道，对 12 个国家的 1.2 万人进行的调查显示，近一半的参与者使用搜索引擎"谷歌"来进行自我诊断。这种网络环境易用性的感知可能是引发与在线健康信息密切反复接触的前提。而在感知信息可靠性方面我们发现，45.7% 的居民对于"互联网是一个可靠的健康信息来源"持中立，这提示超过一半的居民并没有感知到来自互联网的健康信息是完全可靠的。的确，互联网是一个存储大量信息的仓库，但其中很大一部分信息可能是不可靠和不值得信任的，如何区分可靠和不可靠的信息并不容易，而这种困难与网络疑病症有关。有意思的是，我们发现，完全认可网络信息可靠的群组网络疑病症得分却更高，这可能是与这部分人群感知不到网络信息的不可靠，一味地依靠网络寻求安慰有关。此外，感知"大部分从医生那里获得的健康信息，我可以上网获取"是网络疑病症的一个独立危险因素。这种对网络信息的感知，可能也是"自我诊断"现象越来越普遍的原因之一。的确，前述结果中我们看到，"在网上查找健康信息后，想去看医生的可能性多大"问题上，有 38.3% 的居民表示"从而"或"偶尔"。但在网络获取的健康信息存在偏误、冲突时，自身又缺乏专业的医疗知识，这就很容易导致对自身健康的错误理解抑或是担忧升级。

搜索情境也与网络疑病症有关，"身体出现问题时"搜索情境是网络疑病症的独立危险因素。由于网络相较于就医的便捷性，人们往往在身体出现问题时上网寻求合理的解释，然而由于网络信息的质量问题、网络信息的倾向性呈现、自身分辨可靠信息的能力不足、搜索渠道选择的偏好，等等，可能将无害的、常见的症状对照升级为罕见的、严重的疾病，导致焦虑升级。

2) 网络疑病症与医患关系

前述结果显示，医患关系是网络疑病症的独立保护因素。用户对在线健康信息搜索的热衷，使得国内外医疗人员普遍在问诊过程中受到患者对网络健康信息的咨询和再确认。患者可能会因在线医疗健康信息的谬误而对医生诊疗产生怀疑。有研究显示，网络疑病症患者对医生的整体信任度较低，他们不再知道"该相信什么"，因为网络上相互矛盾和/或

错误的信息导致了极大的混乱。英国一项对医师的访谈研究里也提到"人们现在来看全科医生时，会带着他们在互联网上查到的所有东西"，还有医生反映"有些病人在网上查了信息之后，非常不安和害怕，担心自己患了严重疾病，但其实从医学上来看毫无根据。这个担心和害怕基于互联网信息的不可靠和搜索的偏向性"。由此可以看出，尽管互联网提供了大量的信息，但用户搜索到的信息越多，就越需要一个权威机构或专业人士对这些可能冲突、偏误的信息进行区分，并将它们与患者的具体情况联系起来。当医患关系良好时，医患间能有良好的沟通与互动，来自医生的合理解释和专业诊疗意见将给予患者有效的"安慰"，可能有助于缓解对健康的焦虑及减少"不确定感"。

3）网络疑病症与社会支持

前述结果显示，社会支持对网络疑病症 C-CSS-12 量表总分并无直接影响，但社会支持量表综合及"家人支持""朋友支持""其他人支持"维度都与 C-CSS-12 量表的"强迫冲动"和"痛苦抑郁"维度呈负相关。有学者认为，社会支持是由具有支持性的他人构成的社会集合，这个社会集合在个体有需求时，为个体提供实际的情感支持、安慰和帮助，或给予认知指导或有关信息，从而帮助个体度过困境。我们的确发现，社会支持与焦虑、躯体症状，以及无法忍受不确定性呈负相关，被感知到的社会支持，将有助于个体提高社会适应能力、缓解精神紧张状态、减轻心理应激反应等。那么，社会支持是不是存在通过其他因素对网络疑病症产生间接作用，在下一章将会纳入路径研究探寻。

10.5　居民网络疑病症治理策略研究

网络疑病症是信息时代下的"新兴社会风险"。从近年来关于它的文献陡增的情况即可判断，它已经从新闻媒体中新鲜的特有名词成为了研究热点和社会焦点。它代表着一种以健康担忧为驱动机、以安慰寻求为结果期望的耗时在线健康信息搜索活动，这种活动的缺乏控制和过度反复又引发对健康焦虑的不断升级，以致恶性循环。有网络疑病症倾向的人群容易忽视他们在工作、学习、家庭环境中的职责与活动，人际关系和社会生活也可能受到不利的影响。有研究显示，网络疑病症与功能障碍损害及生活质量密切相关。人们可能由于健康认知的不足，出现对健康症状或困扰的担忧与焦虑，从而进行在线健康搜索以寻求解释，然而，网络的信息特性和质量、个人的搜索技巧与偏好，等等都可能使得互联网的安慰寻求过程充斥不确定感，这种不确定感如果不能从现实人际网络或专业医疗中得到支持、反馈或建议，就有可能驱动更高频率、更长时间的在线搜索，严重时将干扰或中断正常的工作和学习，可能引发更严重的个人心理及生理问题，以及产生对公共卫生健康的负面影响。有报道，网络疑病症将导致医疗保健费用的增加，有越来越多的患者要求进行不必要的预约检查与诊疗，这不仅加重了医疗保健系统的经济负担，还可能引发对医疗服务的不满意。由此可以看出，网络疑病症对居民健康及社会公共卫生健康的负面威胁不容忽视。这个新兴风险的结局与后果牵涉民生，涉及人民幸福感和安全感的获得，从根本上说，它代表着人们需求与社会供给不平衡的矛盾，是急需应对与治理的社会问题。

我国当前正处在社会发展的深刻转型期，社会结构不断变化，社会事务大幅增加，社会矛盾趋于复杂，如何解决人民日益增长的美好生活需要和不平衡不充分的发展之间的矛盾是我国目前社会发展过程中的头等大事。党的十九大报告提出要"形成有效的社会治理，使人民获得感、幸福感、安全感更加充实、更有保障、更可持续"，要"打造共建共治共享的社会治理格局"，强调了社会治理在解决社会问题、满足社会需求中的关键作用。而其中谈到的"共建"指的是多元力量共同建设，其核心在于除发挥政府的主导作用，应吸纳多种社会力量，如社会组织、社会团体、企业等参与共建，引导多元主体主动积极地参与社会治理，构建"政府主导-社会合作-居民参与"的建设力量结构。而"共治"指的是在治理过程中各主体通过合作、沟通、互动、协商、调和等方式来共同参与公共事务治理，以不同形式共同行使治理权利，从而有效整合社会资源，发挥社会组织及人民的自治能力和协同作用。而"共享"则是要让所有参与者都有机会参与治理并分享治理成果，有更多的获得感和幸福感，让治理成果惠及全体人民，真正增进社会福祉，其核心是强调要全面落实改善民生、促进优化共享的思路，这也是习近平新时代中国特色社会主义思想中关于"加强和创新社会治理，切实保障和改善民生水平"的重要要求。

从前述章节我们得知，网络疑病症的发生发展受到个体健康认知、信息搜索技能、网络质量、信息提供、医患关系、社会支持等的影响，就其内核而言，反映出的还是人民群众日益增长的社会需求与社会供给之间不平衡的矛盾。而这种供需的不平衡，尤其体现在健康信息素养培育、网络健康信息服务、基层医疗卫生保障这三类社会事务上可能存在短板与问题。因此，对于网络疑病症治理应强调"以问题为导向"的针对性治理，对于健康信息素养培育、网络健康信息服务及基层医疗卫生保障这三方面的治理应摆在首要位置，而治理的运作实施应有赖于多元社会主体和多种社会力量的共同参与。其一，政府力量应充分发挥主导作用，出台相关政策，把好风向标，并制定相关法律法规与措施导向，行使好行政、管理、监督等权利与手段；其二，社会力量，如企业、社会组织或团体等要切实履行社会责任，充分发挥主观能动作用，各司其职、各尽其能、各展其长，以协商为基础，以合作为支撑，以共赢为目标，遵循共同规则，共同助推社会治理；其三，居民个体力量则应压实自身主体责任，主动承担道德约束、规范自律等，提高共同参与治理的积极性，从而真正实现政府治理和社会调节、居民自治的良性互动，构建以"政府为主导、社会力量为协同、居民个体为核心"的"多元主体、协同共治"的治理模式。

10.5.1　加强健康信息素养培育

网络疑病症的驱动力来源于对健康的焦虑，而这种焦虑很多情况下是不必要的，对于某些原本常见的或无害的症状升级为对某些严重疾病的恐惧而过分担忧，从根本上来说，与居民缺乏正确的健康认知密切相关。健康认知的缺乏是"不确定性"的根源之一。由于居民健康知识的缺乏，对健康的认知容易片面和偏激，对一些症状总是存在害怕和不安，总是担心自己患了严重的疾病，而事实上或许毫无医学证据。而在网络搜索健康相关信息以寻求安慰、消除不安时，却可能又因分辨可靠与不可靠信息的能力不足，无法过滤提取有效的信息，导致"不确定感"和焦虑进一步升级，以致继续搜索。由此可见，治理应从对居民的健康素养和网络信息素养的培育入手。

10.5.1.1 提升居民健康素养水平，促进良好健康认知

健康素养指的是个人获取和理解健康信息，并运用这些信息维护和促进自身健康的能力，其包括健康基本知识和理念、健康生活方式与行为、健康基本技能三方面，是影响健康、促进正确健康认知的重要因素。我国《"健康中国2030"规划纲要》里明确提到"要大力开展公民健康教育、提升全民健康素养、引导群众建立正确健康观"，更提到"力争到2030年居民健康素养水平提升至30%"。在2019年《国务院关于实施健康中国行动的意见》中，也明确要求"要把提升健康素养作为增进全民健康的前提，根据不同人群特点有针对性地加强健康教育与促进，让健康知识、行为和技能成为全民普遍具备的素质和能力"。我国自2012年起，开始以《中国公民健康素养——基本知识与技能》为依据，监测居民健康素养水平。调查显示，2018年我国居民健康素养水平仅为17.6%，2019年为19.17%，2020年为23.15%，虽呈逐年增长趋势，但总体来说，目前国民健康素养水平仍处于较低水平，这代表着居民的健康知识尚储备不足、健康行为和技能仍存在欠缺。有研究发现，知识层面健康素养水平高的人能够更为有效地辨别健康信息，不易被虚假错误信息所迷惑，而知识层面健康素养水平较低的人们不仅更容易轻信网上的健康信息，同时对于这些信息的准确性更加难以作出判断；而个人的分析性思维能力和认知反应水平有助于提高人们对于真假信息的辨别力。

因此，提升居民的健康知识、行为和技能水平，培育健康素养，从根本上说，首先要完善健康教育培养体系。居民的健康认知的培养并不是一朝一夕能成的，而是一个复杂的过程，可以说，健康信息的认知处于常识与医学的专业性交叉之中，需要伴随漫长的成长学习中形成的。但目前我国的健康教育尚没有形成系统、联动的机制，学校教育中大多重专业课程，轻健康教育；继续教育中各地域的健康教育情况参差不齐，且与学校教育衔接不全，不利于健康责任认知的生成；同时受部分历史遗留观念的影响，一些陈旧的观念仍存在于当今健康观中，如重治疗轻预防、信偏方，等等。因此，政府层面，要做好顶层设计，强化健康教育体系建设，将健康教育纳入国民教育体系，建立学校健康教育推进机制，重视健康教育在教育流程中的全环节覆盖。2021年8月，教育部等五部门颁发了《关于全面加强和改进新时代学校卫生与健康教育工作的意见》，其中明确提到"要深化学校健康教育改革，构建高质量学校卫生与健康教育体系"，要强化组织领导，健全各级教育、卫生健康等部门密切协作的新时代学校卫生与健康教育工作机制，健全学校、家庭、社会协同健康促进机制，营造健康教育环境、培育健康促进文化。社会组织层面，各级学校要明确健康教育内容，聚焦以健康观念、健康知识、健康方法、健康管理能力等为主要内涵的健康素养，构建分学段、一体化健康教育内容体系，并注重不同阶段教学的衔接。同时，要积极探索及拓展健康教育渠道，尝试学科教学与实践活动相结合、课内与课外教育相结合的健康教育模式，并整合校内外资源，推广医校协同等做法，提升健康教育能力。此外，不同学校教育阶段之间、学校与社会教育之间、网络与现实教育之间要保持一致性和科学规范性，从而系统地、循序渐进地促进正确的健康认知和责任观的形成。其次，要打造健康科普传播格局。政府层面，要以公众健康需求为导向，坚持公益普惠的原则，以政府为主导，多渠道、多层次拓展居民获取健康知识和技能的途径，鼓励权威健康科普知识供给，

吸引社会资源发展健康文化产业,扩大健康科普知识的传播覆盖面;要加强政府、个人健康科普知识发布和传播主体与公众之间的有效交流和沟通,构建健康科普知识发布和传播规范管理的良好环境。社会组织层面,要充分发挥卫生健康部门的作用,加大健康科普知识供给力度,支持并鼓励医疗卫生行业与相关从业人员创造和发布更多更优质的健康科普作品;各医疗机构应在官网设置健康科普专栏,或建设微博、微信等新媒体健康科普账号;宣传、网信、广电部门应当传播正确价值取向,积极开办优质健康科普节目,以多种媒介为载体,并利用大数据等技术,推动网络新媒体的运用,为公众提供精准化的健康科普服务;要充分发挥社区的作用,下沉健康科普,直接对接居民"需求清单",推广科学健康的生活方式。再者,要创新健康管理服务模式。政府层面,要加强政策引导,要把提升全民健康素质和水平作为健康服务业发展的根本出发点和落脚点,统筹城乡、区域健康服务资源配置,促进均衡发展。而《"健康中国2030"规划纲要》已经提到要"以预防为主,鼓励发展健康体检、咨询等健康服务",代表我国的健康理念已经从"以诊疗为中心"转向为"以预防和健康管理为中心",因此,政府要鼓励发展新型健康服务新业态,充分调动社会力量的积极性和创造性,大力引入社会资本,积极培育有条件的各级医疗服务机构规范高效且同质地开展健康管理事务,着力扩大供给、创新服务模式。社会组织层面,各级医疗服务机构平台等要将以健康常规体检和重点项目体检为抓手,以早期筛查、早期发现、早期干预为原则,让居民对自身健康有正确认知,避免盲目在线搜索信息和焦虑担忧,同时创新服务模式,强化科技支撑,推进健康服务信息化,提升健康服务规范化、专业化水平。当然,最核心的是,要树立自我健康管理观念。即强调居民个体层面的参与共治。社会认知理论提到,人的认知对行为主导作用,因此要强化个人健康责任,发挥个体参与对治理的积极作用,通过自我教育、科普、健康管理等途径,引导自我有效控制影响健康的生活行为因素,形成自主自律、符合自身特点的健康生活模式,学会管理不确定性,合理应对健康焦虑,对疾病威胁的感知不忽略、不过度。学者认为,良好的健康素养有助于居民掌握正确的健康知识、树立正确的健康理念、养成正确的健康行为方式和习惯、防范和应对心理负面状态等。

10.5.1.2　提升居民健康信息素养水平,促进良性网络使用

健康信息素养是指认识到健康信息需求,鉴别可能的健康信息来源并使用它们检索相关信息,评估健康信息的质量及其在特定环境下的适用性,分析、理解和使用信息做出好的健康决策的一系列能力。2018年发布的《CLIP信息素养定义2018》将"信息素养与健康"确定为信息素养五大场景之一,强调了健康信息素养对于健康生活的重要性。健康信息素养的内涵包括需求意识、获取能力、评价能力和利用能力四个方面。有研究发现,健康信息素养低的人群在面临信息源选择时会做出犹豫不决、重复选择、放弃选择的非理性行为。因此,良好的健康信息素养能够使得人们有能力确认自己对于健康信息的真正需求并识别其种类和程度,在上网搜索健康信息的过程中,有能力正确地理解健康信息的内容,同时能批判性地选择和评价健康信息来源,鉴别健康信息的真伪、质量和价值,而不会出现"信息中毒"以致迷茫无助的状态,这对于网络疑病症来说十分必要和关键。

有学者发现,公众通过互联网获取健康信息的能力较弱,通过搜索引擎搜索健康相关

信息及评价信息质量的能力都有待加强。因此,对提升居民的健康信息素养的治理迫在眉睫。研究认为,首先,需要制定层次化、差异化的健康信息素养教育培养机制。政府层面,可以出台相关政策鼓励卫生服务机构开展健康信息素养教育,支持社会组织,如学术科研机构、公共图书馆、协会等制作、开发相关教育素材,开设相关课程,从而帮助居民提升区分可靠和不可靠的网站和信息的能力。社会组织层面,借助各级卫生服务机构,建设居民健康信息素养教育网络,由于我国不同地区的经济发展水平不同,对于信息媒体的使用掌握程度不一,因此需要因地制宜,使用简单的非技术语言开展不同等级水平的信息素养教育;针对不同年龄、文化层次的居民,健康信息素养的培养也应该差异化实施,循序渐进,例如,如何培养中老年人通过网络获取健康信息的方法与教育青少年时应有不同侧重。其次,需要完善健康信息服务体系的治理。政府层面,应出台和完善相关政策和制度规定,严格把控健康信息提供和流转链,提高信息平台"准入"门槛,强化监管措施,严厉打击虚假信息的传播,以保证健康信息质量的可靠性和权威性,为居民营造高效、高质的网络健康信息环境,从而利于居民的健康信息甄别能力的提升;社会组织层面,要充分发挥"医院-社区-家庭"新型"互联网+"卫生服务体系的作用,以医院为信息来源,以互联网为载体,以社区为中介,以家庭为终端,面向社区居民开展健康信息服务工作,帮助居民识别和使用权威可靠的信息渠道,获取有效的健康信息。再者,要强化居民对网络的自我控制意识。在人们使用互联网搜索健康信息时,要鼓励有效的自我控制策略(例如,限制接触时间和链接的数量);同时不要利用互联网进行"自我诊断",在线健康信息就算是可靠的却也不一定适用于每个人,应该寻求专业医疗人员的帮助,更多地信任医生的建议;要帮助人们明确不能盲目轻信互联网健康信息,且要保持良好的网络道德,不随意转发信息来源渠道不正规、未经验证的健康信息。

10.5.2 提升网络健康信息服务

网络疑病症代表着一种耗时的在线健康信息搜索活动,这种活动存在过度反复和缺乏控制的特征。而引起这种不断搜索的原因,除了个人健康认知和信息技能方面的因素,还与健康信息的特性、质量、渠道等方面的因素有关。互联网因其开放、多源、及时、高效等特点,正改变着人们的生活方式,也改变着人们获取健康信息的模式。它的确给人们了解健康相关知识带来了极大的便利和快捷,人们可以随时随地获取健康信息,不再受到空间和时间的限制;互联网健康信息的不同渠道途径、不同呈现形式更能够满足不同人群的健康所需,对于提升个人健康认知水平、强化健康意识有积极影响;而利用互联网为载体来开展精准健康信息服务、随访患者以强化健康意识提升依从性、推动公共卫生建设更加证实了它的优势所在。然而,互联网健康信息的这些优点也有可能成为网络疑病症发生发展的危险因素之一。互联网健康信息的丰富和大量,导致了信息超载。有学者认为,当一个人接触到的大量信息成为"阻碍"和不是"帮助"时,信息超载就发生了。已有研究发现,从网上获得过度的健康信息会对健康产生负面影响,感知信息超载与消极情感、焦虑、抑郁症状和愤怒相关。更有文献提到,信息超载及对网络信息的信任与网络疑病症呈正相关。世界卫生组织最近引入了"infodemic(信息疫情)"一词,指的就是"信息过剩——一些是准确的,一些是不准确的——使得人们在需要时很难找到可靠的来源和可靠的指导"。而应对信息超载并不是意味着回避在线健康搜索，因为互联网是 21 世纪健康信息的主要来源。而且大多数在线搜索健康信息的人并不一定会有网络疑病倾向。因此，任何关于避免上网寻求健康信息的建议都是不现实和误导的。最有效的方法应该是减少或过滤掉不相关的、模糊或不可靠的信息。这对搜索健康信息的居民来说的确是一件很困难的事。毕竟不同地区、不同经济和学历背景的人群，健康信息素养水平不一致，判别信息的可靠性能力也参差不齐。且有学者发现，常常不太可信的夸张信息似乎更有吸引力，不同来源的信息相互冲突或矛盾时更让人困惑不已，这导致他们对情况感到不确定和焦虑，并寻求更多相关信息。这提示，必须从网络健康信息服务方面加以治理，以改善网络健康信息的良莠不齐、庞杂无序状态。

10.5.2.1　加大对虚假健康信息的治理，依法加强网络监督

目前，我国不少的健康信息服务网站多为商业性网站，政府和医疗机构介入不足，网络健康信息发布缺乏权威性、信息服务不精准、监管不到位。同时，健康信息服务网站信息评估机制尚不健全，针对网络健康信息的立法尚不完善。因此我们常常看到诸如"输液能通血管""晚上不吃饭，减肥还排毒""尖锐湿疣的民间治疗偏方"等直击用户痛点的虚假健康信息或医疗广告信息，与此同时这种虚假信息借助社交媒体迅速扩散，概念混淆，真真假假，成为网络谣言的重要部分，带来网络传播贻害四方的负面舆论影响，甚至影响健康行为，尤其在自媒体时代，每个人都能成为信息源，个体在生产传播信息时并未进行事实核查，信源的不确定性增强，误导或失实的信息由此得以迅速发酵和扩散。而健康虚假信息更加不同于其他网络信息，它可能危害人们的身体健康乃至生命，之前的"魏则西事件""莆田系事件"等都是血的教训。因此加大对虚假健康信息的治理迫在眉睫。

首先，要加强对信息来源和传播链的治理。政府层面，要完善和出台关于网络虚假健康信息治理的专门的政策、制度和规定，规范网络传播秩序；要进一步完善和健全网络健康信息发布审核制度，配备与健康业务范围和服务规模相适应的专业医疗或相关人员负责网络健康信息的发布与审核，防范和及时处理网络虚假信息；要建立平台用户账号信用管理制度，要求用户提供真实身份信息，以溯源传播链，实名监督。2019 年，国家互联网信息办公室发布了《网络信息内容生态治理规定》，对网络信息内容生产者、服务平台及使用者等的权利和义务做了明确规定；2021 年 1 月，国家网信办再发布了新修订的《互联网用户公众账号信息服务管理规定》，也重点强调了打击虚假信息等违法违规行为。上述规定对于网络虚假健康信息治理都是强有力的指导意见。社会组织层面，要强化和压实信息平台应履行健康信息内容管理主体责任的法律责任，主动承担网络道德约束、网络规范自律的任务，制定网络健康信息内容生态治理细则，建立完善网络健康虚假信息治理机制，健全用户注册、账号管理、信息发布审核、跟帖评论审核、实时巡查和网络谣言处置等制度；网络信息内容服务平台采用个性化算法推荐技术等推送信息，应当设置符合法律、法规和国家有关规定鼓励传播、禁止传播、防范和抵制传播等要求的推荐模型，要严格把控恶意营销医疗药品/机构广告等信息，不能变相地操作健康信息的呈现顺序排名。其次，完善对虚假健康信息举报监督机制的治理。政府层面，政府应当加强对网络虚假健康信息治理工作的领导，倡导诚实守信、健康文明的网络行为，督促公安部门建立健全网络虚假健康

信息举报工作机制，向社会公布举报受理方式，接受社会各界对网络虚假健康信息的举报，实现"为民服务"的治理理念向"与民服务"的转变；督促网信等部门发现法律、行政法规禁止发布或者传输的健康信息的，网络信息内容服务平台停止传输，依法采取消除等处置措施。2021 年 9 月，中共中央办公厅、国务院办公厅发布了《关于加强网络文明建设的意见》，进一步规范网上内容生产、信息发布和传播流程，构建以中国互联网联合辟谣平台为依托的全国网络辟谣联动机制。社会组织和个体层面，要充分发挥各网络活动主体及网民的参与热情、多元共治。网络信息内容服务平台可建立网络虚假信息投诉举报制度，在显著位置设置便捷的投诉举报入口，公布投诉举报方式，及时受理处置公众投诉举报并反馈处理结果；要鼓励行业组织建立完善行业自律机制，制定网络虚假信息治理行业规范和自律公约，指导会员单位建立健全服务规范、依法提供网络信息内容服务、接受社会监督；要鼓励行业组织开展教育培训和宣传引导工作，提升会员单位、从业人员治理能力，增强参与网络虚假信息治理意识。2018 年 8 月 29 日，中国互联网联合辟谣平台在北京正式上线，这是治理网络谣言、打造清朗网络空间的重大举措，旨在为广大群众提供辨识谣言、举报谣言的权威平台。虚假信息的有效治理，有利于居民更容易区分出可靠健康信息，对减少不必要、耗时反复的在线搜索有积极影响。

10.5.2.2 创新健康信息服务"多元供给"模式，满足居民健康"个性需求"

居民在网络搜索健康信息时，由于健康信息超载、信息冲突、信息误导等因素，加之健康信息素养不足，寻求有效、满足个体需求的健康信息有时候犹如"大海捞针"。怎样能契合好居民的"个性健康需求"呢？《"健康中国 2030"规划纲要》里明确提出，要推动健康服务供给侧结构性改革，优化要素配置，推进健康医疗大数据应用和健康产业转型升级，创新互联网健康医疗服务模式，发展智慧医疗便民惠民服务。参照 2018 年 4 月国务院办公厅印发了《关于促进"互联网+医疗健康"发展的意见》，我们认为，首先要发展多元"互联网+"医疗服务。政府层面，政府应完善相关条例，鼓励健康信息权威来源的专业医疗机构应用互联网等信息技术拓展医疗服务的空间和内容，构建诊前、诊中、诊后的线上线下一体化医疗服务模式；支持医疗卫生机构，符合条件的第三方机构搭建互联网信息平台，开展远程医疗、健康咨询、健康管理服务，促进医院、医务人员、患者之间的有效沟通。社会组织层面，各级专业医疗机构可充分利用移动医疗 App、微信公众号等，简化居民看病流程，同时鼓励医联体远程会诊，允许依托医疗机构发展互联网医院，运用互联网技术提供适当安全适宜的医疗服务，这对解决居民由于"看病麻烦"问题而一味在线寻求健康信息的问题有积极作用。我们在研究中发现，对于线上就医接受度，有超过 1/3 的居民是比较接受和完全接受的。其次，要创新"互联网+"公共卫生服务。政府层面，政府要进一步推动居民电子健康档案工作的开展，以重点人群、特殊人群为核心服务对象，开展防癌筛查、慢病管理；加强对精神障碍患者的信息管理、随访评估和分类干预；未来应鼓励医疗机构发展与尝试家庭医生网上签约服务，能为居民提供一对一的健康咨询、预约转诊、慢性病随访、健康管理等服务，让居民能真正感受到"个性精准"的便利就医服务，能够使居民出现健康问题时，第一时间寻求到的是权威、可靠的健康信息和服务。

10.5.3　强化基层医疗卫生保障

网络疑病症所包含的在线健康相关搜索本质上就是一种寻求安慰的行为。人们由于对健康的焦虑及疾病的恐惧，不停地在线搜索相关健康信息，希望获得对疾病和症状的合理解释，以寻求安慰和保障感。然而，这种安慰寻求却不一定能从互联网中得到满足，还可能导致更广泛的搜索和焦虑升级。其实这种对于健康问题的安慰寻求，理论上来说，更应该多向医疗专业人士寻求诊疗建议，或者能够得到专业人士的认可意见，这才是最有效的安慰。然而，可能由于"看病难、看病贵、看病麻烦""排队一上午，看病一分钟""医生态度不好"等问题，导致居民宁愿首先选择上网搜索与症状相关的健康信息去自我诊断，或者因为医生对治疗的陈述或建议与互联网上的建议之间的分歧，可能导致患者失去方向和信任，出现反复就诊、反复换医的情况，这可能就进入了网络疑病的恶性循环，导致不必要医疗保健费用及医患间信任受损。如果此时个体能从其家人、朋友或社会关系网络中获得支持与安慰，也能够有效分散个体对于健康焦虑的注意力，缓解精神紧张状态。另外，信息时代在改变人们生活方式的同时，也改变着人与人之间的交往方式。从表面上来说，互联网使人们的交往更为方便、及时、高效，不再受到空间和时间的限制。然而，这种交流都是局限在"5寸手机"和"14寸电脑"屏幕上。有研究发现，互联网使现代人越来越容易感到孤独，这种人际的疏离，导致社会支持的减弱，从而使得人们遇到健康问题更容易沮丧、失望和不知所措，再次从"5寸手机"和"14寸电脑"屏幕上寻求安慰。那么，如何弥补这种人际的疏离和孤独，提升居民幸福感，应对健康焦虑，值得关注。因此，关于改善医疗卫生服务流程和提升社会支持都是亟待治理的方面。

10.5.3.1　改善医疗卫生服务流程与供给，强化医患信任与沟通

如何改善居民"看病难、看病贵、看病麻烦""排队一上午，看病一分钟""医生态度不好"等问题。首先，要完善分级诊疗制度。国家政府层面，《"健康中国2030"规划纲要》中提出要"要建设专业公共卫生机构、综合和专科医院、基层医疗卫生机构'三位一体'的疾病防控机制，建立信息共享、互联互通机制，实现医防结合"。即逐步引导三级公立医院减少普通门诊，重点发展危急重症、疑难病症诊疗，分流普通疾病人群到基层医院就诊，"大病大医院看，小病基层医院看"，以缓解大医院病患就诊排队压力大、医生看诊病人数量过多、平均到每个病人的沟通时间有限的问题；社会组织层面，要求加强不同医级医院的互联互通，提升基层医院的医疗服务水平与质量，提升医疗同质化程度，可利用医疗联合体、医疗专科联盟等方式提升服务体系整体绩效，增强居民的就医获得感。这和2020年的《中共中央关于制定国民经济和社会发展第十四个五年规划和2035年远景目标的建议》提到的"加快建设分级诊疗体系"不谋而合。其次，要充分发挥全科医生"守门人"作用。政府层面，2018年国务院办公厅发布的《关于改革完善全科医生培养与使用激励机制的意见》中提到"要建立全科医生培养制度、提高全科医生职业吸引力"。因为未来初级保健是居民首诊的第一道线，全科医生将是居民健康的"守门人"。英国一项调查显示，全科医生是居民健康问题的第一个接触点，调查中有三分之二的初级保健医生表示，他们自己的病人中有15%或更多的人经常向他们询问网上搜索的结果，并表示自己感到困惑和紧张，因此

全科医生在处理焦虑和疑病人群方面发挥着关键作用。如果能在初级保健层面解决居民的健康疑虑，指导或建议居民使用特定的健康网站获取信息，则有可能降低或稳定居民原本可能出现的网络疑病倾向，如果还能进行部分的认知干预心理治疗，对于网络疑病症的治理将会有积极的效果。再者，要优化医患信任。社会组织层面，各医学院校在注重专业知识和技能水平提高的同时，不能忽视对医学人文素质的培养，必须强化医学生关于人文关怀、尊重病患、医者仁爱的理念；强调医患沟通技巧的学习，注意语气、态度、行为对病患的影响，病人往往可能将网络搜索的健康信息带来就诊，希望得到医生的解释，尽管有些可能是不必要的担心，但医生也必须认真对待，而不是不屑一顾，这种不屑一顾的小细节往往成为病患不信任医生的主要原因，特别是对于焦虑的病人应增加关注，从而真正做到不仅仅只是通过冷冰冰的检查和治疗手段"看好病"，赢得居民的尊重和信任。居民个体层面，要明白目前医学仍存在局限性，需要体会为医者的艰辛，减少伤医事件的发生。另外媒介要传播医患正能量，特别是弘扬在重大公共卫生突发事件中医者做出的贡献，营造"医患共情、医患共赢"的氛围，也有利于提升医患关系，强化医患间信任。此外，开放医患沟通的多元渠道。政府层面，鼓励专业医疗机构建设权威的自媒体平台，同时压实自媒体平台信息审核、发布、评论等的主体责任；社会组织层面，医疗机构可利用自媒体平台，鼓励医务人员创作与讲解居民关心的科普内容，必将使得网络健康科普的可靠性大幅提升；同时还可基于互联网医院平台，尝试医疗专业人士线上就诊的模式，使居民可能在搜索健康信息的过程中及时得到专业反馈，及时减轻健康疑虑；此外，也可开展微信构建病友群等模式，加强医患沟通。

10.5.3.2 创建共享健康智慧社区，提升居民归属感和幸福感

人是社会的人，存在于社会关系中，需要从各种社会关系中获得联系与支持。这种社会支持将为个体提供实际的情感支持、安慰和帮助，或给予认知指导或有关信息，从而帮助个体度过困境。在信息时代，对于居民整体来说，构建良好的社会关系和氛围，最核心的就是要创建共享健康智慧社区。首先，要创建有益于改善居民健康的环境和条件。政府层面，2020 年的《中共中央关于制定国民经济和社会发展第十四个五年规划和 2035 年远景目标的建议》提到"要推进智慧社区建设"。这里的"智慧社区"指的通过利用各种智能技术和方式，整合社区现有的各类服务资源，为社区居民提供政务、商务、娱乐、教育、健康及生活互助等多种便捷服务的模式，给居民提供全方位的支持。而其中，共享健康是极为重要的模块。因此，要为社区居民提供安全便捷的健身场地、设施和设备，比如，增加社区绿化面积、扩充公共活动空间。其次，要提升基层社区医疗卫生服务机构的诊疗能力。社会组织层面，应加强社区医院与综合医院、专业公共卫生机构的联系，以社区医院医生对口进修或综合医院医生下基层、义诊的模式提升基层医疗队伍的专业技能水平；鼓励以远程医疗的模式对接综合医院的检验检查结果判读与诊疗，让居民可以"足不出社区"享受大型综合医院的看诊；同时改变"坐堂式"的医患互动模式，培育相互尊重、平等沟通的新型医患互动模式；未来可运用人工智能和大数据分析，对社区居民的健康数据进行科学分析和评估，进而施行精准的健康干预。再者，要搭建社区健康传播的平台与网络。社会组织层面，要依托社区数字化平台和线下社区服务机构，多途径宣传健康素养知

识，传播健康科普视频，开展各类型"健康服务"活动，积极营造浓厚的健康教育氛围；并强化内群体认同，增加对各类健康教育活动的认可度和卷入度，形成健康共建的共同目标，努力提高居民社会参与的投入度。此外，要探索有助于处置突发公共卫生事件的体制与机制。政府层面，制订社区应急管理条例，并据此构建社区突发公共卫生事件应急响应机制，探索社区卫生资源的整合机制和社区人力资源的联动机制。逐步建立社区居委会、社区物业和社区卫生服务中心之间的资源衔接机制、人员调配机制和角色转换机制，为处置社区突发公共卫生事件提供物质保障和人力支持。共享健康智慧社区的创建，将有助于居民感知足够的社会支持，这种支持将有助于个体缓解精神紧张状态、提高社会适应能力和疾病应对能力等。

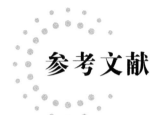

参考文献

中文参考文献

[1] 中共中央、国务院.《"健康中国2030"规划纲要》[EB/OL]. (2020-07-11)[2022-03-31]. http://www.gov.cn/gongbao/content/2016/content_5133024.htm.

[2] 李瑾,雷健波. 医院微信公众平台服务发展现状及建设对策研究[J]. 中国卫生信息管理杂志, 2019, 16(3): 293-299.

[3] 中国互联网络信息中心(CNNIC). 第49次《中国互联网络发展状况统计报告》[EB/OL]. (2022-02-25)[2022-03-31]. http://www.cnnic.net.cn/gywm/xwzx/rd_xw/20172017_7086/202202/W020220311487786297740.pdf

[4] 樊丽群,余京融. 基于信息知识信念行为模式的健康教育对老年慢性病患者自我管理能力的影响[J]. 中国校医, 2018, 32(1): 21-22.

[5] 王朝昕,王夏炜,于德华,等. 中国东部沿海地区慢性病流行趋势分析及防治启示[J]. 中国公共卫生, 2017, 33(11): 1563-1566.

[6] 黄远霞,蒋明珠,沈晓,等. 慢性病保健模型对我国慢性病防控策略的启示[J]. 医学与社会, 2018, 31(7): 5-7.

[7] 曹雪晴,殷荣华,刘惠. 肝癌介入术后患者支持性照顾需求及影响因素分析[J]. 预防医学, 2018, 30(1): 59-62.

[8] 裘佳佳,李平. 乳腺癌病人患病不同阶段的信息和照护需求[J]. 护理研究, 2016, 30(15): 1823-1827.

[9] 彭雅睿,胡银环. 国外大众医疗健康信息服务平台分析及启示[J]. 中华医学图书情报杂志, 2017, 26(5): 13-17.

[10] 张睿,谷景亮,尚兆霞,等. 基于微信公众平台的健康信息推送服务[J]. 中华医学图书情报杂志, 2015, 24(5): 28-30.

[11] 宋立荣,张群,齐娜. 我国医疗健康类网站的信息质量问题分析[J]. 中华医学图书情报杂志, 2014, 23(9): 1-6.

[12] 邓胜利,付少雄. 社交媒体附加信息对用户信任与分享健康类谣言的影响分析[J]. 情报科学, 2018, 36(3): 51-57.

[13] 曹树金,马翠嫦. 信息聚合概念的构成与聚合模式研究[J]. 中国图书馆学报, 2016, 42(3): 4-19.

[14] 王志红. 图情领域聚合概念溯源及信息聚合研究进展[J]. 图书馆论坛, 2019, 39(1): 100-110.

[15] 闫晶. 数字图书馆资源聚合质量评价及优化策略研究[D]. 长春: 吉林大学, 2018.

[16] 赵芳. 基于关联数据的网络社区学术资源聚合模式研究[J]. 图书馆学研究, 2016(10): 49-52, 101.

［17］ 彭佳, 郑巧英, 张晗, 等. 基于元数据本体的特色资源深度聚合研究［J］. 图书馆杂志, 2016, 35 (11)：82-89.

［18］ 邱均平, 董克. 引文网络中文献深度聚合方法与实证研究——以 WOS 数据库中 XML 研究论文为例 ［J］. 中国图书馆学报, 2013, 39(2)：111-120.

［19］ 邱均平, 王菲菲. 基于共现与耦合的馆藏文献资源深度聚合研究探析［J］. 中国图书馆学报, 2013, 39(3)：25-33.

［20］ 赵蓉英, 柴雯. 基于耦合关系的馆藏数字资源语义化深度聚合研究［J］. 情报资料工作, 2015(2)：52-55.

［21］ 毕强, 王传清, 李洁. 基于语义的数字资源超网络聚合研究［J］. 情报科学, 2015, 33(3)：8-12.

［22］ 胡海波. Web3.0 环境下基于用户兴趣的信息聚合服务［J］. 情报理论与实践, 2014, 37(8)：117 -121.

［23］ 胡潜, 李静. 面向用户的行业信息资源聚合研究——以母婴健康行业用户知识社区为例［J］. 图书 情报知识, 2018, 01：87-94.

［24］ 张馨遥, 曹锦丹. 网络环境下用户健康信息需求的影响因素分析［J］. 医学与社会, 2010, 23(9)：25-27.

［25］ 胡昌平著. 现代信息管理机制研究［M］. 武汉：武汉大学出版社, 2004.

［26］ 邓胜利, 孙高岭. 面向推荐服务的用户信息需求转化模型构建［J］. 情报理论与实践, 2009, 32 (6)：14-17.

［27］ 宋媛媛, 孙坦. 个性化推荐系统中的用户模型问题［J］. 图书馆杂志, 2004(12)：53-56.

［28］ 黄希全. 数字图书馆推荐系统中用户偏好的建模方法［J］. 情报杂志, 2006(1)：28-30.

［29］ 万辉. 用户信息需求研究现状综述［J］. 科学技术创新, 2009(10)：92.

［30］ 黄雪薇, 王秀利, 张瑛, 等. 癌症患者的信息需求——信息选择情况及影响因素分析［J］. 中国心理 卫生杂志, 2003(11)：754-756.

［31］ 黄雪薇, 张瑛, 王秀利, 等. 癌症患者的信息需求——《癌症患者信息选择问卷》的编制与评估 ［J］. 中国心理卫生杂志, 2003(11)：750-753.

［32］ 郭晓莉, 柏涌海, 王沛, 等. 二级医院 ICU 患者家属信息需求及满足现况调查［J］. 护理学杂志, 2017, 32(11)：53-54.

［33］ 张玉海, 苏海霞, 尚磊, 等. 肝炎患者的信息需求及影响信息提供满意度的因素研究［J］. 中国全科 医学, 2010, 13(4)：401-403.

［34］ 甄宏楠, 苗政, 连欣, 等. 宫颈癌患者对科普信息需求度调查及信息质量分析［J］. 中国医学科学院 学报, 2019, 41(3)：388-395.

［35］ 肖静, 黄伶智, 李乐之. 冠心病患者心脏康复信息需求现状及影响因素［J］. 中南大学学报(医学 版), 2017, 42(8)：973-978.

［36］ 孙晶, 姚文, 王小玲. 老年癌症患者综合需求调查分析［J］. 护理学杂志, 2018, 33(20)：82-85.

［37］ 孙秋子, 周文琴, 张莹, 等. 慢性病患者健康信息搜寻行为的调查分析［J］. 护理学杂志, 2019, 34(9)：84-86.

［38］ 刘颖, 赵婷婷, 袁长蓉. 乳腺癌患者诊疗不同阶段信息需求的质性研究［J］. 解放军护理杂志, 2016, 33(6)：31-34.

［39］ 司惠芳, 张晶, 高学英, 等. 脑卒中患者对出院指导信息需求的调查分析［J］. 中华护理杂志, 1999(5)：46-47.

［40］ 徐一方. 消费者健康信息需求模型的构建与应用［D］. 武汉：华东师范大学, 2015.

［41］ 丁媛. 中国病人参与治疗决策现状及影响因素研究［D］. 长沙：中南大学, 2011.

［42］ 赵华. 住院初诊白血病患者健康信息需求调查及影响因素分析［D］. 太原：山西医科大学, 2007.

［43］ 黄雪薇, 张瑛, 王秀利, 等. 癌症患者的信息需求——病人、亲属、医护人员观点比较［J］. 中国心

理卫生杂志, 2003(11): 757-759.

[44] 郑利仙. 癌症患者信息需求对自我效能的影响[J]. 中国护理管理, 2013, 13(8): 66-68.

[45] 李桂玲. 个体阶段性健康行为改变中信息获取行为的特征分析[J]. 现代情报, 2016, 36(2): 92
-95.

[46] 朱艳侠, 洪静芳, 周利华, 等. 妊娠期糖尿病患者健康管理信息技术平台需求分析[J]. 郑州大学学
报(医学版), 2019, 54(1): 115-118.

[47] 李敏丽, 孙慧敏, 邵雨娜, 等. 育龄期乳腺癌患者化疗相关闭经体验的现象学研究[J]. 护理学杂
志, 2018, 33(12): 4-7.

[48] 陈丹丹, 乔婷婷, 郑蔚, 等. 辅助生殖技术助孕患者健康信息需求量表的研制与信效度检验[J]. 现
代预防医学, 2018, 45(9): 1714-1719.

[49] 赵新爽, 张洛灵, 李转珍. 癌症患者综合需求评估量表的汉化及信效度检验[J]. 中华护理杂志,
2017, 52(1): 34-39.

[50] 钱宇星, 周华阳, 周利琴, 等. 老年在线社区用户健康信息需求挖掘研究[J]. 现代情报, 2019,
39(6): 59-69.

[51] 唐晓波, 李津. 在线健康社区信息需求主题分析[J]. 数字图书馆论坛, 2019(2): 12-17.

[52] 吕英杰. 网络健康社区中的文本挖掘方法研究[D]. 上海: 上海交通大学, 2013.

[53] 罗凌. 生物医学文本挖掘若干关键技术研究[D]. 大连: 大连理工大学, 2019.

[54] 张洪武, 冯思佳, 赵文龙, 等. 基于网络用户搜索行为的健康信息需求分析[J]. 医学信息学杂志,
2011, 32(5): 13-18.

[55] 王若佳, 李培. 基于日志挖掘的用户健康信息检索行为研究[J]. 图书情报工作, 2015, 59(11):
111-118.

[56] 岳丽欣, 刘自强, 许海云. 基于交互式可视化的领域知识图谱构建研究[J]. 情报科学, 2020, 38
(6): 145-150.

[57] 吴永辉, 王晓龙, 丁宇新, 等. 基于主题的自适应、在线网络热点发现方法及新闻推荐系统[J]. 电
子学报, 2010, 38(11): 2620-2624.

[58] 张安珍. 论网络环境下的智能信息服务[J]. 情报理论与实践, 2004(6): 659-662.

[59] 吴丹, 刘子君. 大数据视角下的智慧信息服务: 应用实践与未来趋势[J]. 信息资源管理学报,
2018, 8(2): 28-39.

[60] 徐大勇. 基于第四范式的智能化信息服务方案[J]. 图书馆学研究, 2016(4): 81-84.

[61] 李永. 个性化服务研究[D]. 长沙: 中南大学, 2007.

[62] 沈丽宁, 赵雪芹. 电子政务中的智能信息服务研究[J]. 情报杂志, 2007(12): 45-47.

[63] 何晓林. 基于用户兴趣学习的个性化信息服务模型研究[D]. 北京: 北京交通大学, 2008.

[64] 徐险峰. 基于图书馆 2.0 的个性化信息服务模型研究[J]. 高校图书馆工作, 2011, 31(4): 37-40.

[65] 马婷. 面向弱势群体的公共图书馆智慧信息服务模式研究[D]. 武汉: 华中师范大学, 2016.

[66] 黄予静. 个性化健康信息服务系统的设计与实现[D]. 北京: 北京邮电大学, 2019.

[67] 唐晖岚, 文庭孝, 罗爱静, 等. 网络健康信息精准服务模式研究[J]. 现代情报, 2019, 39(7):
109-114.

[68] 向菲, 史晓旭. 社区健康信息空间构建模式与服务设计[J]. 图书馆理论与实践, 2019(3): 78-81.

[69] 黄百川. 后疫情时期图书馆健康信息服务研究[J]. 图书与情报, 2020(2): 120-123.

[70] 包康. 面向脑卒中的个性化健康信息服务系统研究与实现[D]. 哈尔滨: 哈尔滨工业大学, 2016.

[71] 金碧漪, 许鑫. 网络健康社区中的主题特征研究[J]. 图书情报工作, 2015, 59(12): 100-105.

[72] 张泰瑞, 陈渝. 基于 LDA 模型因素提取的健康信息用户转移行为研究[J]. 图书情报工作, 2019,
63(21): 66-77.

[73] 石建. 数字图书馆知识个性化服务技术的探讨[J]. 中华医学图书情报杂志, 2009, 18(6): 33-34.

[74]　曾春，邢春晓，周立柱．个性化服务技术综述[J]．软件学报，2002(10)：1952-1961.

[75]　程志舫，陈玉文．对构建以医药信息为主导的公共健康信息平台的建议[J]．中国药房，2013，24(5)：392-394.

[76]　何胜辉．"互联网+"权威大众健康养生信息服务平台建设初探[J]．电子商务，2019(7)：62-63.

[77]　李建魁，史先东，徐梦丹．公众健康信息资源共享服务平台建设思考[J]．中国药事，2013，27(3)：258-262.

[78]　于挺，薛霞，刘佳琪．大数据环境下健康信息服务平台的机制设计[C]．中国浙江杭州，2016，171-175.

[79]　陈涛，董艳哲，马亮，等．推进"互联网+政务服务"提升政府服务与社会治理能力[J]．电子政务，2016(8)：2-22.

[80]　孙久舒．基于内容关联的政府网站信息服务模型研究[D]．长春：吉林大学，2011.

[81]　张艳新．基于用户信息需求层次的知识发现研究[D]．福州：福州大学，2016.

[82]　钟守真，李培．信息资源管理概论[M]．天津：南开大学出版社，2000.

[83]　魏巍，黄丽霞．基于马斯洛需求层次理论的农民工信息需求分析[J]．图书馆学研究，2016(5)：58-62.

[84]　胡昌平．论网络化环境下的用户信息需求[J]．情报科学，1998(1)：16-23.

[85]　马梧桐，张世颖．数字图书馆用户信息需求影响因素研究[J]．情报科学，2016，34(12)：92-96.

[86]　霍国庆．用户信息需求及其规律性[J]．情报科学，1998(5)：381-386.

[87]　颜海．网络环境下用户信息需求变革与规律探讨[J]．情报杂志，2002(1)：44-46.

[88]　李明．网络环境下高校学科用户信息需求趋势及障碍分析——以湖北经济学院图书馆为例[J]．甘肃科技，2017，33(2)：39-41.

[89]　徐娇扬．论用户信息需求的表达[J]．图书馆论坛，2009，29(1)：36-38.

[90]　李枫林，何洲芳．面向用户潜在信息需求的检索结果组织研究[J]．情报理论与实践，2011，34(5)：42-45.

[91]　岳剑波．信息管理基础[M]．北京：清华大学出版社，1999：141.

[92]　陈建龙．信息服务模式研究[J]．北京大学学报(哲学社会科学版)，2003(3)：124-132.

[93]　肖怀志．基于本体的历史年代知识元应用研究[D]．武汉：武汉大学，2005.

[94]　迟海洋，严馨，周枫，等．基于Bert-Bigru-Attention的在线健康社区用户意图识别方法[J]．河北科技大学学报，2020，41(3)：225-232.

[95]　泥瑾，张立军．"互联网+"时代下中小型医院的健康信息服务平台建设探析[J]．中国新通信，2016，18(21)：147.

[96]　王靖．充分发挥医院电子病历信息资源的服务功能[J]．科技展望，2016，26(14)：262-263.

[97]　郭敏，周晓英，宋丹，等．"互联网+"时代的我国医院微信信息服务研究[J]．图书与情报，2015(4)：19-25.

[98]　杜薇薇，李菲．国内外健康信息网站服务性比较研究[J]．图书情报导刊，2018，3(11)：50-54.

[99]　谢笑．信息弱势群体：信息权利、信息消费和信息扶贫[J]．大学图书情报学刊，2015，33(3)：16-22.

[100]李彤，高思萌，孙胜男．基于信息服务质量理论的移动医疗应用服务水平评测研究[J]．新西部，2018(23)：111-112.

[101]胡蒙，轩慧杰．基于扎根理论的老年慢性病患者网络健康信息搜寻行为的研究[J]．中国临床护理，2020，12(5)：388-392.

[102]施亦龙，许鑫．在线健康信息搜寻研究进展及其启示[J]．图书情报工作，2013，57(24)：123-131.

[103]郑逢斌．关于计算机理解自然查询语言的研究[D]．成都：西南交通大学，2004.

[104]代勇. 关于文本分类和问答的深度学习算法研究[D]. 成都：电子科技大学，2021.

[105]代涛. 医学信息学的发展与思考[J]. 医学信息学杂志，2011，32(6)：2-16.

[106]刘妍. 数据挖掘技术及其在医学信息领域的应用[J]. 科技传播，2016，8(19)：132-138.

[107]闫慧，余章馗，姜怡婷. 国内外消费者健康信息学研究进展[J]. 图书情报工作，2017，61(6)：134-141.

[108]李开通. 健康网站信息服务模式研究[D]. 郑州：河北大学，2015.

[109]朱娜. 基于公众体验的电子政务信息服务质量影响因素研究[D]. 天津：天津师范大学，2014.

[110]赵洪亮. 基于资源整合的农业信息服务平台构建与实现[D]. 沈阳：沈阳农业大学，2012.

[111]夏立新. 学术信息需求表达的障碍及对策[J]. 图书情报知识，2003(6)：36-38.

[112]厉锦巧，张邢炜，张伟等.冠心病网络健康信息的质量、可理解性和可实施性评估[J].中华护理教育，2019，16(3)：173-177.

[113]钟乐，刘威，尹飞，中文网站中儿童注意缺陷多动障碍相关信息的质量评估[J]. 中国心理卫生杂志，2010，24(10)：780-784，795.

[114]吕亚兰，侯筱蓉，黄成，胡虹，赵文龙.泛在网络环境下公众网络健康信息可信度评价指标体系研究[J]. 情报杂志，2016，(1)：196-200，207.

[115]魏萌萌.糖尿病网络健康信息的质量评估指标体系构建与实证研究[D].武汉：华中科技大学，2012.

[116]李岩.公共图书馆健康信息服务模式及对策研究[D].长春：吉林大学，2013：1-3.

[117]张锋.中国健康医疗信息资源空间布局研究[D].长春：吉林大学，2018：205.

[118]谢俊祥，张琳.精准医疗发展现状及趋势[J].中国医疗器械信息，2016(11)：5-10.

[119]熊军，方平.我国医院网上信息服务模式初探[J].医学信息，2006，2(19)：195-197.

[120]锐坚.建立和完善社区医疗卫生服务系统的作用和意义[J].医疗保健器具，2006(3)：28-29.

[121]李玲玲，刘志宇.使用北京市医院系统预约挂号"一卡通"的体会[J].中国病案，2001(3)：21.

[122]马琳.我国中医医院图书馆面向公众开展健康信息服务新模式[J].图书馆研究，2018(3)：9-13.

[123]张立斌.重庆市首家医联体"重医一院医联体"探索和思考[J].重庆医学，2014(32)：4394-4396.

[124]钱旦敏.新市民健康信息精准服务模型构建研究[D].南京：南京大学，2018：177.

[125]姜丽红，徐博艺.信息筛选中群体用户偏好聚合模型[J].上海交通大学学报，2000(5)：694.

[126]王福.数字图书馆资源聚合质量影响因素研究[J].情报理论与实践，2016(12)：86-90，113.

[127]吴加琪.我国用户画像研究的知识网络与热点领域分析[J].现代情报，2018(8)：130-135，143.

[128]曾建勋.精准服务需要用户画像[J].数字图书馆论坛，2017(12)：1.

[129]朱玲，聂华.通过日志挖掘研究图书馆资源发现服务用户的搜索行为[J].现代图书情报技术，2011(12)：74-78.

[130]张晓林，袁莉，杨峰.基于 Web 的个性化信息服务机制[J].现代图书情报技术，2001(1)：25-29.

[131]田捷.数字图书馆技术与应用[M].北京：科学出版社，2002：32-36.

[132]卢增祥.利用 Bookmark 服务进行网络信息过滤[J].软件学报，2000(4)：545-550.

[133]周晓英，蔡文娟.大学生网络健康信息搜寻行为模式及影响因素[J].情报资料工作，2014(4)：50-55.

[134]王焕景，张海燕.网络阅读中迷航现象的认知解析[J].图书馆学研究，2008(10)：98-100.

[135]曹树金，王连喜，王志红.国内外图书情报领域信息聚合的发展趋势分析[J].图书情报知识，2018(4)：79-90.

[136]刘小利.网络环境下患者健康信息查询行为研究[D].武汉：华中科技大学，2012.

[137]钱明辉，徐志轩，连漪.在线健康咨询平台信息质量评价及其品牌化启示[J].情报资料工作，2018(3)：57-63.

[138]杨帅旗.公众分类在医疗门户网站信息资源组织中的应用研究[D].北京：北京交通大学，2017.

[139] 李红梅，丁振国，周水生，等.搜索引擎中的聚类浏览技术[J].中文信息学报，2008，22(3)：56 -63.

[140] 刘清堂，吴林静，黄焕.网络资源聚合研究综述[J].情报科学，2015(10)：154-161.

[141] 彭佳，郑巧英.信息资源聚合与组织研究——以发现系统为例[J].图书馆杂志，2016(3)：80-85.

[142] 索传军.网络信息资源组织研究的新视角[J].图书情报工作，2013(7)：5-12.

[143] 索传军，盖双双.知识元的内涵、结构与描述模型研究[J].中国图书馆学报，2018，44(4)：54-72.

[144] 曹树金，李洁娜，王志红.面向网络信息资源聚合搜索的细粒度聚合单元元数据研究[J].中国图书馆学报，2017，43(4)：74-92.

[145] 刘军，金淑娜.基于 RSS 订阅中心的高校图书馆网络信息资源聚合研究[J].图书馆学研究，2013(19)：60-63.

[146] 刘瑜.当代图书馆信息资源整合的若干模式[J].图书馆杂志，2010(3)：38-41.

[147] 姜恩波.基于信息聚合的服务与技术[J].数据分析与知识发现，2007，2(4)：32-34.

[148] 胡昌平，胡吉明，邓胜利.基于社会化群体作用的信息聚合服务[J].中国图书馆学报，2010，36(3)：51-56.

[149] 余俊缘.内容聚合与深度链接相关版权问题探究[J].中国版权，2014(6)：46-49.

[150] 崔国斌.著作权法下移动网络内容聚合服务的重新定性[J].电子知识产权，2014(8)：20-26.

[151] 邓胜利.信息聚合服务的发展与演变研究[J].情报资料工作，2012(1)：79-83.

[152] 李枫林，魏蕾如.社会化媒体用户行为的信息聚合机制研究[J].图书馆学研究，2017(5)：52-57.

[153] 成全，周兰芳.面向语义关联的微博信息多维主题聚合研究[J].情报理论与实践，2018(7)：136 -142.

[154] 黄敬亨.健康教育学[M].上海：复旦大学出版社，2005.

[155] 石湘，刘萍.基于知识元语义描述模型的领域知识抽取与表示研究——以信息检索领域为例[J].数据分析与知识发现，2021，5(4)：123-133.

[156] 李博.基于语义关系的高血压临床指南知识库构建[D].成都：电子科技大学，2013.

[157] 李月琳，蔡文娟.国外健康信息搜寻行为研究综述[J].图书情报工作，2012，56(19)：128-132.

[158] 王静，胡曦丹，李雪松，等.国内高血压管理软件的功能特征和健康信息类型分析[J].中国慢性病预防与控制，2019，27(4)：310-313.

[159] 黄素芹，张乐君，田侃，等.南京市某高校大学生健康信息获取与应用现状的调查分析[J].中国卫生统计，2020，37(3)：471-474.

[160] 商丽丽，王涛.基于用户信息行为的微信健康信息关注度研究[J].情报科学，2019，37(8)：132-138.

[161] 朱笑笑，钱爱兵.基于社会网络分析的微博乳腺癌防治健康信息传播特征研究[J].中华医学图书情报杂志，2019，28(7)：13-20.

[162] 杨国安.健康博客的传播特征与传播策略[J].中国健康教育，2008(3)：227-228.

[163] 曹树金，闫欣阳.社会化问答网站用户健康信息需求的演变研究——以糖尿病为例[J].现代情报，2019，39(6)：3-15.

[164] 史宇晖，冯文猛，常春，等.我国健康教育中大众媒体的应用进展及建议[J].中国健康教育，2020，36(3)：255-258.

[165] 刘璇，汪林威，李嘉，等.在线健康社区中用户回帖行为影响机理研究[J].管理科学，2017，30(1)：62-72.

[166] 于微微，王珅，曹锦丹.中美网络健康信息服务平台比较研究[J].中国卫生事业管理，2016，33(2)：156-159.

[167] 朱雷.我国医院网站医疗信息服务综合评价模型及实证研究[D].长沙：中南大学，2010.

[168] 马波.大数据背景下精准信息推送在移动图书馆中的应用研究[J].图书馆工作与研究，2017(2)：

57-60.

[169]郭海红,李姣,代涛. 中文健康问句分类与语料构建[J]. 情报工程,2016,2(6):39-49.

[170]张芳丛,秦秋莉,姜勇,等. 基于 Roberta-Wwm-Bilstm-Crf 的中文电子病历命名实体识别研究[J]. 数据分析与知识发现,2021:1-18.

[171]王彪. 信息检索中信息需求域的研究[D]. 呼和浩特:内蒙古大学,2012.

[172]胡吉明,胡昌平. 基于主题层次树和语义向量空间模型的用户建模[J]. 情报学报,2013,32(8):838-843.

[173]伍淳华. 智能旅游目的地信息服务中效用的产生和体现机制研究[D]. 北京:北京邮电大学,2008.

[174]钱宇星,严淳,陈烨,等. 慢性病患者健康信息素养现状与问题[J]. 信息系统学报,2020(1):1-12.

[175]王蕾. 网络健康信息可读性评价指标体系的构建[D]. 合肥:安徽医科大学,2021.

[176]谢思雅,施一萍,胡佳玲,等. 基于 Django 的文本情感分类系统设计与实现[J]. 传感器与微系统,2021,40(11):97-99.

[177]马吉聪. 基于 Django 框架的糖尿病预测系统的设计与实现[D]. 昆明:云南师范大学,2021.

[178]张敏. Pytorch 深度学习实战[M]. 北京:电子工业出版社,2020.

[179]莫祖英. 微博信息内容质量评价及影响分析[M]. 北京:世界图书出版公司,2015.

[180]安晨,张雅馨. 健康类公众号的文章质量与健康传播效果分析[J]. 中小企业管理与科技,2019(28):125-128.

[181]孙振球,徐勇勇. 医学统计学[M]. 北京:人民卫生出版社,2010(8):71.

[182]北京清博智能科技有限公司. 微信传播指数 WCI-清博指数[EB/OL]. [2022-1-12]. https://www.gsdata.cn/site/usage.

[183]奚道佳. 移动社交媒体健康信息质量评价与治理策略研究[D]. 济南:山东财经大学,2021.

[184]张克永,李贺. 健康微信公众平台信息质量评价指标体系研究[J]. 情报科学,2017,35(11):143-148.

[185]李刚. 基于标准差修正群组 G1 的组合赋权方法研究[J]. 系统工程学报,2012,27(1):9-18.

[186]曾威强,黄艳,王津. 基于熵值修正组合赋权的企业创新驱动能力综合评价方法探析[J]. 现代商业,2021(27):34-36.

[187]傅毓维,张凌. 预测决策理论与方法[M]. 哈尔滨:哈尔滨工程大学出版社,2003.

[188]孙振球,王乐三. 医学综合评价方法及其应用[M]. 北京:化学工业出版社,2006.

[189]吴明隆. 结构方程模型——AMOS 的操作与应用[M]. 第 1 版. 重庆:重庆大学出版社,2009.

[190]李刚,李建平,孙晓蕾,等. 主客观权重的组合方式及其合理性研究[J]. 管理评论,2017,29(12):17-26.

[191]李刚. 基于熵值修正 G1 组合赋权的科技评价模型及实证[J]. 软科学,2010,24(5):31-36.

[192]安晨,张雅馨. 健康类公众号的文章质量与健康传播效果分析[J]. 中小企业管理与科技,2019(28):125-128.

[193]莫祖英. 微博信息内容质量评价及影响分析[M]. 北京:世界图书出版公司,2015.

[194]周晓英. 网络健康信息综合治理的方向和重点[J]. 国家治理,2018(47):45-49.

[195]冉连,张曦. 网络信息内容生态治理:内涵、挑战与路径创新[J]. 湖北社会科学,2020(11):32-38.

[196]周晓英. 中国医院网站评估报告(2014)[M]. 北京:科学技术文献出版社,2015:111-132.

[197]孙振球 徐勇勇. 医学统计学[M]. 第 4 版. 北京:人民卫生出版社,2014.

[198]方积乾. 生物医学研究的统计方法[M]. 北京:高等教育出版社,2010. 284.

[199]彭小青,陈阳,罗爱静,等. 网络疑病症:信息时代下的"新兴风险"[J]. 中国临床心理学杂志,

2020，28（2）：400-403.

［200］丁香医生，健康报移动健康研究院. 2019 国民健康洞察报告［EB/OL］.［2021-10-11］. Available from：http://www. 199it. com/archives/822332. html? from=groupmessage.

［201］莫丹，李九红，王婷，等. 心脏外科监护室患者家属的焦虑、社会支持现状及其相关性研究［J］. 当代护士（下旬刊），2019，26（1）：9-12.

［202］国家卫生健康委. 中国居民营养与慢性病状况报告（2020 年）［EB/OL］.［2021-10-11］. Available from：http://www. gov. cn/xinwen/2020-12/24/content_5572983. htm.

［203］罗晓兰，韩景倜，樊卫国，等. 互联网时代的健康信息与健康焦虑［J］. 情报资料工作. 2019，40（2）：76-86.

［204］李晨昊，朱晓芳，田晶，等. 慢性心力衰竭患者躯体症状与心理状态的交叉滞后研究［J］. 中华疾病控制杂志，2021，25（3）：311-316.

［205］王静，刘维，李菲菲，等. 书写表达对青年乳腺癌患者自我效能、躯体症状及心理健康的影响［J］. 中国健康心理学杂志，2021，29（7）：973-978.

［206］吴焱. 网络时代：性，如何才能安全地快乐？［J］. 中国性科学，2014，23（8）：3.

［207］杨俊玲. 基于民生需求的互联网医学信息资源质量控制研究［J］. 中国卫生事业管理，2020，34（4）：319-20.

［208］韩景倜，樊卫国，罗晓兰，等. 用户健康信息搜寻行为对健康行为影响的研究进展［J］. 情报资料工作，2018（2）：48-55.

［209］李强. 社会支持与个体心理健康［J］. 天津社会科学，1998（1）：66-69.

［210］王丽娜，关红. 中老年冠心病住院患者焦虑抑郁与社会支持及其相关性［J］. 中国老年学杂志，2021，41（17）：3846-3849.

［211］凌宇，陈阳，游燚吉，等. 社会支持对青少年网络成瘾的影响：坚毅和特定领域冲动的链式中介作用［J］. 中国临床心理学杂志，2021，29（3）：567-571.

［212］夏锦文. 共建共治共享的社会治理格局：理论构建与实践探索［J］. 江苏社会科学，2018（3）：53-62.

［213］李一. 有效推进网络社会治理的十大行动策略［J］. 中共杭州市委党校学报，2020（5）：75-82.

［214］赵丹，王华生，左佐垄川. 健康中国建设中个人健康责任强化路径探析［J］. 公关世界，2021（13）：69-71.

英文参考文献

［1］ TONSAKER T, BARTLETT G, TRPKOV C. Health Information On the Internet Gold Mine Or Minefield? ［J］. Canadian Family Physician, 2014, 60（5）：407-408.

［2］ MCMULLAN M. Patients Using the Internet to Obtain Health Information：How this Affects the Patient -Health Professional Relationship［J］. Patient Education and Counseling, 2006, 63（1-2）：24-28.

［3］ WILLIAMS P, HUNTINGTON P, NICHOLAS D. Health Information On the Internet：A Qualitative Study of Nhs Direct Online Users［J］. ASLIB Proceedings, 2003, 55（5-6）：304-312.

［4］ ANKER A E, REINHART A M, FEELEY T H. Health Information Seeking：A Review of Measures and Methods［J］. Patient Education and Counseling, 2011, 82（3SI）：346-354.

［5］ ZHANG Y. Toward a Layered Model of Context for Health Information Searching：An Analysis of Consumer -Generated Questions［J］. Journal of the American Society for Information Science and Technology, 2013, 64（6）：1158-1172.

［6］ ROZMOVITS L, ZIEBLAND S. What Do Patients with Prostate Or Breast Cancer Want From an Internet

Site? A Qualitative Study of Information Needs[J]. Patient Education and Counseling, 2004, 53(1): 57-64.

[7] ZHANG Z, ZHANG Z, LI H. Predictors of the Authenticity of Internet Health Rumours[J]. Health Information & Libraries Journal, 2015, 32(3): 195-205.

[8] BHANDARI N, SHI Y, JUNG K. Seeking health information online: does limited healthcare access matter? [J]. JOURNAL OF THE AMERICAN MEDICAL INFORMATICS ASSOCIATION, 2014, 21(6): 1113-1117.

[9] HALUZA D, NASZAY M, STOCKINGER A, et al. Digital Natives Versus Digital Immigrants: Influence of Online Health Information Seeking on the Doctor-Patient Relationship[J]. HEALTH COMMUNICATION, 2017, 32(11): 1342-1349.

[10] FERGUSON T. Health Online and the Empowered Medical Consumer[J]. The Joint Commission journal on quality improvement, 1997, 23(5): 251-257.

[11] MAIBACH E W, WEBER D, MASSETT H, et al. Understanding Consumers' Health Information Preferences Development and Validation of a Brief Screening Instrument [J]. Journal of Health Communication, 2006, 11(8): 717-736.

[12] TAYLOR R S. Question-Negotiation and Information Seeking in Libraries [J]. College & Research Libraries, 2015, 76(3): 251-267.

[13] ODDY R N, BELKIN N J, BROOKS H M. Ask for Information Retrieval: Part I. Background and Theory [J]. Emerald: Journal of Documentation. , 1982: 61.

[14] WILSON T D. On User Studies and Information Needs[J]. Journal of Documentation, 1981, 37(1): 3-15.

[15] CHOO C W. The Knowing Organization: How Organizations Use Information to Construct Meaning, Create Knowledge and Make Decisions[J]. International Journal of Information Management, 1996, 16(5): 329-340.

[16] RAFA T, KECHID S. Semantic Representation of a Geo-Social User Profile for a Personalised Information Retrieval[J]. Journal of Information & Knowledge Management, 2021, 20(4): 2150044.

[17] MIWA M. Capturing Changing User Goals in Information Seeking Process Using Information Behavioral Grammar Model[J]. LIBRES-Library and Information Science Research Electronic Journal, 2021, 31(1): 1-11.

[18] STONBRAKER S, LARSON E. Health-Information Needs of Hiv-Positive Adults in Latin America and the Caribbean: An Integrative Review of the Literature [J]. Aids Care-Psychological and Socio-Medical Aspects of Aids/Hiv, 2016, 28(10): 1223-1229.

[19] WEYMANN N, HäRTER, M, DIRMAIER, J. Information and Decision Support Needs in Patients with Type 2 Diabetes[J]. Health Informatics Journal, 2016, 22(1): 46-59.

[20] QIAN Y, GUI W. Identifying Health Information Needs of Senior Online Communities Users: A Text Mining Approach[J]. Aslib Journal of Information Management, 2021, 73(1SI): 5-24.

[21] MANSOUR E. Egyptian Pregnant Women's Health Information Needs and Behaviour: A Qualitative Study [J]. Information Development, 2021(2666669211060818).

[22] KNIJNENBURG S L, KREMER L C, van den Bos C, et al. Health Information Needs of Childhood Cancer Survivors and their Family[J]. Pediatric Blood & Cancer, 2010, 54(1): 123-127.

[23] THEIS S, SCHAEFER D, SCHAEFER K, et al. What Do You Need to Know to Stay Healthy? - Health Information Needs and Seeking Behaviour of Older Adults in Germany [J]. Proceedings of the 20th Congress of the International Ergonomics Association (Iea 2018), Vol V: Human Simulation And Virtual Environments, Work With Computing Systems (WWCS), PROCESS CONTROL, 2019, 822: 516-525.

［24］ SHIM E, PARK J, PARK J. Comprehensive Needs Assessment Tool in Cancer（Cnat）：The Development and Validation［J］. Supportive Care in Cancer, 2011, 19(12)：1957-1968.

［25］ ARDEN M A, DUXBURY A M S, SOLTANI H. Responses to Gestational Weight Management Guidance：A Thematic Analysis of Comments Made by Women in Online Parenting Forums［J］. BMC Pregnancy and Childbirth, 2014, 14(216).

［26］ OKUNLAYA R O, ABDULLAH N S, ALIAS R A. Artificial Intelligence（Ai）Library Services Innovative Conceptual Framework for the Digital Transformation of University Education［J］. Library Hi Tech, 2022.

［27］ QU J. Research On Mobile Learning in a Teaching Information Service System Based On a Big Data Driven Environment［J］. Education and Information Technologies, 2021, 26(5)：6183-6201.

［28］ TANG L. User Interest Analysis and Personalized Information Service Implementation Based On Microblog ［J］. 2016 International Conference on Computer Science and Information Security（CSIS 2016）, 2016：521-527.

［29］ LIU L, WANG Q, LI B. A System Architecture for Intelligent Agriculture Based On Edge Computing ［J］. International Journal of Computer Applications in Technology, 2020, 64(2)：126-132.

［30］ NI J, HUANG Z, CHENG J, et al. An Effective Recommendation Model Based On Deep Representation Learning［J］. Information Sciences, 2021, 542：324-342.

［31］ TANG K. Research On the Construction of Personalized Active Information Service Model in Digital Library ［J］. Materials Processing and Manufacturing III, PTS 1-4, 2013, 753-755：3071-3074.

［32］ CONG C, FU D. An Ai Based Research On Optimization of University Sports Information Service［J］. Journal of Intelligent & Fuzzy Systems, 2021, 40(2)：3313-3324.

［33］ KOPLIKU A, PINEL-SAUVAGNAT K, BOUGHANEM M. Aggregated Search：A New Information Retrieval Paradigm［J］. ACM Computing Surveys（CSUR）, 2014, 46(3)：1-31.

［34］ MAO Y, LU Z. Mesh Now：Automatic Mesh Indexing at Pubmed Scale Via Learning to Rank［J］. Journal of Biomedical Semantics, 2017, 8(1)：15.

［35］ CHEN A T. Exploring Online Support Spaces：Using Cluster Analysis to Examine Breast Cancer, Diabetes and Fibromyalgia Support Groups［J］. Patient Education and Counseling, 2012, 87(2)：250-257.

［36］ PATRICK J, LI M. An Ontology for Clinical Questions About the Contents of Patient Notes［J］. Journal of Biomedical Informatics, 2012, 45(2)：292-306.

［37］ ROBERTS K, DEMNER-FUSHMAN D. Interactive Use of Online Health Resources：A Comparison of Consumer and Professional Questions［J］. Journal of the American Medical Informatics Association, 2016, 23(4)：802-811.

［38］ WANG H, LO J. Adoption of Open Government Data Among Government Agencies［J］. Government Information Quarterly, 2016, 33(1)：80-88.

［39］ BRENNAN P F, CASPER G. Observing Health in Everyday Living：Odls and Thecare-Between-the-Care ［J］. Personal and Ubiquitous Computing, 2015, 19(1)：3-8.

［40］ JAIN A, BHATNAGAR V. Concoction of Ambient Intelligence and Big Data for Better Patient Ministration Services［J］. International Journal of Ambient Computing and Intelligence（IJACI）, 2017, 8(4)：19-30.

［41］ PEREZ S L, PATERNITI D A, WILSON M, et al. Characterizing the Processes for Navigating Internet Health Information Using Real-Time Observations：A Mixed-Methods Approach［J］. Journal of Medical Internet Research, 2015, 17(7)：e173.

［42］ HAASE K R, GIFFORD W, HOLTSLANDER L, et al. Managing Cancer Experiences：An Interpretive Description Study of Internet Information Use［J］. Cancer Nursing, 2019, 42(5)：E53-E63.

［43］ CHAMBERLAIN D, ELCOCK M, PULIGARI P. The Use of Mobile Technology in Health Libraries：A

Summary of a Uk Based Survey[J]. Health Information & Libraries Journal, 2015, 32(4): 265-275.

[44] PETERS T E. Transformational Impact of Health Information Technology On the Clinical Practice of Child and Adolescent Psychiatry[J]. Child and Adolescent Psychiatric Clinics, 2017, 26(1): 55-66.

[45] RABAN M Z, TARIQ A, RICHARDSON L, et al. Evaluation of Web-Based Consumer Medication Information: Content and Usability of 4 Australian Websites[J]. Interactive Journal of Medical Research, 2016, 5(3): e21.

[46] HUANG Z, TAN E, LUM E, et al. A Smartphone App to Improve Medication Adherence in Patients with Type 2 Diabetes in Asia: Feasibility Randomized Controlled Trial[J]. JMIR Mhealth and Uhealth, 2019, 7(9): e14914.

[47] CHOWDHURY F S, ELKIN S, BELL D, et al. Isqua 17-3279 How Many Hospital Websites Provide Information to Attract Patients to Attend Cardiac/Pulmonary Rehabilitation Across England? [J]. International Journal for Quality in Health Care, 2017, 29(suppl_1): 7-8.

[48] KINCAID M L, FLEISHER L A, NEUMAN M D. Presentation on Us Hospital Websites of Risks and Benefits of Transcatheter Aortic Valve Replacement Procedures[J]. JAMA Internal Medicine, 2015, 175(3): 440-441.

[49] HOLTKAMP K C, HENNEMAN L, GILLE J J, et al. Direct-to-Consumer Carrier Screening for Cystic Fibrosis Via a Hospital Website: A 6-Year Evaluation[J]. Journal of Community Genetics, 2019, 10 (2): 249-257.

[50] PERçIN S. A Combined Fuzzy Multicriteria Decision-Making Approach for Evaluating Hospital Website Quality[J]. Journal of Multi-Criteria Decision Analysis, 2019, 26(3-4): 129-144.

[51] TAYLOR R S. The Process of Asking Questions[J]. Journal of the Association for Information Science & Technology, 1962, 13(4): 391-396.

[52] PALMER C L. Research Practices and Research Libraries: Working Toward High Impact Information Services[J]. 2008.

[53] MARCELLA R B, et al. The Impact of Social Class and Status On Citizenship Information Need: The Results of Two National Surveys in the Uk[J]. Journal of Information Science, 2000.

[54] ANKEM K. Factors Influencing Information Needs Among Cancer Patients: A Meta-Analysis[J]. Library & Information Science Research, 2007, 28(1): 7-23.

[55] SI Y, WANG J, XU H, et al. Enhancing Clinical Concept Extraction with Contextual Embeddings [J]. Journal of the American Medical Informatics Association, 2019, 26(11): 1297-1304.

[56] CUI Y, CHE W, LIU T, et al. Pre-Training with Whole Word Masking for Chinese Bert[J]. IEEE/ACM Transactions on Audio, Speech, and Language Processing, 2021, 29: 3504-3514.

[57] XIE X, ZHOU W, LIN L, et al. Internet Hospitals in China: Cross-Sectional Survey[J]. Journal of Medical Internet Research, 2017, 19(7): e239.

[58] CASTLETON K, FONG T, WANG-GILLAM A, et al. A Survey of Internet Utilization Among Patients with Cancer[J]. Supportive Care in Cancer, 2011, 19(8): 1183-1190.

[59] NGUYEN S, INGLEDEW P. Abstract P5-12-02: Tangled in the Breast Cancer Web: An Evaluation of the Usage of Web-Based Information Resources by Breast Cancer Patients[J]. Cancer Research, 2012, 72(24 Supplement): 5-12.

[60] MCLEOD J, YU I, INGLEDEW P A. Peering Into the Deep: Characterizing the Internet Search Patterns of Patients with Gynecologic Cancers[J]. Journal of Cancer Education, 2017.

[61] KOWSARI, MEIMANDI J, Heidarysafa, et al. Text Classification Algorithms: A Survey[J]. Information, 2019, 10(4).

[62] DEERING M J, HARRIS J. Consumer health information demand and delivery: implications for libraries

［J］. Bull Med Libr Assoc, 1996, 84(2): 209-216.

［63］ MANAFO E, WONG S. Exploring older adults' health information seeking behaviors［J］. J Nutr Educ Behav, 2012, 44(1): 85-89.

［64］ KIVITS J. Informed patients and the Internet——A mediated context for consultations with health professionals［J］. Journal of Health Psychology, 2006, 11(2): 269-282.

［65］ CHIU Y. Probing, Impelling, But Not Offending Doctors: The Role of the Internet as an Information Source for Patients' Interactions With Doctors［J］. Qualitative Health Research, 2011, 21(12): 1658 -1666.

［66］ XIE B. Older Adults' Health Information Wants in the Internet Age: Implications for Patient-Provider Relationships［J］. Journal of Health Communication, 2009, 14(6): 510-524.

［67］ SLEV V N, MISTIAEN P, PASMAN H R W, et al. Effects of eHealth for patients and informal caregivers confronted with cancer: A meta-review［J］. International Journal of Medical Informatics, 2016, 87(3): 54-67.

［68］ SENDRA S, PARRA L, LLORET J, et al. Smart system for children's chronic illness monitoring［J］. Information Fusion, 2018, 40: 76-86.

［69］ SILLENCE E, BRIGGS P, HARRIS P R, et al. How do patients evaluate and make use of online health information? ［J］. Soc Sci Med, 2007, 64(9): 1853-1862.

［70］ CLINE R, HAYNES K. Consumer health information seeking on the Internet: the state of the art［J］. Health Educ Res, 2001, 16: 671-692.

［71］ DIVIANI N, VAN DEN PUTTE B, GIANI S, et al. Low health literacy and evaluation of online health information: a systematic review of the literature［J］. J Med Internet Res, 2015, 17(5): e112.

［72］ SBAFFI L, ROWLEY J. Trust and Credibility in Web-Based Health Information: A Review and Agenda for Future Research［J］. J Med Internet Res, 2017, 19: 19(6): e218.

［73］ ARORA N K, HESSE B W, RIMER B K, VISWANATH K, CLAYMAN ML, CROYLE RT. Frustrated and confused: the American public rates its cancer-related information-seeking experiences［J］. J Gen Intern Med 2008, 23(3): 223-228.

［74］ FEUFEL M A, STAHL S F. What do web-use skill differences imply for online health information searches? ［J］. J Med Internet Res, 2012, 14(3): e87.

［75］ CAR J, LANG B, COLLEDGE A, et al. Interventions for enhancing consumers' online health literacy ［J］. Cochrane Database Syst Rev, 2011(6): CD007092.

［76］ SWEET S N, PERRIER M, PODZYHUN C, et al. Identifying physical activity information needs and preferred methods of delivery of people with multiple sclerosis［J］. Disabil Rehabil, 2013, 35(24): 2056-2063.

［77］ UNRUH H K, BOWEN D J, MEISCHKE H, et al. Women's approaches to the use of new technology for cancer risk information［J］. Women Health, 2004, 40(1): 59-78.

［78］ GRAY N J, KLEIN J D, CANTRILL J A, NOYCE P R. Adolescent girls' use of the Internet for health information: issues beyond access［J］. J Med Syst, 2002, 26(6): 545-553.

［79］ MARSHALL L A, WILLIAMS D. Health information: does quality count for the consumer? ［J］. Journal of Librarianship and Information Science, 2016, 38(3): 141-156.

［80］ ANDERSON J G. Consumers of e-Health［J］. Social Science Computer Review, 2016, 22(2): 242 -248.

［81］ SANTER M, MULLER I, YARDLEY L, et al. 'You don't know which bits to believe': qualitative study exploring carers' experiences of seeking information on the internet about childhood eczema［J］. BMJ Open, 2015, 5(4): e006339.

[82] SILVER MP. Patient perspectives on online health information and communication with doctors: a qualitative study of patients 50 years old and over[J]. J Med Internet Res, 2015, 17(1): e19.

[83] BENOTSCH E G, KALICHMAN S, WEINHARDT L S. HIV-AIDS patients' evaluation of health information on the internet: the digital divide and vulnerability to fraudulent claims[J]. J Consult Clin Psychol, 2004, 72(6): 1004-1011.

[84] OH S, WORRALL A. Health answer quality evaluation by librarians, nurses, and users in social Q&A [J]. Library & Information Science Research 2013, 35(4): 288-298.

[85] KIM Y. Trust in health information websites: A systematic literature review on the antecedents of trust [J]. Health Informatics J, 2016, 22(2): 355-369.

[86] FOGG B, SOOHOO C, DANIELSON D, et al. How Do Users Evaluate the Credibility of Web Sites? A Study with over 2 500 Participants. 2003 Presented[M]. San Francisco, California: Proc Conf Des User Exp, 2003: 1-15.

[87] ROBINS D, HOLMES J, STANSBURY M. Consumer health information on the Web: The relationship of visual design and perceptions of credibility[J]. J Am Soc Inf Sci. 2009, 61(1): 13-29.

[88] EYSENBACH G, KöHLER C. How do consumers search for and appraise healthinformation on the world wide web? Qualitative study using focus groups, usability tests, and in-depth interviews[J]. BMJ, 2002, 324(7337): 573-577 .

[89] METZGER M J, FLANAGIN A J, EYAL K, LEMUS D R, MCCANN R M. Credibility for the 21st Century: Integrating Perspectives on Source, Message, and Media Credibility in the Contemporary Media Environment[J]. Annals of the International Communication Association, 2016, 27(1): 293-335.

[90] HONG T. The influence of structural and message features on Web site credibility[J]. J Am Soc Inf Sci 2005, 57(1): 114-127.

[91] GRYNA F. Juran's quality control handbook[M]. New York: McGraw-Hill College Division, 1988.

[92] RIEH S Y. Judgment of information quality and cognitive authority in the Web[J]. J Am Soc Inf Sci, 2002, 53(2): 145-161.

[93] BATES BR, ROMINA S, AHMED R, et al. The effect of source credibility on consumers' perceptions of the quality of health information on the Internet[J]. Med Inform Internet Med, 2006,31(1): 45-52.

[94] EASTIN M. Credibility Assessments of Online Health Information: The Effects of Source Expertise and Knowledge of Content[J]. J Comput-Mediat Commun, 2006, 6(4): 111-113.

[95] SUN Y, ZHANG Y, GWIZDKA J, et al. Consumer Evaluation of the Quality of Online Health Information: Systematic Literature Review of Relevant Criteria and Indicators[J]. J Med Internet Res, 2019, 21 (5): e12522

[96] HENDERSON E M, ECCLESTON C. An online adolescent message board discussion about the internet: Use for pain[J]. J Child Health Care, 2015, 19(3): 412-418.

[97] FRISBY G, BESSELL T L, BORLAND R, et al. Smoking cessation and the Internet: a qualitative method examining online consumer behavior[J]. J Med Internet Res, 2002, 4(2): E8.

[98] PETERSON G, ASLANI P, WILLIAMS K A. How do consumers search for and appraise information on medicines on the Internet? A qualitative study using focus groups[J]. J Med Internet Res, 2003, 5 (4): e33.

[99] BERNHARDT J, FELTER E. Online pediatric information seeking among mothers of young children: results from a qualitative study using focus groups[J]. J Med Internet Res, 2004, 6(1): e7.

[100] CHILDS S. Developing health website quality assessment guidelines for the voluntary sector: outcomes from the Judge Project[J]. Health Info Libr J, 2004 Sep; 21 Suppl 2: 14-26.

[101] ADAMS S, DE BONT A, BERG M. Looking for answers, constructing reliability: an exploration into how

Dutch patients check web-based medical information[J]. Int J Med Inform 2006, 75(1): 66-72.

[102] CRYSTAL A, GREENBERG J. Relevance criteria identified by health information users during Web searches[J]. J Am Soc Inf Sci 2006, 57(10): 1368-1382.

[103] KERR C, MURRAY E, STEVENSON F, GORE C, NAZARETH I. Internet interventions for long-term conditions: patient and caregiver quality criteria[J]. J Med Internet Res, 2006, 28; 8(3): e13.

[104] HOFFMAN-GOETZ L, FRIEDMAN D B. A qualitative study of Canadian Aboriginal women's beliefs about [J]. J Cancer Educ 2007, 22(2): 124-128.

[105] SILLENCE E, BRIGGS P. Please advise: using the Internet for health and financial advice[J]. Computers in Human Behavior 2007, 23(1): 727-748.

[106] SILLENCE E, BRIGGS P, HARRIS P, FISHWICK L. Health Websites that people can trust-the case of hypertension[J]. Interacting with Computers 2007, 19(1): 32-42.

[107] BUHI E R, DALEY E M, FUHRMANN H J, SMITH S A. An observational study of how young people search for online sexual health information[J]. J Am Coll Health 2009, 58(2): 101-111.

[108] FREEMAN K S, SPYRIDAKIS J H. Effect of Contact Information on the Credibility of Online Health Information[J]. IEEE Trans Profess Commun 2009, 52(2): 152-166.

[109] MACKERT M, KAHLOR L, TYLER D, GUSTAFSON J. Designing e-health interventions for low-health-literate culturally diverse parents: addressing the obesity epidemic[J]. Telemed J E Health 2009, 15(7): 672-677.

[110] MARTON C. How Women With Mental Health Conditions Evaluate the Quality of Information on Mental Health Web sites: A Qualitative Approach[J]. Journal of Hospital Librarianship 2010, 28; 10(3): 235-250.

[111] KIM H, PARK S, BOZEMAN I. Online health information search and evaluation: observations and semi-structured interviews with college students and maternal health experts[J]. Health Info Libr J 2011, 28(3): 188-199.

[112] COLOMBO C, MOSCONI P, CONFALONIERI P, BARONI 1, TRAVERSA S, HILL S J, et al. Web search behavior and information needs of people with multiple sclerosis: focus group study and analysis of online postings[J]. Interact J Med Res 2014, 24; 3(3): e12.

[113] LEDERMAN R, FAN H, SMITH S, CHANG S. Who can you trust? Credibility assessment in online health forums[J]. Health Policy and Technology 2014, 3(1): 13-25.

[114] MCPHERSON A C, GOFINE M L, STINSON J. Seeing is believing? A mixed-methods study exploring the quality and perceived trustworthiness of online information about chronic conditions aimed at children and young people[J]. Health Commun 2014, 29(5): 473-482.

[115] PAYTON F C, KVASNY L, KIWANUKA-TONDO J. Online HIV prevention information: How black female college students are seeking and perceiving[J]. Internet Research 2014, 29; 24(4): 520-543.

[116] BRIONES R. Harnessing the Web: How E-Health and E-Health Literacy Impact Young Adults' Perceptions of Online Health Information[J]. Med 2 0 2015, 31; 4(2): e5.

[117] RENNIS L, MCNAMARA G, SEIDEL E, SHNEYDERMAN Y. Google it!: Urban community college students? use of the Internet to obtain self-care and personal health information[J]. Coll Stud J 2015, 49(3): 414-426.

[118] SUBRAMANIAM M, S T JEAN B, TAYLOR N G, et al. Bit by bit: using design-based research to improve the health literacy of adolescents[J]. JMIR Res Protoc 2015, 29; 4(2): e62.

[119] CUNNINGHAM A, JOHNSON F. Exploring trust in online health information: a study of user experiences of patients. co. uk[J]. Health Info Libr J 2016, 33(4): 323-328.

[120] DIVIANI N, VAN DEN PUTTE B, MEPPELINK C S, et al. Exploring the role of health literacy in the

evaluation of online health information: Insights from a mixed-methods study[J]. Patient Education and Counseling, 2016, 99(6): 1017-1025.

[121] SILLENCE E, HARDY C, MEDEIROS L C, et al. Examining trust factors in online food risk information: The case of unpasteurized or 'raw' milk[J]. Appetite, 2016, 99: 200-210.

[122] ALSEM M W, AUSEMS F, VERHOEF M, et al. Information seeking by parents of children with physical disabilities: An exploratory qualitative study[J]. Res Dev Disabil, 2017, 60: 125-134.

[123] CHAMPLIN S, MACKERT M, GLOWACKI E M, et al. Toward a Better Understanding of Patient Health Literacy: A Focus on the Skills Patients Need to Find Health Information[J]. Qual Health Res 2017, 27(8): 1160-1176.

[124] CUSACK L, DESHA L N, DEL MAR C B, et al. A qualitative study exploring high school students' understanding of, and attitudes towards, health information and claims[J]. Health Expect, 2017, 20(5): 1163-1171.

[125] PEDDIE K A, KELLY-CAMPBELL R J. How people with hearing impairment in New Zealand use the Internet to obtain information about their hearing health[J]. Computers in Human Behavior, 2017, 73: 141-151.

[126] SCANTLEBURY A, BOOTH A, HANLEY B. Experiences, practices and barriers to accessing health information: A qualitative study[J]. Int J Med Inform, 2017, 103: 103-108.

[127] CHARNOCK D, SHEPPERD S, NEEDHAM G, et al. DISCERN: an instrument for judging the quality of written consumer health information on treatment choices [J]. Journal of Epidemiology & Community Health, 1999, 53(2): 105-111.

[128] BOYER C, SELBY M, SCHERRER J R, et al. The Health On the Net Code of Conduct for medical and health Websites[J]. Computers in Biology & Medicine, 1998, 28(5): 603-610.

[129] SILBERG W M, LUNDBERG G D, MUSACCHIO R A. Assessing, controlling, and assuring the quality of medical information on the Internet: caveant lector et viewor—Let the reader and viewer beware [J]. Journal of the American Medical Association, 1997, 277(15): 1244-1245.

[130] TAVARE A N, ALSAFI A, HAMADY M S. Analysis of the quality of information obtained about uterine artery embolization from the Internet [J]. Cardiovascular & Interventional Radiology, 2012, 35(6): 1355-1362.

[131] FLESCH R. A new readability yardstick [J]. Journal of Applied Psychology, 1948, 32(3): 221-233.

[132] KINCAID J P, OTHERS A. Derivation of New readability Formulas (Automated readability Index, Fog Count and Flesch Reading Ease Formula) for Navy Enlisted Personnel[EB/OL]. [2015-12-09]. http://www.dtic.mil/dtic/tr/fulltext/u2/a006655.

[133] HEDMAN A S. Using the SMOG formula to revise a health-related document [J]. American Journal of Health Education, 2007, 39(1): 61-64.

[134] GROHOL J M, SLIMOWICZ J, GRANDA R. The quality of mental health information commonly searched for on the Internet[J]. Cyberpsychology Behavior & Social Networking, 2014, 17(4): 216-221.

[135] SPENCER J M, SHERIDAN S C. Web-based hypothermia information: a critical assessment of Internet resources and a comparison to peer-reviewed literature [J]. Perspectives in PublicHealth, 2014, 135 (2): 85-91.

[136] ZHANG Y, SUN Y L, XIE B. Quality of health information for consumers on the web: A systematic review of indicators, criteria, tools, and evaluation results[J]. Journal of the Association for Information Science and Technology, 2015, 66(10): 2071-2084.

[137] FERNANDO O, ANTONIO H, JESUS B, et al. Recommending Items to Group of Users UsingMatrix Factorization Based Collaborative Filtering[J]. Information Sciences, 2016(345): 313-324.

[138] SINGH VK, JAIN R. Situatio Recognition Using EventShop[M]. Springer International Publishing, 2016.

[139] LIU Y, OTT M, GOYAL N, et al. Roberta: A Robustly Optimized Bert Pretraining Approach [J]. 2019.

[140] YANG X, BIAN J, HOGAN W R, et al. Clinical Concept Extraction Using Transformers[J]. Journal of the American Medical Informatics Association, 2020, 27(12): 1935-1942.

[141] XU Z. RoBERTa-wwm-ext Fine-Tuning for Chinese Text Classification[J]. arXiv preprint arXiv: 2103.00492, 2021.

[142] HOCHREITER S, SCHMIDHUBER J U R. Long Short-Term Memory[J]. Neural Computation, 1997, 9(8): 1735-1780.

[143] CAI R, ZHU B, JI L, et al. An Cnn-Lstm Attention Approach to Understanding User Query Intent From Online Health Communities, 2017. IEEE.

[144] GRAFFIGNA G, BARELLO S, BONANOMI A, et al. Factors Affecting PatientsOnline Health Information -Seeking Behaviours: The Role of the Patient Health Engagement (Phe) Model[J]. Patient Education & Counseling, 2017: 1918-1927.

[145] ELMAN J, LAVIN M. Lightweight Django: Using Rest, Websockets, and Backbone[M]. O´Reilly Media, Inc., 2014.

[146] BUKHARI S A C, PAWAR S, MANDELL J, et al. Linkedimm: A Linked Data Graph Database for Integrating Immunological Data[J]. BMC Bioinformatics, 2021, 22(9): 1-14.

[147] YOON B, KIM S, KIM S. Use of Graph Database for the Integration of Heterogeneous Biological Data [J]. Genomics & informatics, 2017, 15(1): 19.

[148] AHIN A, AHIN M, TüRKCü F M. YouTube as a source of information in retinopathy of prematurity [J]. Irish Journal of Medical Science, 2019, 188(2): 613-617.

[149] AFFUL-DADZIE E, AFFUL-DADZIE A, EGALA S B. Social media in health communication: A literature review of information quality[J]. Health Information Management Journal, 2021: 7912469.

[150] ELKARMI R, HASSONA Y, TAIMEH D, et al. YouTube as a source for parents' education on early childhood cariesp[J]. International Journal of Paediatric Dentistry 2017, 27(6): 437-443.

[151] HEMPHILL JF, Interpreting the Magnitudes of Correlation Coefficients, Am Psychol 2003 Jan; 581(1).

[152] SUN Y, ZHANG Y, GWIZDKA J, et al. Consumer Evaluation of the Quality of Online Health Information: Systematic Literature Review of Relevant Criteria and Indicators[J]. J Med Internet Res 2019; 21 (5): e12522.

[153] FREEMAN, K. S., & SPYRIDAKIS, J. H. (2004). An Examination of Factors That Affect the Credibility of Online Health Information[J]. Technical Communication, 51(2), 239-263.

[154] BLIEMEL, M., & HASSANEIN, K. Consumer satisfaction with online health information retrieval: A model and empirical study[J]. E-Service Journal, 2007, 5(2), 53-84.

[155] EYSENBACH G, POWELL J, KUSS O, SA E R. Empirical studies assessing the quality of health information for consumers on the world wide web: a systematic review[J]. J Am Med Assoc 2002; 287(20): 2691-2700.

[156] Kim H. CREDIBILITY ASSESSMENT OF HEALTH INFORMATION ON SOCIAL MEDIA: DISCOVERING CREDIBILITY FACTORS, OPERATIONALIZATION, AND PREDICTION [D]. University of North Carolina 2019.

[157] WANG RY, STRONG D M. Beyond accuracy: what data quality means to data consumers. J Manage Inform Syst. (1996) 12: 5-33.

[158] LEE Y W, STRONG D M, KAHN B K, et al. AIMQ: a methodology for information quality assessment [J]. Inf Manage. 2002, 40: 133-46.

[159] AL-JEFRI M, EVANS R, UCHYIGIT G, et al. What Is Health Information Quality? Ethical Dimension and Perception by Users[J]. Frontiers inMedicine, 2018, 5.

[160] STVILIA, B., & GASSER, L. Value based metadata quality assessment[J]. Library & Information Science Research, 2008, 30(1), 67–74.

[161] MOORHEAD S A, HAZLETT D E, HARRISON L, et al. A new dimension of health care: systematic review of the uses, benefits, and limitations of social media for health communication[J]. Journal of Medical Internet Research. 2013, 15(4): e85.

[162] ORIZIO G, SCHULZ P, GASPAROTTI C et al. The world of e-patients: a content analysis of online social networks focusing on diseases[J]. Telemedicine and e-Health 2010, 16(10): 1060–1066.

[163] FUZHI WANG, PHD AND X. Z. B. L. Zhuoxin Wang Weiwei Sun Yang, Evaluating the Quality of Health-Related WeChat Public Accounts: Cross-Sectional Study[J]. JMIR MHEALTH AND UHEALTH, 2020. 5(8): p. e14826.

[164] AFFUL-DADZIE E, AFFUL-DADZIE A, EGALA S B. Social media in health communication: A literature review of information quality[J]. Health Inf Manag, 2021; 7912469.

[165] ELKARMI R, HASSONA Y, TAIMEH D, et al. YouTube as a source for parents' education on early childhood cariesp[J]. International Journal of Paediatric Dentistry 2017, 27(6): 437–443.

[166] AHIN A, AHIN M, TüRKCü F M. YouTube as a source of information in retinopathy of prematurity [J]. Irish Journal of Medical Science 2019, 188(2): 613–617.

[167] EETEN V, M. J G, Mueller, et al. Where is the governance in Internet governance? [J]. New Media & Society, 2013, (5): 720–736.

[168] STARCEVIC V. Cyberchondria: Challenges of Problematic Online Searches for Health-Related Information [J]. Psychother Psychosom. 2017; 86(3): 129–133.

[169] VISMARA M, CARICASOLE V, STARCEVIC V, et al. Is cyberchondria a new transdiagnostic digital compulsive syndrome? A systematic review of the evidence [J]. Compr Psychiat, 2020, 99.

[170] CRIJNS T J. CORR Insights (R): What are the Implications of Excessive Internet Searches for Medical Information by Orthopaedic Patients? [J]. Clin Orthop Relat R. 2019; 477(12): 2674–266.

[171] KHAZAAL Y, CHATTON A, ROCHAT L, HEDE V, VISWASAM K, PENZENSTADLER L, et al. Compulsive Health-Related Internet Use and Cyberchondria[J]. Eur Addict Res. 2021; 27(1): 58–66.

[172] FERGUS T A, SPADA M M. Cyberchondria: Examining relations with problematic Internet use and metacognitive beliefs[J]. Clin Psychol Psychot. 2017; 24(6): 1322–1330.

[173] JUNGMANN SM, WITTHOFT M. Health anxiety, cyberchondria, and coping in the current COVID-19 pandemic: Which factors are related to coronavirus anxiety? [J]. J Anxiety Disord. 2020; 73.

[174] HASHEMI S G S, HOSSEINNEZHAD S, DINI S, GRIFFITHS M D, LIN C Y, PAKPOUR A H. The mediating effect of the cyberchondria and anxiety sensitivity in the association between problematic internet use, metacognition beliefs, and fear of COVID-19 among Iranian online population [J]. Heliyon. 2020; 6(10).

[175] Zheng H, Kim HK, Sin SCJ, Theng YL. A theoretical model of cyberchondria development: Antecedents and intermediate processes[J]. Telemat Inform. 2021, 63.

[176] BAJCAR B, BABIAK J, OLCHOWSKA-KOTALA A. Cyberchondria and its measurement. The Polish adaptation and psychometric properties of the Cyberchondria Severity Scale CSS-PL [J]. Psychiatr Pol. 2019, 53(1): 49–60.

[177] BATI A H, MANDIRACIOGLU A, GOVSA F, CAM O. Health anxiety and cyberchondria among Ege University health science students[J]. Nurs Educ Today. 2018, 71: 169–173.

［178］AKHTAR M, FATIMA T. Exploring cyberchondria and worry about health among individuals with no diagnosed medical condition［J］. J Pak Med Assoc. 2020, 70(1): 90-95.

［179］BARKE A, BLEICHHARDT G, RIEF W, DOERING B K. The Cyberchondria Severity Scale (CSS): German Validation and Development of a Short Form［J］. Int J Behav Med. 2016, 23(5): 595-605.

［180］DOHERTY-TORSTRICK E R, WALTON K E, FALLON B A. Cyberchondria: Parsing Health Anxiety From Online Behavior［J］. Psychosomatics. 2016; 57(4): 390-400.

［181］ANDREASSEN H K, BUJNOWSKA-FEDAK M M, CHRONAKI C E, DUMITRU R C, PUDULE I, SANTANA S, et al. European citizens' use of E-health services: A study of seven countries［J］. Bmc Public Health. 2007, 7.

［182］BANDURA A. Health promotion by social cognitive means［J］. Health Educ Behav. 2004, 31(2): 143-164.

［183］NAVAS-MARTIN M A, Albornos-Munoz L, Escandell-Garcia C. ［Access to health information sources in Spain. how to combat "infoxication"［J］. Enfermeria clinica. 2012, 22(3): 154-158.

［184］NORR A M, OGLESBY M E, RAINES A M, MACATEE R J, ALLAN N P, SCHMIDT N B. Relationships between cyberchondria and obsessive-compulsive symptom dimensions［J］. Psychiat Res, 2015, 230(2): 441-446.

［185］FERGUS T A, SPADA M M. Moving toward a metacognitive conceptualization of cyberchondria: Examining the contribution of metacognitive beliefs, beliefs about rituals, and stop signals［J］. J Anxiety Disord. 2018; 60: 11-19.

［186］FERGUS T A. The Cyberchondria Severity Scale (CSS): An examination of structure and relations with health anxiety in a community sample［J］. J Anxiety Disord. 2014; 28(6): 504-510.

［187］FERGUS T A. Cyberchondria and Intolerance of Uncertainty: Examining When Individuals Experience Health Anxiety in Response to Internet Searches for Medical Information［J］. Cyberpsych Beh Soc N. 2013, 16(10): 735-739.

［188］NORR A M, ALBANESE B J, OGLESBY M E, ALLAN N P, SCHMIDT N B. Anxiety sensitivity and intolerance of uncertainty as potential risk factors forcyberchondria［J］. J Affect Disord. 2015, 174: 64-69.

［189］BAJCAR B, BABIAK J. Self-esteem and cyberchondria: The mediation effects of health anxiety and obsessive-compulsive symptoms in a community sample［J］. Curr Psychol. 2021, 40(6): 2820-2831.

［190］STYLIANOS A; ANNE C L P, et al. Unveiling the relationships between cyberchondria and psychopathological symptoms［J］. Journal of psychiatric research. 2021; 143: 254-261.

［191］STARCEVIC V, BAGGIO S, BERLE D, KHAZAAL Y, VISWASAM K. Cyberchondria and its Relationships with Related Constructs: a Network Analysis［J］. Psychiat Quart. 2019, 90(3): 491 -505.

［192］FERGUS T A. Anxiety sensitivity and intolerance of uncertainty as potential risk factors for cyberchondria: A replication and extension examining dimensions of each construct［J］. J Affect Disorders. 2015; 184: 305-309.

［193］FREESTON M, TIPLADY A, MAWN L, BOTTESI G, THWAITES S. Towards a model of uncertainty distress in the context of Coronavirus (COVID-19)［J］. Cogn Beh Ther. 2020, 13.

［194］SINGH K, FOX JRE, BROWN R J. Health anxiety and Internet use: A thematic analysis［J］. Cyberpsychology. 2016, 10(2).

［195］CARLETON R N, NORTON P J, ASMUNDSON G J G. Fearing the unknown: A short version of the Intolerance of Uncertainty Scale［J］. J Anxiety Disord. 2007, 21(1): 105-117.

［196］DUGAS M J, GOSSELIN P, LADOUCEUR R. Intolerance of uncertainty and worry: Investigating specificity in a nonclinical sample[J]. Cognitive Ther Res. 2001; 25(5): 551-558.

[197] LIU P L. COVID-19 Information Seeking on Digital Media and Preventive Behaviors: The Mediation Role of Worry[J]. Cyberpsych Beh Soc N. 2020, 23(10): 677-682.

[198] GAO J L, ZHENG P P, JIA Y N, CHEN H, MAO Y M, CHEN S H, et al. Mental health problems and social media exposure during COVID-19 outbreak[J]. Plos One. 2020, 15(4).

[199] ELHAI J D, YANG H B, MCKAY D, ASMUNDSON G J G. COVID-19 anxiety symptoms associated with problematic smartphone use severity in Chinese adults[J]. J Affect Disorders. 2020, 274: 576-582.

[200] WHITE R W, HORVITZ E. Captions and Biases in Diagnostic Search[J]. Acm T Web. 2013, 7(4).

[201] BATIGUN A D, GOR N, KOMURCU B, ERTURK I S. Cyberchondria Scale (CS): Development, Validity and Reliability Study[J]. Dunsen Adam. 2018, 31(2): 148-162.

[202] STARCEVIC V. Problematic and compulsive online health research: The two faces of cyberchondria [J]. Clin Psychol-Sci Pr. 2020, 27(2).

[203] MADAID D PA-L. Bupa health pulse 2010. Online health: untangling theweb 2010[EB/OL]. [2021 - 07 - 23]. Available from: https://www. bupa. com. au/staticfiles/Bupa/HealthAndWellness/ MediaFiles/.

[204] STARCEVIC V, BERLE D. Cyberchondria: towards a better understanding of excessive health-related Internet use[J]. Expert Rev Neurother. 2013, 13(2): 205-213.

[205] WHITE R W, HORVITZ E. Cyberchondria: Studies of the Escalation of Medical Concerns in Web Search [J]. Acm T Inform Syst, 2009, 27(4).

[206] A L. Cyberchondria: Too Much Information for the Health Anxious Patient? [J]. Journal of Consumer Health on the Internet. 2013, 17(4): 439-445.

[207] WANGLER J, JANSKY M. General practitioners' challenges and strategies in dealing with Internet-related health anxieties-results of a qualitative study among primary care physicians in Germany[J]. Wien Med Wochenschr. 2020; 170(13-14): 329-339.

[208] ZHENG H, TANDOC E C. Calling Dr. Internet: Analyzing News Coverage of Cyberchondria[J]. Journal Pract. 2020.

[209] STEVENSON F A, KERR C, MURRAY E, NAZARETH I. Information from the Internet and the doctor -patient relationship: The patient perspective - a qualitative study[J]. Bmc Fam Pract. 2007, 8.

[210] WALD H S, DUBE C E, ANTHONY D C. Untangling the Web - The impact of Internet use on health care and the physician-patient relationship[J]. Patient Educ Couns. 2007, 68(3): 218-224.

[211] COCCO A M, ZORDAN R, TAYLOR D M, WEILAND T J, DILLEY S J, KANT J, et al. Dr Google in the ED: searching for online health information by adult emergency department patients[J]. Med J Australia. 2018, 209(8): 342-347.

[212] G. C. Support systems and community mental health: Lectures on concept development[J]. Contemporary Sociology 1974; 5(2): 577-579.

[213] N. L. Social Support, Life Events, and Depression[M]. FL: Academic Press; 1986, 28.

[214] SOMMERHALDER K, ABRAHAM A, ZUFFEREY M C, BARTH J, ABEL T. Internet information and medical consultations: Experiences from patients' and physicians' perspectives[J]. Patient Educ Couns. 2009, 77(2): 266-271.

[215] RUSS H, GIVEON S M, CATARIVAS MG, YAPHE J. The Effect of the Internet on the Patient-Doctor Relationship from the Patient's Perspective: A Survey from Primary Care[J]. Isr Med Assoc J. 2011, 13(4): 220-224.

[216] STARCEVIC V, BERLE D, ARNAEZ S. Recent Insights Into Cyberchondria[J]. Current psychiatry reports. 2020, 22(11).

［217］HOROWITZ L M, KRASNOPEROVA E N, TATAR D G, HANSEN M B, PERSON E A, GALVIN K L, NELSON K L. The way to console may depend on the goal: Experimental studies of social support［J］. J Exp Soc Psychol. 2001, 37(1): 49-61.

［218］MATHES B M, NORR A M, ALLAN N P, ALBANESE B J, SCHMIDT N B. Cyberchondria: Overlap with health anxiety and unique relations with impairment, quality of life, and service utilization［J］. Psychiat Res. 2018, 261: 204-211.

［219］ZHENG H, SIN S C J, KIM H K, THENG Y L. Cyberchondria: a systematic review［J］. Internet Res, 2021, 31(2): 677-698.

［220］NIELSEN-BOHLMAN L P A, KINDIG D. Health literacy: A Prescription to End Confusion［M］. National Academies Press(US)2004.

［221］DIVIANI N, VAN DEN PUTTE B, GIANI S, VAN WEERT J C M. Low Health Literacy and Evaluation of Online Health Information: A Systematic Review of the Literature［J］. J Med Internet Res. 2015, 17 (5).

［222］PENNYCOOK G, RAND D G. Who falls for fake news? The roles of bullshit receptivity, overclaiming, familiarity, and analytic thinking［J］. J Pers. 2020, 88(2): 185-200.

［223］STONE J, SHARPE M. Internet resources for psychiatry and neuropsychiatry［J］. J Neurol Neurosur Ps, 2003, 74(1): 10-12.

［224］TANIS M, HARTMANN T, TE POEL F. Online health anxiety and consultation satisfaction: A quantitative exploratory study on their relations［J］. Patient Educ Couns, 2016, 99(7): 1227-1232.

［225］VALLELY P. Are you a cyberchondriac?［EB/OL］. (2001-01-01), ［2021-07-23］, http://www. independent. co. uk/story. jsp? story=67141.

［226］HARDING K J, SKRITSKAYA N, DOHERTY E, et al. Advances in understanding illness anxiety ［J］. Current psychiatry reports, 2008, 10(4): 311-317.

［227］HART J, BJORGVINSSON T. Health anxiety and hypochondriasis: Description and treatment issues highlighted through a case illustration［J］. Bulletin of the Menninger Clinic, 2010, 74(2): 122-140.

［228］MUSE K, MCMANUS F, LEUNG C, et al. Cyberchondriasis: Fact or fiction? A preliminary examination of the relationship between health anxiety and searching for health information on the Internet［J］. J Anxiety Disord, 2012, 26(1): 189-196.

［229］TAYLOR S. Understanding and treating health anxiety: A cognitive-behavioral approach［J］. Cogn Behav Pract, 2004, 11(1): 112-123.

［230］BELLING C. Hypochondriac hermeneutics: Medicine and the anxiety of interpretation［J］. Lit Med, 2006, 25(2): 376-401.

［231］MANGELLI L, SEMPRINI F, SIRRI L, et al. Use of the Diagnostic Criteria for Psychosomatic Research (DCPR) in a community sample［J］. Psychosomatics, 2006, 47(2): 143-146.

［232］STARCEVIC V, ABOUJAOUDE E. Cyberchondria, cyberbullying, cybersuicide, cybersex: "new" psychopathologies for the 21st century?［J］. World Psychiatry, 2015, 14(1): 97-100.

［233］ASSOCIATION A P. Diagnostic and Statistical Manual of Mental Disorders (5th Ed.)［M］. Arlington VA: American Psychiatric Publishing, 2013.

［234］WHO. International classification of diseases for for mortality and morbiditiy statistics (11th revision) ［EB/OL］. (2018-12-30), ［2021-10-11］, https://icd. who. int/en

［235］VAN DEN HEUVEL O A, VEALE D, STEIN D J. Hypochondriasis: considerationsfor ICD-11［J］. Rev Bras Psiquiatr, 2014, 36: S21-S7.

［236］MCELROY E, SHEVLIN M. The development and initial validation of the cyberchondria severity scale (CSS)［J］. J Anxiety Disord, 2014, 28(2): 259-265.

[237] WHITE RW H E. Experiences with Web search on medical concerns and selfdiagnosis[M]. NewYork: Curran Associates, 2009.

[238] BROWN R J, SKELLY N, CHEW – GRAHAM C A. Online health research and health anxiety: A systematic review and conceptual integration [J]. Clin Psychol-Sci Pr, 2020, 27(2).

[239] FERGUS T A, RUSSELL L H. Does cyberchondria overlap with health anxiety and obsessive-compulsive symptoms? An examination of latent structure and scale interrelations [J]. J Anxiety Disord, 2016, 38: 88-94.

[240] GIBLER R C, MANO K E J, O'BRYAN E M, et al. The role of pain catastrophizing in cyberchondria among emerging adults [J]. Psychol Health Med, 2019, 24(10): 1267-1276.

[241] FERGUS T A, DOLAN S L. Problematic Internet Use and Internet Searches for Medical Information: The Role of Health Anxiety [J]. Cyberpsych Beh Soc N, 2014, 17(12): 761-765.

[242] SINGH K, BROWN R J. Health – related internet habits and health anxiety in university students [J]. Anxiety, stress, and coping, 2014, 27(5): 542-554.

[243] EASTIN M S, GUINSLER N M. Worried and wired: Effects of health anxiety on information-seeking and health care utilization behaviors [J]. Cyberpsychol Behav, 2006, 9(4): 494-498.

[244] BAUMGARTNER S E, HARTMANN T. The Role of Health Anxiety in Online Health Information Search [J]. Cyberpsych Beh Soc N, 2011, 14(10): 613-618.

[245] TYRER P. Recent Advances in the Understanding and Treatment of Health Anxiety [J]. Current psychiatry reports, 2018, 20(7).

[246] TYRER P, COOPER S, TYRER H, et al. Increase in the prevalence of health anxiety in medical clinics: Possible cyberchondria [J]. Int J Soc Psychiatr, 2019, 65(7-8): 566-569.

[247] STARCEVIC V, SCHIMMENTI A, BILLIEUX J, et al. Cyberchondria in the time of the COVID – 19 pandemic [J]. Hum Behav Emerg Tech, 2021, 3(1): 53-62.

[248] FERGUSON E. A taxometric analysis of health anxiety [J]. Psychol Med, 2009, 39(2): 277-285.

[249] LONGLEY S L, BROMAN-FULKS J J, CALAMARI J E, et al. A Taxometric Study of Hypochondriasis Symptoms [J]. Behav Ther, 2010, 41(4): 505-514.

[250] SALKOVSKIS P M, WARWICK H M. Morbid preoccupations, health anxiety and reassurance: a cognitive -behavioural approach to hypochondriasis [J]. Behaviour research and therapy, 1986, 24(5): 597 -602.

[251] ASMUNDSON G J G, ABRAMOWITZ J S, RICHTER A A, et al. Health Anxiety: Current Perspectives and Future Directions [J]. Current psychiatry reports, 2010, 12(4): 306-312.

[252] BAILER J, KERSTNER T, WITTHOFT M, et al. Health anxiety and hypochondriasis in the light of DSM -5 [J]. Anxiety Stress Copin, 2016, 29(2): 219-239.

[253] STARCEVIC V. Hypochondriasis and health anxiety: conceptual challenges [J]. Brit J Psychiat, 2013, 202(1): 7-8.

[254] ASSOCIATION A P. Diagnostic and Statistical Manual of Mental Disorders (4th Ed. DSM – IV – TR) [M]. Washington DC: American Psychiatric Publishing, 2000.

[255] DEACON B, MAACK D J. The effects of safety behaviors on the fear of contamination: An experimental investigation [J]. Behaviour research and therapy, 2008, 46(4): 537-547.

[256] FINEBERG N A, DEMETROVICS Z, STEIN D J, et al. Manifesto for a European research network into Problematic Usage of the Internet [J]. Eur Neuropsychopharm, 2018, 28(11): 1232-1246.

附　录

附录 1　背景维度需求特征标注说明

背景维度需求特征标注说明详见表 F1-1。

表 F1-1　背景维度需求特征标注说明表

实体类型	说明
check	检验检查，如检验检查项目，包括检验检查值异常、血压、促甲状腺素偏高
disease	疾病名称，如高血压、糖尿病
drug	药物名称，如尼群地平
life	患者的生活方式，如吸烟、饮酒、睡眠等
mood	情绪，如烦躁、着急、忧虑
social	社会属性名词，如爸爸、妻子、病史、职业、身高、体重、年龄、性别(妊娠、怀孕)、想要孩子
symptom	症状体征，患者的主观感受描述和体征(皮肤黄疸)，如头晕、不头晕、夜尿、眼皮浮肿、经常要小便
treat	治疗，如中医治疗、免疫治疗、呼吸机、放支架

附录2 问句维度特征标注说明

问句维度特征标注说明详见表 F2-1。

表 F2-1 问句维度特征标注说明表

编号	编码	描述	标注示例
1	A0	诊断>其他>>>	请问我是否患有高血压?
2	A1.0	诊断>检查检验>其他>>	这个值是否代表我患有高血压?
3	A1.1	诊断>检验检查>风险>>	颈部有斑块,是不是射线吃太多了?
4	A1.2	诊断>检验检查>需要吗>>	需要检查吗?
5	A1.3	诊断>检验检查>检查准备>>	我想做系统的检查,需要做哪些准备?
6	A1.4	诊断>检验检查>精确度>>	这种电子气压计测得的数字可信吗?为什么和医院的测试有那么大的差距?
7	A1.5	诊断>检验检查>选择>>	我母亲还需要做哪些检查?
8	A1.6	诊断>检验检查>仪器>>	有没有比较方便的血压计推荐啊?
9	A1.7	诊断>检验检查>原因>>	怎样查出缺钾的原因?
10	A2	诊断>临床发现解释	最近几天头晕,心脏偶尔有点疼,这些现象是怎么回事呢?
11	B1.0	治疗>不仅是药物治疗>一般性>>	求最新治疗方法
12	B1.1	治疗>不仅是药物治疗>保守治疗>>	这种情况可否保守治疗?
13	B1.2	治疗>不仅是药物治疗>手术>>	目前病情是否需要手术?
14	B1.3	治疗>不仅是药物治疗>中医>>	再到医院就诊会有困难啊,所以想用中医试一下
15	B1.4	治疗>不仅是药物治疗>具体的健康问题>>	高血压引起的中风如何治疗
16	B1.5	治疗>不仅是药物治疗>时间>>	如果要孩子,血压平稳需要多久?
17	B1.6	治疗>不仅是药物治疗>费用>>	李主任,你院肾动脉支架的大致费用要多少?
18	B2	治疗>非药物治疗>>>	这种情况可以不用药,通过饮食调节吗?
19	B3.0	治疗>药物>其他>>	需要吃药吗?
20	B3.1	治疗>药物>选择>>	你给看看,那个药有没有必要吃?
21	B3.2	治疗>药物>怎么用>>	请问这两种药具体怎么吃?

续表F2-1

编号	编码	描述	标注示例
22	B3.3	治疗>药物>费用>>	想知道如果长期服用降压药，可以服用什么？既管用又便宜的降压药
23	B3.4	治疗>药物>副作用>	这些药有不良反应吗？
24	B3.5	治疗>药物>剂量>>	请问徐主任是否应加剂量？
25	B3.6	治疗>药物>中药>	想问一下可以中药控制吗？
26	B3.7	治疗>药物>疗效>>	安内喜比拉西地平好在哪？
27	B3.8	治疗>药物>品牌>>	该吃什么牌子的降压药？
28	B3.9	治疗>药物>时间>>	这款药以后长期吃可以吗？
29	B3.10	治疗>药物>相互作用>>	用药组合，合理吗？
30	C	疾病管理>>>>	我该怎么办？
31	D1	流行病学>某疾病的病因>>>	帮忙查找高血压病因
32	D2	流行病学>某疾病的严重程度>>>	想知道严重吗？
33	D3	流行病学>某疾病发生的年龄>>>	我今年才32岁，母亲53岁时患脑出血，我现在就这样是不是太年轻了
34	D4	流行病学>相关关系	我的病情跟重金属中毒有关吗？
35	D5	流行病学>某疾病的预后>>>	需要长期透析吗，有没有治愈可能？
36	E0	生活方式>其他>>>	日常还有什么需要注意的？
37	E1	生活方式>减肥>>>	想通过减肥逐渐停药，能否可行？
38	E2	生活方式>运动>>>	不吃药，仅靠锻炼可以不？
39	E3	生活方式>情绪管理>>>	如何避免紧张和焦虑？
40	E4	生活方式>饮食>其他>>	芹菜籽粉冲水对降压有用吗？
41	F0	择医>其他>>>	需要就诊吗？
42	F1	择医>科室>>>	哪个科室就诊？
43	F2	择医>门诊>>>	是否要去门诊？
44	F3	择医>医生>其他>>	能否找您看病？
45	F4	择医>医院>其他>>	想在齐鲁院治疗，不知你们什么时候上班？
46	G0	其他>其他>>>	可否探望，利用他关心的人刺激求生欲望，早日苏醒？怎么样提高免疫力？
47	G1	其他>生育>>>	目前状况还能再生第二胎吗？
48	G2	其他>医保>>>	球囊和支架是否在医保范围内？
49	G3	其他>观点判断>>>	判断某种说法对吗？

附录3 各需求特征的问题模板

各需求特征的问题模板详见于 F3-1。

F3-1 各需求特征的问题模板表

模板描述	问题模板	cypher 查询语句
查询疾病会导致哪些临床表现	疾病-临床表现	sql = ["MATCH (m: Disease) - [r] -> (n: Symptom) where m. name = '{0}' return m. name, r. name, n. name". format(i) for i in entities]
查询疾病的病因	疾病-病因	sql = ["MATCH (m: Disease) where m. name = '{0}' return m. name, m. cause". format(i) for i in entities]
查询疾病的并发症	疾病-疾病	sql1 = ["MATCH (m: Disease) - [r] -> (n: Disease) where m. name = '{0}' return m. name, r. name, n. name". format(i) for i in entities] sql2 = ["MATCH (m: Disease) - [r] -> (n: Disease) where n. name = '{0}' return m. name, r. name, n. name". format(i) for i in entities] sql = sql1 + sql2
已知药品查询能够治疗的疾病	药物-疾病	sql1 = ["MATCH (m: Disease) - [r] -> (n: Drug) where n. name = '{0}' return m. name, r. name, n. name". format(i) for i in entities] sql2 = ["MATCH (m: Disease) - [r] -> (n: Drug) where n. name = '{0}' return m. name, r. name, n. name". format(i) for i in entities] sql = sql1 + sql2
查询疾病应该进行的检查	疾病-检验检查	sql = ["MATCH (m: Disease) - [r] -> (n: Check) where m. name = '{0}' return m. name, r. name, n. name". format(i) for i in entities]
查询疾病的治疗方式	疾病-治疗	sql = ["MATCH (m: Disease) where m. name = '{0}' return m. name, m. treat". format(i) for i in entities]
查询疾病的预防措施	疾病-预防	sql = ["MATCH (m: Disease) where m. name = '{0}' return m. name, m. prevention". format(i) for i in entities]
查询疾病有哪些危害	疾病-风险危害	sql = ["MATCH (m: Disease) where m. name = '{0}' return m. name, m. risk". format(i) for i in entities]
查询疾病的相关介绍	疾病-描述	sql = ["MATCH (m: Disease) where m. name = '{0}' return m. name, m. desc". format(i) for i in entities]

续表F3-1

模板描述	问题模板	cypher 查询语句
查询疾病相关科室	疾病-科室	sql = 〔" MATCH （m：Disease）-〔r〕->（n：Department）where m. name = '｛0｝' return m. name, r. name, n. name". format（i）for i in entities〕
查询疾病的诊断知识	疾病-诊断	sql = 〔" MATCH （m：Disease）where m. name = '｛0｝' return m. name, m. diagnosis". format（i）for i in entities〕
查询疾病的鉴别诊断知识	疾病-鉴别诊断	sql = 〔" MATCH （m：Disease）where m. name = '｛0｝' return m. name, m. diff_diag". format（i）for i in entities〕
查询相关压力情绪与疾病的关系	疾病-情绪压力	sql = 〔"MATCH (m：Disease)-〔r〕->(n：Emotion) where n. name = '｛0｝' return m. name, r. name, n. name". format（i）for i in entities〕
查询生活方式与疾病的关系	疾病-生活方式	sql = 〔"MATCH (m：Disease)-〔r〕->(n：Life) where n. name = '｛0｝' return m. name, r. name, n. name". format（i）for i in entities〕
查询社会人口学与疾病知识的关系	疾病-社会人口学特征	sql = 〔"MATCH (m：Disease)-〔r〕->(n：Social) where n. name = '｛0｝' return m. name, r. name, n. name". format（i）for i in entities〕
查询疾病预后效果	疾病-预后	sql = 〔" MATCH （m：Disease）where m. name = '｛0｝' return m. name, m. prognosis". format（i）for i in entities〕

附录4　网络健康信息服务需求调查问卷

您好！非常感谢您参与本次调查。

互联网已经成为我们日常生活中不可或缺的一部分，网络健康信息的获取给我们的生活带来了巨大的便捷。为了进一步了解网络健康信息服务需求的详细情况，请您根据个人情况回答以下问题，选择相应选项，或填入信息。对于您提供的信息仅用作科研用途，感谢您的合作！

中南大学湘雅三医院医学信息研究湖南省高等学校重点实验室

1. 您的性别为：
　　○男
　　○女

2. 您的年龄为：

　　_____

3. ［单选题］你的居住地为：
　　○城市
　　○农村

4. ［单选题］您的最高学历：

○大专/高中以下

○本科

○硕士

○博士

5. ［单选题］您的职业为

○国家公务员

○教育相关从业人员

○医疗卫生相关从业人员

○传媒/IT 相关从业人员

○公检法相关从业人员

○企业管理人员

○专业技术人员

○个体经营者

○自由职业者

○农民

○学生

○无业人员

○其他

6. ［单选题］您每月的平均收入为：

○2000 元以下

○2000~4000 元

○4000~6000 元

○6000~8000 元

○8000 元以上

7. ［多选题］您获取网络健康信息的主要来源为：

□百度、搜狗等搜索引擎

□国家卫生健康委员会官方网站、公众号等

□医院网站、公众号等

□研究机构网站、公众号等

□医学健康网站(寻医问药网、好大夫网等)

□媒体网站(电子健康杂志，如健康报网等)

□无

□其他 _____

8. ［单选题］您通过网络获取的相关健康信息是否能解决你的问题：

○总是可以解决

○经常可以解决

○偶尔可以解决

○很少可以解决

○不能解决

9. [多选题]您在获取网络健康信息时的主要困难是什么：

□不知道自己需要什么样的信息

□不知道怎么快捷获取信息

□不知道信息对自己有没有用

□不知道信息是否权威、准确

□其他 _____

10. [多选题]您在使用网络健康信息时，希望网站提供的服务功能：

□目录导航(根据疾病、症状等分类体系查找健康信息)

□在线搜索工具

□在线咨询

□预约就诊

□健康工具(自测工具)

□交流论坛

□信息推送服务

□其他 _____

11. [单选题]您平时是否会关注与健康信息相关内容：

○非常关心

○比较关心

○偶尔关心

○不太关心

○不关心

12. [单选题]您是否对健康信息有需求：

○需求很大

○需求较大

○需求一般

○需求较少

○没有需求

13. [多选题]您上网获取健康信息的主要目的：

□获知自身或亲友的健康问题

□学习健康知识

□判断自我诊断、自我治疗或者选择医生、选择治疗方法是否正确

□从大量的信息中筛选准确的健康信息

□提高自己对健康信息的理解能力

□其他 _____

14. [多选题]您上网获取健康信息的主要内容是：

□疾病诊断、治疗等基础医疗知识

　　□养生保健、饮食搭配等健康生活方式科普

　　□心理健康等心理需求

　　□国家医疗保健政策、医疗法规

　　□了解社会医疗发展和最新医学研究成果

　　□其他

15. [多选题]您希望获取的健康信息来源于：

　　□由政府卫生机构认证

　　□由医疗机构认证

　　□由专业医疗人员发布

　　□商业组织

　　□其他 _____

附录5　微信公众号健康信息质量评分表

1. 移动社交媒体基本信息：[矩阵文本题]

　　公众号：_____

　　账号名：_____

2. 媒体账号主体发布内容原创数 [填空题]

　　_____

3. 移动社交媒体主体类型：[单选题]

　　○个体

　　○企业

　　○事业单位

　　○政府机关

3. 用户可发消息给信息提供方，为用户提供咨询或留言功能 [单选题]

　　○1 未提供此功能

　　○2 有此功能

4. 用户输入关键词，平台有个性化推荐信息服务 [单选题]

　　○0 未提供此功能

　　○1 有此功能

5. 信息提供方是否经过第三方认证？[单选题]

　　○1 否

　　○2 是

6. 账号主体基本资料透明度(法人信息、所属机构、联系方式等) [单选题]

　　○1 无信息

　　○2 公开一项

　　○3 公开两项

○4 公开三项及以上

7. 账号主体所属机构是否从事医疗健康相关行业?〔单选题〕

　　○1 不相关

　　○2 比较相关

　　○3 非常相关

8. 账号主体是否宣称其目标与健康促进相关?〔单选题〕

　　○1 不相关

　　○2 比较相关

　　○3 非常相关

9. 抽取公众号中第一篇以医疗健康为主题的推文,针对推文内容进行以下评价指标的打分,详见表 F5-1。

表 F5-1　评价指标打分(一)

	0	1	2
C1 账号主体与用户互动频繁,提供回复积极性如何(0 未与用户互动;1 与用户有互动,但回复积极性一般;2 与用户互动频繁,提供回复积极性高)	○	○	○
C2 信息内容与健康促进高度相关(0 不相关;1 相关;2 高度相关)	○	○	○
C2 客观性:信息内容描述是客观的吗?(0 不是;1 部分是;2 全部是)	○	○	○
C3 作者信息透明度:公开作者的名字、所属单位、资历(职称或工作年限)、专业方向等(0 未公开作者信息;1 公开了作者部分信息;2 公开了作者全部信息)	○	○	○
C4 编辑和审核者公开度(0 未公开编辑和审核者;1 公开了编辑或审核者其中一项;2 公开了编辑和审核者两项)	○	○	○
C5 参考来源公开度、权威性和合法性(0 未公开参考来源;1 公开了参考来源,但权威性和合法性不确定;2 公开了参考来源,来源权威且合法)	○	○	○
C6 健康信息内容丰富度(文字、图片、音频、视频多种形式相结合)(0 内容单一,仅一种形式来展示;1 两种形式相结合;2 两种以上形式相结合)	○	○	○

表 F5-2　推文内容评价(一)

	没有 1	部分 2	部分 3	部分 4	有 5
C7 是否描述每种健康方案的效果(是否有关于治疗方法对身体产生的影响的一些描述)	○	○	○	○	○
C8 是否描述每种健康方案的益处(益处包括可以控制或消除症状)	○	○	○	○	○
C9 是否描述每种健康方案的风险(风险可能包括副作用、并发症和不良的短期和长期的反应)	○	○	○	○	○

续表F5-2

	没有1	部分2	部分3	部分4	有5
C10 是否描述如果对于健康问题不予治疗会产生什么后果(包括推迟治疗、观察病情或直接放弃治疗的益处和风险的描述)	○	○	○	○	○
C11 是否描述健康方案的选择对生命质量的影响(包括有关治疗方法对日常活动影响的描述;或者治疗方法对与家庭、朋友、护理人员之间的关系产生的影响的描述)	○	○	○	○	○
C12 是否明确表示不仅只有一种健康方案可供选择	○	○	○	○	○
C13 健康方案有没有值得与别人分享(是否提供一些建议,这些建议可以用来和家人、朋友、医生和医务人员进行讨论)	○	○	○	○	○

10. 抽取第二篇以医疗健康为主题的推文,针对推文内容进行以下评价指标的打分,详见表 F5-3。

表 F5-3　评价指标打分(二)

	0	1	2
C1 账号主体与用户互动频繁,提供回复积极性如何(0 未与用户互动;1 与用户有互动,但回复积极性一般;2 与用户互动频繁,提供回复积极性高)	○	○	○
C2 信息内容与健康促进高度相关(0 不相关;1 相关;2 高度相关)	○	○	○
C3 客观性:信息内容描述是客观的吗?(0 不是;1 部分是;2 全部是)	○	○	○
C4 作者信息透明度:公开作者名字、所属单位、资历(职称或工作年限)、专业方向等(0 未公开作者信息;1 公开了作者部分信息;2 公开了作者全部信息)	○	○	○
C5 编辑和审核者公开度(0 未公开编辑和审核者;1 公开了编辑或审核者其中一项;2 公开了编辑和审核者两项)	○	○	○
C10 参考来源公开度、权威性和合法性(0 未公开参考来源;1 公开了参考来源,但权威性和合法性不确定;2 公开了参考来源,来源权威且合法)	○	○	○
C6 健康信息内容丰富度(文字、图片、音频、视频多种形式相结合)(0 内容单一,仅一种形式来展示;1 两种形式相结合;2 两种以上形式相结合)	○	○	○

F5-4　推文内容评价(二)

	没有1	部分2	部分3	部分4	有5
C7 是否描述每种健康方案的效果(是否有关于治疗方法对身体产生的影响的一些描述)	○	○	○	○	○

续表F5-4

	没有1	部分2	部分3	部分4	有5
C8 是否描述每种健康方案的益处(益处包括可以控制或消除症状)	○	○	○	○	○
C9 是否描述每种健康方案的风险(风险可能包括副作用、并发症和不良的短期和长期的反应。)	○	○	○	○	○
C10 是否描述如果对于健康问题不予治疗会产生什么后果(包括推迟治疗、观察病情或直接放弃治疗的益处和风险的描述)	○	○	○	○	○
C11 是否描述健康方案的选择对生命质量的影响(包括有关治疗方法对日常活动影响的描述;或者治疗方法对与家庭、朋友、护理人员之间的关系产生的影响的描述)	○	○	○	○	○
C12 是否明确表示不仅只有一种健康方案可供选择	○	○	○	○	○
C13 健康方案有没有值得与别人分享(是否提供一些建议,这些建议可以用来和家人、朋友、医生和医务人员进行讨论)	○	○	○	○	○

附录6 居民网络疑病症及其影响因素的调查问卷

您好!非常感谢您参与本次调查!

互联网已经成为我们日常生活不可或缺的一部分,网络健康信息的获取给我们的生活带来了巨大的便捷,网络行为和心理健康状况密切相关。本问卷主要从网络疑病、健康焦虑、对不确定性的忍受、躯体症状、网络搜索行为、医患关系、社会支持等角度进行筛查和评估,请您根据个人情况回答以下问题,选择相应选项或填入信息。

所有问卷填写完成大约需要5分钟,填写完毕后,您将获得本次的评估报告及随机红包一个。此次调查采用在线匿名调查、自愿参与的方式,您可以随时中止或退出,我们尊重您的决定,但您回答的真实性和完整性对我们非常重要。如有任何关于本项调查的问题,可以与我们联系,电话:0731-88618316,我们会认真为您解答。谢谢您的合作!

受试者声明:

1. 我已经阅读了本知情同意书,我理解参加本项研究是自愿的。[单选题]
   ○我同意上述知情同意书(自动进入问卷)
   ○我不同意参与该调查(该项自动退出问卷)

2. 您是否在长沙居住超过6个月?[单选题]
   ○是(自动进入问卷)
   ○否(该项自动退出问卷)

一、个人基本情况（9 题）

1. 您的性别 ［单选题］
   ○男　　○女

2. 您的年龄＿＿＿＿＿＿＿＿＿＿＿＿＿＿（岁）［填空题］

3. 您的文化程度是 ［单选题］
   ○高中/中专及以下　　○本科/大专　　○硕士及以上

4. 您的婚姻状况 ［单选题］
   ○已婚(含同居)　　○未婚　　○离异　　○丧偶

5. 您的职业 ［单选题］
   ○国家公务员　　○国企、事业单位员工　　○外企、私企员工
   ○个体经营者　　○自由职业者　　　　○学生　　　　　　○其他

6. 您每月的平均收入(元)　［单选题］
   ○2000 元以下　　○2000～4000 元　　○4000～6000 元
   ○6000～8000 元　　○8000 元以上

7. 您有无医保［单选题］
   ○有　　○无

8. 您是否患有明确诊断的疾病或异常［单选题］
   ○高血压　　○冠心病　　　○糖尿病　　　　○慢性支气管炎、肺气肿
   ○慢性胃炎、消化性溃疡　　○幽门螺杆菌感染　　○恶性肿瘤
   ○不孕不育　　○妇科疾病　　○其他　　　　　○无

9. 您认为自己的健康状况是 ［单选题］
   ○健康状态　　○亚健康状态
   ○疾病的前驱状态(向疾病状态发展的前奏)　　○疾病状态

二、网络健康信息搜索相关特征（8 题）

1. 您通常会在什么情况下进行在线健康信息搜索［多选题］
   ○日常生活中　　○身体出现问题时
   ○疾病治疗前　　○疾病治疗后

2. 您进行在线健康信息搜索是否有明确原因 ［多选题］
   ○有明确原因，为了自身或他人(家人、朋友)　　○无明确原因，随便看看

3. 您最近在线浏览健康相关信息的频率大约是 ［单选题］
   ○每月 1～3 次　　○每周 1～3 次
   ○每天 1～3 次　　○每天多次(＞3 次)

4. 您每次上网浏览健康相关信息会持续多长时间 ［单选题］
   ○小于 10 分钟　　○10～30 分钟
   ○大于 30 分钟

5. 您会在网上搜寻/浏览的健康信息类型 ［多选题］

○疾病的预防　　　　　　○疾病的症状与表现

○疾病的检查/检验方法　○疾病如何诊断

○疾病的治疗及疗效　　　○健康生活方式(养生/健身/两性等)

○医疗资讯(医疗机构/政策等)

○健康服务(在线挂号与问诊/医生导荐等)

6. 您在网上搜索/浏览的疾病相关主题［多选题］

○心血管疾病(高血压、冠心病等)

○慢性呼吸系统疾病(慢性支气管炎等)

○糖尿病　　○胃肠道疾病(慢性胃炎/消化性溃疡)

○不孕不育　○恶性肿瘤

○妇科疾病　○性传播疾病(艾滋/尖锐湿疣等)　　○其他

7. 您一般使用哪些渠道获得健康相关信息［多选题］

○百度、搜狗等一般搜索引擎　○微信、微博、小红书等社交媒体

○今日头条、人民日报等新闻类 App

○丁香园、好大夫在线、医院网媒等医疗健康平台/App

○知乎、豆瓣等问答平台/App　○抖音、快手等短视频 App

8. 我常常使用不同网络平台搜索健康信息［单选题］

○完全不符合　○有点不符合

○中立　○比较符合　○完全符合

三、对网络健康信息的态度与网络环境感知情况(8 题，含测谎题)

1. 我认为互联网是一个很可靠的健康信息来源［单选题］
○完全不同意　○有点不同意　○中立　○比较同意　○完全同意

2. 我发现与书本、电视等途径相比，使用互联网获取健康信息更方便［单选题］
○完全不同意　○有点不同意　○中立　○比较同意　○完全同意

3. 互联网是一个很好的健康信息来源，因为大部分从医生那里获得的健康信息，我可以上网获取［单选题］
○完全不同意　○有点不同意　○中立　○比较同意　○完全同意

4. 我积极主动地在网上搜索健康信息［单选题］
○完全不符合　○有点不符合　○中立　○比较符合　○完全符合

5. 我期望能通过网络健康信息搜索缓解对健康的疑虑［单选题］
○从不　○偶尔　○有时　○经常　○总是

6. 在网上查找健康信息后，您想去看医生的可能性多大［单选题］
○从不　○偶尔　○有时　○经常　○总是

7. 对于医生线上问诊看病的模式，您是否接受［单选题］
○完全不接受　○有点不接受　○中立　○比较接受　○完全接受

8. 国庆节是哪一天?［单选题］
○1 月 1 日　○4 月 1 日　○5 月 1 日　○10 月 1 日

四、网络疑病症评价量表(12 题)

网络疑病症评价量表见表 F6-1。

表 F6-1　网络疑问症评价量表

	从不	偶尔	有时	经常	总是
如果我感到身体不适,我会上网搜索					
上网查询我的症状或我认为可能患的疾病,会让我无心阅读网络新闻/体育/娱乐类文章					
针对我认为可能患的疾病,我会搜索阅读不同网页					
当我上网搜索,发现我的症状与罕见/严重疾病表现相似时,我开始恐慌					
上网查询我的症状或我认为可能患的疾病,我会向社区/基层医生咨询					
我不止一次在线搜索同一症状					
上网查询我的症状或我可能患的疾病,会中断我的工作(如写邮件、处理文档或电子表格)					
原以为自己状况良好,直到上网看到某种严重疾病,我开始感觉不好					
上网查询我的症状或我可能患的疾病,我感觉更加焦虑或痛苦					
上网查询我的症状或我患的疾病,会妨碍我的社交活动(如减少了与朋友/家人在一起的时间)					
我向医生建议,我可能需要接受某种在网上读到的诊断方法(如活检/特殊的血液检查)					
上网查询我的症状或我可能患的疾病,我会向专科医生咨询(综合医院或专科医院)					

五、健康焦虑情况(18 题)

指导语:请根据自己过去 1 个月的情况,在表 F6-2 中的对应处打钩,谢谢您的合作。

表 F6-2　健康焦虑情况评价表

	从不	有时	经常	总是
我担心自己的健康				
与大多数同龄人相比,我更能感受到疼痛				
我能意识到身体的感觉和变化				

续表F6-2

	从不	有时	经常	总是
我能控制有关得病的想法				
我害怕患严重的疾病				
我会想象自己生病的样子				
我无法从脑中去除有关健康的想法				
如果医生说一切健康，我就能放心下来				
听到某种疾病，我就会觉得我得了这个病				
如果身体有感觉或变化，我就会去想它意味着什么				
我感觉自己有得病的风险				
我认为自己有严重疾病				
如果注意到有无法解释的身体感觉，我就无法去思考其他事情				
家人和朋友认为我比较担心自己的健康				
如果得了疾病的话，我就不能享受生活了				
如果我得了疾病，也是有机会治愈的				
疾病会毁掉我生活的各个方面				
如果得了一种疾病，我就会失去尊严				

六、您对不确定事件的忍受程度(12题)

对不确定事件的忍受程度，评价表详见表 F6-3。

表 F6-3　对不确定事件的忍受程度

	完全不符合	有点符合	基本符合	非常符合	完全符合
无法预料的事情会让我心烦意乱					
如果不能拥有我所需要的全部信息，我会很沮丧					
不确定性使我很难拥有完美的生活					
我做事总会未雨绸缪，以避免措手不及					
即使有最好的计划，一个小意外也能够搞砸我的全盘计划					
当到了采取行动的时候，不确定性会让我停滞不前					
当我感到不确定时，我就不能很好地表现自己					
我总是想知道我的未来是什么样子的					

续表F6-3

	完全 不符合	有点 符合	基本 符合	非常 符合	完全 符合
我无法忍受突发状况					
一点点疑虑都会阻止我行动					
在做事之前，我应该能够规划好一切					
我必须摆脱所有不确定的情形					

七、您的互联网依赖情况(9题)

互联网依赖情况详见表F6-4。

表 F6-4　互联网依赖情况评价表

	从不	偶尔	有时	经常	总是
您是否会因为上网而忽略家务					
您是否会产生您应该减少上网时间的想法					
您有多少次在打算睡觉的时候去上网					
有多少次您希望减少上网时间，但没有成功					
如果上网时间未能达到您的预期，您会感到紧张、烦躁或不安					
您是否经常试图隐瞒上网的时间					
如果连续几天不能上网，您会感到紧张、烦躁或不安					
当您不能上网时，您会感到压抑、烦躁或不安，而这些感觉在您重新上网以后就会消失					
生活中有人抱怨您花太多时间上网吗					

八、医患关系(9题)

医患关系评价表详见表F6-5。

表 F6-5　医患关系评价表

	完全 不符合	有点 符合	基本 符合	非常 符合	完全 符合
我认为我的医生对我有所帮助					
我的医生有足够的时间给我					
我信任我的医生					

续表F6-5

	完全不符合	有点符合	基本符合	非常符合	完全符合
我觉得我的医生能理解我					
我的医生非常愿意帮助我					
我和我的医生对于病因的看法一致					
我可以和我的医生沟通					
对于医生给我的治疗，我很满意					
我感觉我的医生是平易近人的					

九、社会支持情况（12题）

社会支持情况评价详见表F6-6。

表 F6-6　社会支持情况评价表

	极不同意	很不同意	稍不同意	中立	稍同意	很同意	极同意
在我遇到问题时有些人（领导、亲戚、同事）会出现在我的身旁							
我能够与有些人（领导、亲戚、同事）共享快乐与忧伤							
我的家庭能够切实具体地给我帮助							
在我需要时，我能够从家庭获得感情上的帮助与支持							
当我有困难时，有些人（领导、亲戚、同事）是安慰我的真正源泉							
我的朋友们能真正地帮助我							
在发生困难时，我可以依靠我的朋友们							
我能与自己的家庭谈论我的难题							
我的朋友们能与我分享快乐与忧伤							
在我的生活中某些人（领导、亲戚、同事）关心着我的感情							
我的家庭能心甘情愿协助我作出各种决定							
我能与朋友们讨论自己的难题							

十、躯体症状情况(15 题)

指导语：请回想在过去 1 个月内，您在多大程度上受过以下问题的困扰，请在表 F6-7 中的对应处打钩。

表 F6-7　躯体症状情况评价表

	没有困扰	少许困扰	很多困扰
胃痛或者腹痛			
背痛			
手臂、腿或关节(膝盖、髋部等)的疼痛			
痛经或经期其他不适(男士回答"没有困扰")			
头痛			
晕眩			
短时间晕倒			
感到心脏砰砰跳动或跳得很快			
透不过气来			
性生活中有疼痛或其他问题			
便秘、稀便或腹泻			
恶心、胀气或消化不良			
感到疲劳或无精打采			
睡眠问题或烦恼			
胃痛或腹痛			